U0029355

飢餓大腦全解讀——看破大腦的算計，擺脫大吃大喝的衝動

住在大腦的肥胖駭客

Stephan J. Guyenet, Ph.D.
史蒂芬・J・基文納特——著

王念慈——譯

# The
# HUNGRY
# BRAIN

Outsmarting the Instincts That Make Us Overeat

Contents

# 瘦不下來，都是「大腦」惹的禍？

1980 年，美國衛生及公共服務部（US Department of Health and Human Services）和美國農業部（US Department of Agriculture, USDA）發布了一份名為《美國飲食指南》（*Dietary Guidelines for Americans*）的文稿。《美國飲食指南》提供了美國的政策制定者、健康專家和一般民眾基本的飲食概念，並打算藉由這套簡單、具有科學實證依據的飲食建議，降低民眾出現肥胖與得到慢性疾病的風險。這份文稿的總長只有二十頁，內容則著重在以下七大項原則：

一、食物多樣化
二、保持理想體重
三、避免攝取過多的油脂、飽和脂肪和膽固醇
四、攝取含有豐富澱粉和纖維素的食物
五、避免攝取過多的糖
六、避免攝取過多的鈉
七、若有飲酒習慣，飲酒量需適量

如果你有謹守《美國飲食指南》的這七大原則，照理說，你的飲食內容應該跟今日絕大多數營養專家建議的飲食型態相差不遠，即：以全穀類、豆類、馬鈴薯、蔬菜、水果、堅果、瘦肉、海鮮和乳品構成你的飲食主體，而其他額外添加的油脂、糖分和高度加工食品則只會少量點綴在飲食之中。

　　在「保持理想體重」這個部分，《美國飲食指南》表示，體重的增減取決於人體熱量攝取量和消耗量的差值，並提出四項管理體重的策略：

● 增加活動量
● 少攝取油脂和油脂含量高的食物
● 少攝取糖分和甜食
● 避免過度飲酒

　　這套飲食指南的理論看起來似乎萬無一失。但，你知道接下來發生什麼事了嗎？我們變得更胖了。從 1980 年到今天，美國的肥胖率已經增長了一倍多。某些對《美國飲食指南》有不同見解的人就抓住了這個關聯性，認為《美國飲食指南》其實是一套只會讓我們變胖的飲食建議，因為它要我們用碳水化合物取代飲食中的油脂，才會導致我們攝取過多的精製澱粉和糖分。然而，目前為止並沒有任何證據支持這類的推論。況且，部分研究顯示，有遵循《美國飲食指南》建議的美國人，其體態通常比沒遵循者精瘦。[1] 更不用說《美國飲食指南》裡早已特別強調，飲食中需特別限制糖和其他精製食物的攝取量。

《美國飲食指南》或許並非完美無缺，但那些缺失絕不會是造成我們腰圍失控增長的原因。《美國飲食指南》之所以無法控制我們的腰圍，純粹是因為我們沒有把它的建議聽進去。我們不只是沒有把 1980 年的《美國飲食指南》聽進去，即便現在公立院校已廣泛推行這套飲食指南，我們也把後續每五年更新一次的新版飲食指南當作耳邊風。這不是說我們的飲食習慣完全沒變。這些年確實還是有一些改變的地方。比方說，大家開始比較少喝全脂牛奶，改喝低脂或脫脂牛奶（帶來的結果有好有壞）；[2] 或者是將飲食中部分的牛肉，取代成飽和脂肪含量較低的雞肉。只不過大多數人都只是選擇性的採納《美國飲食指南》的建議，仔細探究近年來我們在飲食上的改變，你就會發現，除了上述幾項符合飲食指南的改變外，我們也同時養成了一些有違《美國飲食指南》建議的飲食習慣，像是大幅增加了汽水、精製糖類、精製澱粉、油脂和高度加工食品的攝取量，以及總熱量攝取量。

　　因此，我不太相信這些負面飲食習慣的變化是《美國飲食指南》所造成；反倒覺得是這些年社會經濟的轉變，潛移默化地影響了人們與食物的互動方式。[3] 這樣的轉變也確實點出了人性的某個基本面向，即：知道是一回事，做到又是另一回事。我認為《美國飲食指南》無法有效防阻肥胖流行這件事，反映了大眾對人類飲食行為的明顯誤解——不管從國家層面和個人層面，這樣的誤解都使得我們難以有效管理個人體重。

　　在乎自己的健康是非常理所當然的事，所以了解自己該如何吃東西就成了非常重要的事，因為飲食左右了你的健康，而健康又會對生活、壽命和人生各方面表現帶來重大的影響。假如我們的飲食行為是由理性思考主宰，那麼在國家長期推動飲食教育的情況下，我們理當能夠有意識的對飲食做出正確的選擇，並邁向越來越窈窕和健康的人生。《美國飲食指南》的出發點就跟多數人所想的一樣，認為如果民眾對飲食有了正確的觀念，知道該吃哪些對的食物、吃進多少適當的分量，那麼我們自然會按表操課。然而，假如我們每天的飲食行為並非由大腦系統中的理性迴路主宰，那麼不論他人提供的資訊有多麼精準、清晰和具有吸引力，我們都很難單憑這份資訊就有效改變行為；也就是說，在這種情況下，我們大多都會落入「知道是一回事，做到又是另一回事」的窘境。[4]回顧過去三十五年來，美國針對這方面所做的全國性實驗，我認為這些研究的成果都支持後項的假設——我們每天的飲食行為並非由大腦系統中的理性迴路主宰。

想要了解箇中的原因，我們必須把探討的重點放在大腦上。人腦身為處理資訊、支持我們生存需求的器官，已經演化超過五億個年頭。這個重要器官的構造極為繁複，但我們還是可以用一些簡單的方式概略了解它的功能。諾貝爾獎得主的心理學家丹尼爾·康納曼（Daniel Kahneman），在他精采的著作《快思慢想》（*Thinking, Fast and Slow*）中，將大腦的思考方式分為「系統1」和「系統2」兩個區塊。「系統1」負責可快速、輕鬆、憑直覺和無需刻意思考就能處理的資訊；好比說，判斷展示櫃裡的糕點外觀和氣味是否可口誘人。「系統2」則負責需要花一點時間、心力、憑邏輯和刻意思考才能處理的資訊；好比說，判斷這塊糕點是否值得你承擔健康和體重上的可能風險，還有你是否該滅了想買下它的念頭。誠如上述的範例所示，這兩套截然不同的思考系統都會在你的腦中運作，左右你最終的行為表現。不過，康納曼認為，在日常生活中，系統1對我們行為表現的影響力比較大。

目前部分心理學和神經科學研究的結果，也逐步證明康納曼的這番主張，我們漸漸認知到，人腦的思考方式並不如我們想像中的那般刻意和理性。研究呈現出的結果是，大腦的決策過程遠比我們原先想像的更無意識和衝動。

很少人「**想要**」過量飲食。當然，更不會有人想要持續過量飲食十年、二十年或三十年，讓自己的身材發福到肥胖的程度，整個人籠罩在得到糖尿病和心血管疾病的高風險之中。今日市值600億美元的飲食和減重產業，就是最強而有力的鐵證，這龐大的商機證明絕大多數人都不想吃進過量的食物。只不過，從美國的現況來看，多數美國人恐怕都處於過量飲食的狀態，因為有三分之一成年美國人的體位屬於肥胖，另外三分之一則屬於過重。

雖說我們心裡老想著要少吃點東西，或是吃得健康一點，但我們的行為卻常常與理想的期望背道而馳；而這樣事與願違的表現，亦與康納曼的想法不謀而合。由此可知，大腦裡掌管刻意、理性思考的區塊，特別在乎抽象式的概念，例如健康、體重、外貌和個人未來的發展。至於大腦裡掌管無意識（或近乎無意識狀態）、直覺式思考的區塊，則特別在乎具體、可立即反應的事物，例如，看到雙層巧克力蛋糕時，你不一定會乖乖聽從理性大腦這位「老大哥」的睿智建議。

大腦在理性思考和直覺式思考之間存在的矛盾，說明了我們為何會過量飲食的原因，即便我們壓根不想這麼做。雖然我們試著用大腦理性思考的區塊控制我們的行為，但掌管直覺式思考的區塊總會從中作梗，破壞我們的好事。接著，我們把討論的焦點重新拉回《美國飲食指南》，這份指南無法獲得良好成效的原因並非是資訊有誤，純粹是它鎖定到了錯誤的大腦迴路。倘若這項假設成立，那麼在我們日常生活中的飲食行為，實際上是由哪些迴路掌控？這些迴路又是怎麼運作的呢？如果我們能找出那些問題的答案，就能明白在現代社會中，為什麼我們會選擇有害健康的飲食，並對症下藥，中止這樣的行徑。

為什麼我們的大腦會有這樣看似只會讓我們變胖和生病的功能？事實上，大腦會發展出這些功能，都是為了幫助我們在遠古時代裡順利生存、茁壯和繁衍後代——只不過現在人類的生存條件早已和遠古時代截然不同。我們將探究與人類老祖宗生活方式雷同的現代採獵者，了解今日這些讓我們陷入窘境的直覺式思考方式，在過去數百萬年來是如何有效幫助祖先們存活下來。儘管在食物匱乏的環境中，擁有一副會「追尋熱量」的大腦是一項非常重要的資產，但對現在身處豐衣足食社會的我們來說，這樣的大腦特性卻會造成我們的負擔。

科學家把這個現象稱為「演化配錯」（evolutionary mismatch）；也就是說，某個曾經有用的特性，一旦被扯進入了陌生的環境中，反倒變成有害的特性。許多科學家認為，「演化配錯」的現象解釋了許多常出現在現代富裕社會中的慢性疾病。本書中，我就主張「演化配錯」是造成現代人過量飲食和肥胖的根本原因；因為人腦在遠古時代為生存演化出的大腦迴路，套用到了現代的環境中，反而會造成許多不利我們生存的後果。

在探討過量飲食這門科學的旅程上，我會成為你的嚮導。我一直對大腦相當著迷，因為是它成就了我們的樣貌——而且它恰好也是這個已知宇宙裡，最複雜的東西。在維吉尼亞大學完成生物化學學士學位，接著在華盛頓大學完成神經科學博士學位後，我就開始對大腦在肥胖中扮演的角色很感興趣。我之所以投入這方面的研究，都是受到一道令人費解的問題所驅使，即：**為什麼我們會長出多餘的脂肪，即使這些脂肪擺明對我們一點好處也沒有？** 於是我加入了華盛頓大學麥克・施華茲（Mike Schwartz）的實驗室，擔任博士後研究員，與實驗室的同仁一起努力解開導致人體肥胖的神經科學。沒多久，我就明白我們找對研究對象了：大腦這個器官掌管了我們的食欲、飲食行為、生理活動和體脂肪含量，因此理解大腦的運作方式，是唯一徹底了解過量飲食和肥胖的方法。科學家對大腦的這些運作方式已有相當程度的了解，但放眼目前常見的肥胖理論，大多沒什麼提到這方面的知識，因為這類知識大部分被悄悄封存在科學期刊的蒙塵頁面中了。[5] 今天，我就是要透過這本書，讓這些知識重見天日，並扭轉大家對肥胖的認識。

在大腦中左右我們日常飲食行為的直覺式思考，並非只由單一大腦系統包辦，而是由分布在大腦各處的許多獨特系統協力執行。針對這些系統，近代科學家探討出許多令人驚奇的見解，揭開這些系統影響我們飲食行為的方式；可是此時此刻這類資訊，多半只被部分擁有高度科學背景的學者看見。在本書中，我將為你解碼這些研究發現，帶你遊覽那些與過量飲食關係最大的大腦系統。在這個過程中，你將了解大腦整體的運作方式，並聽見許多傑出研究人員的聲音。同時，我還會把這類資訊轉化成簡單易行的策略，讓你能善加利用進而積極、無痛地管理你的腰圍。

歡迎進入飢餓大腦的世界，希望你能好好品味它！

## 注釋

1 有兩項證據可以推翻這個假設。第一，根據美國農業部和美國疾病管制與
   預防中心（Centers for Disease Control and Prevention, CDC）的統計數據指
   出，這些年我們吃進的油脂總量其實並沒有減少。儘管就百分比來看，油
   脂在飲食中的比例變低了，但那都是碳水化合物的攝取總量變多，所造成
   的百分比變化。不論你看的是哪一方的數據，都會發現與過去相比，現在
   的油脂攝取量不是跟以前差不多（美國疾病管制與預防中心），就是變得
   更多了（美國農業部）。第二，美國農業部早在 1894 年就發表過其他形
   式的飲食指南，故 1980 年版的飲食指南並非首次限制油脂攝取量的飲食
   指南。

2 2013 年，我與我的同事馬力歐·克瑞茲（Mario Kratz）和唐·巴爾斯（Ton
   Baars）發表了一篇論文，該論文回顧了許多前人的研究，希望藉此探討全
   脂乳品攝取量與肥胖、代謝性問題和心血管疾病之間的關聯性。就我所知，
   我們是當時第一個統整這類研究結果的團隊。正如統整的結果所示，相較
   於不喝全脂牛奶者，喝全脂牛奶者的體態較精實、代謝狀況較健康，而且
   兩組人得到心血管疾病的風險也幾乎相同。我認為要就目前的發現下定
   論，還言之過早，但這些發現確實會讓人心生疑問，開始質疑營養專家為
   何建議我們攝取低脂乳品。

3 舉例來說，生活逐漸富裕、雙薪家庭增加，以及加工食品和餐飲業的影響
   力擴張等，皆是這些年社會經濟的轉變。欲了解更多有關這類主題的資訊，
   請參閱《糖、脂肪、鹽》（Salt Sugar Fat）、《一口漢堡的代價》（Fast
   Food Nation）、《食品政治》（Food Politics，暫譯），以及《世界是肥的》
   （The World Is Fat）等書。

4 雖然這種情況對個人行為的影響程度因人而異，但有一小部分的人，其行
   為確實會因此大受影響。

5 這裡的蒙塵只是個比喻，因為現在絕大多數的期刊都電子化了。

# Chapter 1

# 島上最胖的男人

自二十世紀末，我們就開始因為某些原因，吃進超出我們身體真正所需的熱量。這些原因就是導致人類過量飲食的推手。

　　尤塔拉（Yutala）的身材粗壯、腹部凸出，但整體來說還不算胖，以許多地方的標準來看，他的身形一點都不引人注目。[1]好比說，在紐約、巴黎和奈洛比的街頭，尤塔拉的體型絕對不會顯得突兀，但當他回到他的家鄉「基塔瓦島」（Kitava，位在新幾內亞沿海），他的體型可就顯得非常突兀了。當時，他是島上最胖的男人。[2]

　　1990 年，研究員斯塔凡·林德伯格（Staffan Lindeberg）為了探討未受工業化入侵的文化，其居民的飲食和健康呈現何種狀態，他來到這座偏遠的島嶼進行研究。基塔瓦島的居民跟我們不一樣，他們不會在超市或是餐廳裡購買食物，而是用簡易的挖掘棒到菜園裡採收山藥、番薯、芋頭和樹薯等作物。再加上海鮮、椰子、水果和葉菜類，就成了他們的三餐。他們每天都會活動身體，過著日出而作、日落而息的生活。在這樣的生活條件下，當時基塔瓦島上的居民都沒被檢出任何與肥胖、糖尿病、心肌梗塞或中風相關的異常指標——就連老人家也不例外。

對一個生活在現代社會，時刻受到肥胖和慢性疾病威脅的人來說，基塔瓦島居民的健康狀態實在是令人感到不可思議，但實際上，這些居民非工業化的生活方式就與我們遠古祖先的生活方式相當類似。這類未受工業化入侵的社會，當然也會面臨某些他們的健康問題威脅，像是傳染病和意外事故，但是他們顯然對那些足以奪走我們性命和活力的富貴病具有良好的抵抗力。

真相揭曉，原來尤塔拉並非長居在島上的基塔瓦人，而是長年在外地工作，恰好於林德伯格在島上研究期間返鄉的遊子。尤塔拉在接受林德伯格的檢測前，早已離開這座小島十五年，在阿洛塔（Alotau，巴布新幾內亞東端的一座小城市）經商多年。林德伯格檢測尤塔拉的身體狀況時，相較於島上與他等高的男性居民，他的體重比他們的平均體重多出了近 50 磅；與島上體重最重的男性居民相比，尤塔拉的體重也比他多出了 12 磅。[3] 除此之外，他在其他方面的檢測結果也相當與眾不同：在林德伯格檢測的所有基塔瓦人中，尤塔拉是血壓值最高的一位。看來，即便尤塔拉骨子裡是個道地的基塔瓦人，但長期生活在現代環境之中，也讓尤塔拉的體質現代化了。

尤塔拉是體現工業化對人類健康影響的先驅典範。[4] 他離鄉背井生活，脫離傳統的飲食和生活型態後，體重直線上升的狀況，現在也持續在全球的各個角落發酵——我們的文化、我們的家人，還有我們的朋友全都籠罩在這股陰影之下。在美國，我們能得知大量的資訊，了解我們的飲食、生活型態和體重在面對這樣的文化轉變時，發生了怎樣的變化；而這份資訊也會提供重要的線索，幫助我們拼湊出大腦老是要我們過量飲食的原因，即便我們最想擁有的明明是一副健康、精實的體魄。好了，現在就讓我們把時間倒轉到上個世紀，一起來好好檢視這段期間，我們的體重是怎樣出現了轉變。

## 進步的代價

跟全球其他地區的許多國家一樣，新幾內亞在工業化的入侵下，也出現了肥胖和慢性疾病盛行率暴增的現象。如果我們把回顧的時間點再往後退一點，就會發現美國也曾經歷相同的過程。

1890 年，美國的面貌與今日完全不同。當時農夫占了整體勞動力的 43％，還有超過 70％的工作都仰賴人力執行。那個時代沒有冰箱、超市、瓦斯爐、電磁爐、洗衣機、電扶梯和電視，汽車也是工程師和有錢人才開得起的稀有奢侈品。這個年代的人，時時刻刻都需要為生活耗費許多體力，就連在取得食物或料理三餐方面也不例外。

那麼在那個年代，美國人的肥胖盛行率有多高呢？為了找出答案，研究學者羅倫斯・漢姆辰（Lorens Helmchen）和麥克斯・韓德森（Max Henderson）調閱了南北戰爭退役軍人的醫療紀錄，仔細檢閱超過 1 萬 2,000 名白人士兵中年時期的體位紀錄，並利用他們的身高和體重計算出了每個人的身體質量指數（BMI）。基本上，身體質量指數是一個把身高納入考量的體重評估指標，因此透過身體質量指數的數值，我們就可以任意比較不同體型者的體重。身體質量指數的應用方式非常簡單，通常研究人員會以它區分研究對象是精瘦、過重或肥胖（BMI 低於 25 屬於精瘦，25～29.9 屬於過重，30 以上則屬於肥胖）。漢姆辰和韓德森奮力算出所有的數值後，發現了一個非常驚人的結果，即：在邁入二十世紀之前，平均每 17 人才會有 1 人的身體質量指數屬於肥胖。

之後研究人員又用同樣的方法，統計了美國疾病管制與預防中心在 1999 年和 2000 年之間的肥胖盛行率。他們發現，這段期間美國中年人口的肥胖盛行率為 24％，到了退休年齡層的肥胖盛行率飆升到 41％。[5] 把 1890 年至 1900 年與 1999 年至 2000 年的數據放在一起，並列比較，就會產生鮮明的對比（請見圖 1）。

這樣的結果顯示，在二十世紀之前，美國就跟那些今日依舊保持傳統生活習慣的聚落一樣，肥胖的盛行率並不高。雖然回顧整個人類史，肥胖早已經與富人牽扯數千年——擁有 3500 年歷史，埃及女法老哈特謝普蘇特（Hatshepsut）木乃伊就是最好的證據——但「肥胖」大概從未如今日這般普遍。

讓我們再來仔細看看過去半個世紀的數據，因為這段期間記錄到的數據最為可靠——同時，這段期間也是我們肥胖盛行率出現最顯著變化的時期。1960 年，每 7 個美國成人中，只有 1 人處於肥胖；到了 2010 年，肥胖的比例卻已經增加到每 3 人中就有 1 人肥胖（請見圖 2）。在這段期間，極度肥胖的盛行率更是急遽攀升，從一開始的每 111 人有 1 人極度肥胖，來到每 17 人就有 1 人極度肥胖。不幸的是，孩童的肥胖盛行率在這段期間也

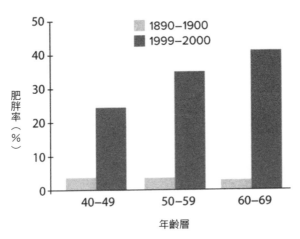

圖 1 　比較 1890 年至 1900 年間與 1999 年至 2000 年間，美國白人男性的肥胖盛行率

數據引自：Helmchen et al., Annals of Human Biology 31 (2004): 174。

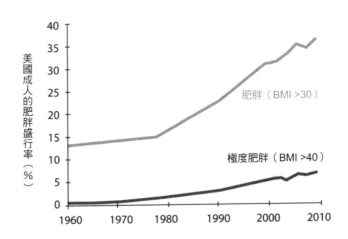

圖 2 　1960 年至 2010 年間，20 歲～ 74 歲美國成人的肥胖盛行率變化（已排除年齡對數據的影響。）

數據引自：美國疾病管制與預防中心的國民健康調查（NHES）和國民健康與營養調查（NHANES）報告。

增長了將近 5 倍。這些轉變大多發生在 1978 年之後，以迅雷不及掩耳的速度發生。

　　美國當局的公共衛生單位將這股趨勢稱為「肥胖瘟疫」（obesity epidemic），而它也對美國以及所有富裕國家的健康和福利帶來深遠的影響。最新的研究認為，我們可能嚴重低估了肥胖對健康的衝擊，因為美國有高達三分之一的年長者之死因與過重有關。糖尿病的盛行率連年飆升，因肥胖所造成的骨科問題也層出不窮。每年都有將近 20 萬名美國人為了減重，接受消化道手術，縮減食量或降低吸收食物的效率，可是現在我們仍然可以看到不少尺寸驚人的衣服，譬如尺碼達 XXXXXXXXL 的衣褲。

　　為什麼我們會比過去胖這麼多？答案就在於我們吃進的食物，以及這些食物與我們身上脂肪有怎樣的關聯性。這部分我們很快就會探討到，不過在此之前，我們必須先知道食物是如何提供人體能量。

## 「大卡」的誕生

　　美國民眾可能會以為「卡路里」（calorie）一詞是美國食品公司「SnackWell's」創造出的詞彙，但其實在 1800 年代初期，科學家就創造出了「卡路里」這個物理能量單位，做為評估各種不同形式能量的共同單位：如熱能、光能、動能或化學鍵蘊含的位能。這些化學鍵會出沒在麵包、肉類、啤酒和大部分的食物中，燃燒後，它們就會像木材或汽油那樣，以熱和光的形式釋放出位能。

1887年，現代營養科學之父威爾伯·阿特華特（Wilbur Atwater）描述了食物如何把蘊含的位能轉化成能量，供給人體這個大熔爐的過程，並寫下了這段文字：

　　食物的蛋白質、油脂和碳水化合物裡，儲存著來自太陽的能量，而今日的生理學家正向我們說明，這些食物是如何把這些能量轉化為溫暖我們身體的熱能，以及支持我們工作和思考的力量。

　　以能量作為了解人體運作的媒介，阿特華特的研究團隊是第一個用熱量計（calorimeter）全面測量各種食物熱量的科學家。今天你在麥穀片外盒上看到的熱量值，就是用阿特華特當時發展出的公式計算而來；他的團隊不僅測量了食物的熱量，還排除了人體消化和代謝差異對食物熱量的影響，才得到這套計算熱量的公式。[6]（這些熱量值其實是以「千卡」〔kilocalorie〕為單位，只不過從阿特華特開始，大家就約定俗成地將字首大寫的「Calorie」當作「千卡」的代稱，中文則將 Calorie 譯作「大卡」。）

　　阿特華特和他的團隊也打造了一座巨型熱量計，藉以測量人體燃燒食物時產生的熱量。這座熱量計大到可以讓整個人住進去，讓受試者在裡頭連續進行幾天的實驗。阿特華特建立的系統成果斐然，其準確性超過99%，證明了當能量以食物的形式進入人體，食用者若要保持體重的穩定，就必須從身體輸出等量的能量。換句話說，一個人的體重要維持不變，就必須使熱量攝取量和消耗量相等。[7]

將這句話的概念稍加整理後，即可得到所謂的「能量平衡方程式」（energy balance equation）：

**身體的能量變化 ＝ 能量輸入量 － 能量輸出量**

能量以食物的形式進入人體，而我們利用它們維持體內的基本代謝作用、輸送血液、呼吸、消化食物和移動身體時，就會讓這些能量以熱能的形式輸出體外。另外，生長過程中，我們也會利用食物建造瘦體組織，像是肌肉和骨骼。人體在完成了所有必須做的事情之後，就會把剩餘的能量轉為體脂肪儲存起來，在學術上，這些體脂肪被稱為「脂肪組織」（adipose tissue）。脂肪組織是人體儲存能量的主要部位，且儲存能量的能力幾乎沒有上限。簡單來說，一旦你吃進的熱量大於消耗的熱量，多出的熱量大部分會轉往脂肪組織儲存，此時你的體脂肪就會增加。這個道理真的很簡單，但在稍後的章節裡，我們就會明白這個機制背後的涵義並不如表面上看到的那麼簡單。

阿特華特也發現，不論是富含碳水化合物、油脂、蛋白質或酒精的食物，它們所蘊含的化學能量都可以有效地在體內互換。因此，粗略來說，在人體這個大熔爐裡，各類食物提供的熱量都擁有相同的地位。最近的研究也支持這個想法，認為除了食物本身提供的熱量外，食物的油脂、碳水化合物和蛋白質含量，幾乎不太是導致我們變胖的原因。我們知道這一點，是因為研究人員在嚴格控制受試者總熱量的情況下，改變了飲食中油脂、碳水化合物和蛋白質的含量，絲毫不見飲食組成的改變對受試者的肥胖度帶來什麼明顯的影響——不論是在減重、維持體重或是增重的情況下。這樣的發現顛覆了一般人對碳水化合物和油脂這類營養素的認知，一直以來，大家都以為它們所提供的熱量比較容易讓我們發胖。確實，有些類型的食物是比較容易讓我們發胖，但造成這類結果的主因似乎是它們會誘使人們吃進更多的熱量，而非它們對人體的代謝率有特別的影響。[8]

知道了這一點，我們就可以把能量平衡方程式稍微改寫一下，形容人體脂肪長期的增減狀態：

**脂肪量的增減 ＝ 食物熱量攝取量－熱量消耗量**

想要增脂，你必須攝取更多熱量，消耗更少熱量，或是兩者並進。想要減脂，你必須攝取更少熱量，消耗更多熱量，或是兩者並進。雖然這個概念很簡單，但是許多人都心知肚明，要遵守這項原則減肥並不是一件容易的事。

如果這套原則成立，我們就應該理所當然的假設，美國人攝取的熱量越來越多，以及（或）消耗的熱量越來越少，因為二十世紀後，我們的腰圍就不斷擴張。接下來就來看看，這到底是怎麼一回事吧！

## 熱量攝取量：我們的熱量攝取量發生了什麼變化？

測量整個國家的熱量攝取量是一件極具挑戰性的工作，不過研究人員還是想方設法，透過三種不同的方法取得這個數據。第一種方法，是測量全國的糧食產量（須排除糧食進、出口對數據的影響），再扣除全國的食物廢棄量，藉此估算出每個人吃進的熱量。第二種方法，直接抽樣受試者，然後詢問他們飲食的內容，並計算他們吃進的熱量。第三種方法，則是用數學建立體重和熱量攝取量之間的關係，再利用這套模式計算出要達到欲觀測到的體重增加量，必須攝取多少熱量。

在圖3，我把利用這三種方法估算出的美國成人熱量攝取量製成了圖表。如你所見，這些方法預估出的數值並非一模一樣，但三者的結果全都指出，我們在這段體重增加最快速的時期裡，熱量的攝取量也大幅增加（1978 到 2006 年間，每人每天平均多攝取了 218 ～ 367 大卡的熱量）。圖 3 中以黑色繪製的曲線，是美國國家衛生研究院（National Institutes of Health）的研究員凱文·霍爾（Kevin Hall）利用第三種方法所估算的數值，他是推行這種研究方法的先驅。而運用這種方法所產出的數值大概是最接近現實狀況的估計值，故我們在這段肥胖流行的過程中，每日大約多攝取 218 大卡的熱量。值得一提的是，這個數值只充分解釋了在肥胖流行的同一期間，我們的熱量攝取量有所增加，並不代表它會造成我們在活動量或其他方面的改變。

此時此刻，你或許會有一些疑問油然而生。「1 磅的體脂肪約含有 3,500 大卡，如果我們真的每天多吃了 218 大卡，不是應該每 16 天就會長出 1 磅的肥肉嗎？換算下來，每年我們都會胖 23 磅，那麼在十年或二十年後，我們豈不都必須靠著堆高機來行動了？」實際上，許多大眾媒體、公衛機關、醫師甚至是某

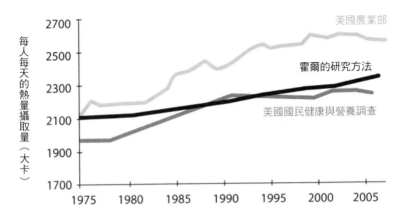

**圖3　1975 年至 2006 年間，美國成人的熱量攝取量**

數據引自：美國農業部經濟研究局（Economic Research Service）的糧食供給評估報告；美國疾病管制與預防中心的美國國民健康與營養調查報告；以及 Hall et al., PLoS ONE 4（2009）：e7940。特此感謝凱文・霍爾提供的原始數據。

些研究人員，都會用這種簡便的算式計算體重增長的幅度，然而現實中，肥胖並非只跟熱量攝取量增加有關。霍爾和他的研究團隊已經證實，光憑這種方法無法預測肥胖的變化——大眾對這項研究成果的誤解，也嚴重影響了我們對體重增減的想法。

　　這個思考方式的最大問題在於，它沒有認清一個事實，即：你的體型改變時，你的身體所需的能量也會同步改變。為了讓你明白這個道理，請你將脂肪組織想成銀行帳戶。如果你的戶頭一開始有 1 萬美元的存款，且該帳戶每個月都會有 1,000 美元的收入，以及 1,000 美元的支出，那麼一年之後，你的戶頭裡仍是維持 1 萬美元的存款。現在，假設你升遷了，薪水調漲成每個月2,000 美元。剛開始，你還是會保有以往的生活型態，每個月只花 1,000 美元，同時把每月多出的 1,000 美元存起來。但慢慢地，你開始覺得，用這些多出來的存款去買一台新電腦、一雙精品鞋，或是搬到一棟比較好的公寓好像也不錯。你對生活品質的要求越來越高，你每月的支出也會越來越大。然後在你升遷的六個月後，你的支出變成了每個月 1,500 美元；一年後，你每個月都把 2,000 美元花光光。過完了這一年，你的銀行帳戶存款確實有增加，但增長的速度日趨緩慢；到了你每個月的支出與收入相同時，戶頭的存款便停止增加。也就是說，在你升遷一年後，帳戶的餘額大概會停滯在 16,000 美元，而且在你的收入或支出出現任何改變前，這個金額都不會有所變動。

體脂肪的增減就跟上面這個例子的狀況一樣。你吃進的熱量變多，你的體重會上升，而這些額外長出的組織也會消耗額外的熱量。[9] 隨著你的身軀日益龐大，你消耗的熱量也會漸漸與多吃進的熱量趨於平衡，使體重呈現停滯狀態。接下來只要你不再吃進大於你消耗量的熱量，你的體重和體脂肪就會一直停在一個比較高的狀態持平不動。相同的停滯狀態，也會發生在減少熱量攝取量的人身上。

這樣的現象有什麼實際意義呢？這告訴我們一個重要的事實，那就是如果我們的體重有所增減，那麼我們在熱量攝取量的變動上，一定會比大部分人原先以為的還要多一些。在你的日常飲食中做出小改變，例如每天少吃一片吐司，一定會稍微降低你的體脂肪，但這樣的現象並不會永無止盡地持續下去。最近具科學實證依據的減重原則是，你必須為你想減去的每磅體重，每天少吃 10 大卡的熱量。不過，依照這個原則減重，你恐怕需要花好幾年的時間，才能達到你理想中的穩定體重。所以絕大多數人都想用更大的熱量缺口，來縮短達到理想體重的時間，再用這個「10 大卡原則」確保體重能在減重過程中持續下降。

這個理論也可以稍微說明，為什麼許多認真控制飲食者都深受「減重停滯期」（weight- loss plateau）的折磨。減重停滯期，是指努力減少熱量攝取量，且成功減去部分體重的減重者，卻在達到理想體重前出現體重停滯的狀態，即便此刻他依舊遵循先前成功減去部分體重的飲食型態。這個現象確實會發生，而霍爾的研究也對此提出了兩項解釋。第一，減重時，隨著減重者的體型逐漸變小，身體所需的熱量也會降低，因此當他的熱量需求量與攝入量之間的熱量缺口越來越小，他的減重成效也會趨於停滯。第二，體重下降會加強減重者的食欲，使他更難維持減重時所需的熱量缺口（在後面的章節，我會說明發生這個狀況的原因）。想要突破這個減重停滯期，讓體重繼續往下降，減重者必須重新建立他的熱量缺口，但這件事說起來容易，做起來可沒那麼簡單。

在圖 3 中，以三種不同方式取得的熱量攝取量數據，一致認為在肥胖流行的這段期間，我們的熱量攝取量大大增加，且這樣的增加足以說明我們體重會越來越重的原因。簡單來說，我們會變重，就是因為我們吃進的東西變多了。

現在讓我們把回顧的時間點再往後退一點吧！剛剛我們一直把討論的重心放在近代的數據，是因為在那段期間我們對肥胖的研究數據最完整。那麼，在二十世紀前半葉，我們的熱量攝取量又是怎樣呢？在圖 4，我根據美國農業部的糧食供給評估報告數據（該數據採用第二種熱量攝取量評估法計算），把美國人在上個世紀的熱量攝取量變化畫成了一張圖。這些數據很粗略，但已足以讓我們看出這段期間美國人熱量攝取量的大趨勢。[10]

　　如你所見，我們在 1909 年吃進的熱量比 1960 年還多；然而，就我們所知，肥胖在 1909 年並不流行。這個情況又是怎麼一回事呢？

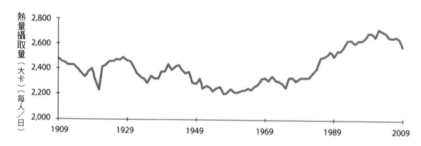

**圖 4　粗估 1909 年至 2009 年間，美國成人每人每天的熱量攝取量**

依據美國農業部經濟研究局的糧食供給評估報告，從每人每天攝入的蛋白質、碳水化合物和油脂總量，計算出的熱量攝取量。該份報告的數據以 28.8% 這個固定比例代表各年代的食物廢棄量，且 1999 年至 2000 年間液體油的評估方式改變，皆使這份數據存在一定程度的人為誤差。

## 熱量消耗量：我們的體能活動量發生了什麼變化？

　　這個情況讓我們想到了影響肥胖的第二項決定因素：人體輸出的能量總量。除了維持體內的基本代謝作用、輸送血液和空氣，以及消化食物需要耗費能量外，另一件一定會耗費人體能量的事情，就是收縮肌肉；透過肌肉的收縮，我們才可以走路、收割稻作、打包草料、擠收牛乳、揉捏麵團、搓洗衣服，還有把所有東西搬到工廠裡。事實擺在眼前，上個世紀的人自己動手做這些事的頻率，確實比今天的我們高出許多。換句話說，二十世紀前半葉人們之所以吃比較多，是因為日常活動量相對高，需要靠這些能量來補給生活中的能量耗損。

這是一個臨界點。1909 年，人們的高熱量攝取量和高熱量需求量差不多達到平衡。接著，隨著生活型態變得越來越機械化，我們的體能活動量也大幅下降。二十世紀後半葉，手拿鋤頭、圓鍬犁田的人越來越少，反倒是坐在方向盤後面做事的人越來越多，就如圖 5 所示，美國的汽車登記量在這個階段大幅增加。一直到 1913 年為止，全美平均每 100 人才有不到 1 人擁有汽車；但到了今天，平均每 10 人就有 8 人有車。

逐漸邁向一個越來越久坐不動的國家之際，我們的熱量攝取量在 1960 年以前也呈現一路下滑的狀態。因為活動量變少了，大家的食欲也變低了，所以吃得也就少了。

然而，到了 1978 年左右，情況出現了某些轉變：我們開始吃進大量的熱量——而且在接下來的 20 年間，我們的熱量攝取量不斷攀升，來到一個前所未見的程度。但與此同時，我們依然保持著久坐不動的生活型態。肥胖率飆升的速度飛快，以致於當時的政府公衛部門意識到這個問題時，肥胖已如瘟疫般蔓延到你我之間。

## 熱量失衡的國家

一旦熱量的消耗量下降、攝取量增加，能量平衡方程式的走向就只可能出現一個結果：**變胖**。我們吃進的熱量多於保持精瘦

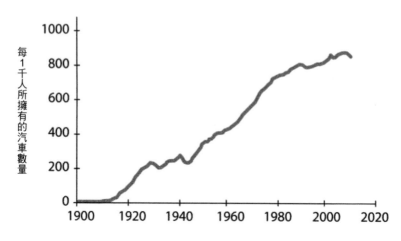

圖 5　統計 1900 年至 2010 年間，美國有註冊牌照的汽車數量

數據引自：美國能源部（US Department of Energy）

身形所需要的熱量時，就會變胖，而這當然已經把我們當時的活動量納入考量。換而言之，我們出現了過量飲食的狀況。

　　就人類大部分的歷史來看，即便是二十世紀的美國，幾乎每一個人都能在不必刻意思考的情況下，吃進與自己所需熱量差不多的熱量。不過奇怪的是，自二十世紀末，我們開始因為某些原因吃進超出我們身體真正所需的熱量。這些原因就是造成我們過量飲食的推手。

　　是什麼驅使我們過量飲食？如果我們能回答這個問題，就可以針對這些原因為自己做點什麼。現在我們就先透過另一道問題來找出這個問題的答案，即：最能有效造成過量飲食的方法是什麼？

## 使大鼠過量飲食的神奇伎倆

　　把齧齒類動物養胖當作探討肥胖的對象，學界可是有著悠久、豐富的歷史。1970 年代，研究人員正在尋找一種更好的方法來養胖他們的大鼠，如此一來，他們就能更有效率地研究肥胖的發展和影響。早期，研究人員都是靠增加飼料的油脂量來養胖老鼠。這個方法行得通，但是要養出一隻胖嘟嘟的大鼠，往往要耗上好幾個月的時間——這使得以齧齒類動物為研究對象的肥胖研究，必須投入大量的金錢和時間。

　　因緣際會，當時還是研究生的安東尼・斯克拉法尼（Anthony Sclafani，現於布魯克林學院擔任「飼育行為和營養實驗室」〔Feeding Behavior and Nutrition Laboratory〕的主持人），把一隻大鼠放到了實驗桌上，而桌上碰巧還放著一碗同學先前留下的家樂氏 Froot Loops 含糖麥片。只見這隻大鼠搖搖擺擺地走到了碗邊，盡情地吃了起來。這個景象令人驚訝，因為老鼠通常會對陌生的食物保持警戒。看到這隻大鼠狼吞虎嚥地吃著人類的食物，斯克拉法尼心中突然冒出了一個想法：這些賣給人吃的食物，說不定比他現在餵老鼠吃的高脂飼料更能養胖牠們。

　　為了檢驗他是否能設計出一套更快、更有效率的大鼠增肥方法，斯克拉法尼去了超市，買了許多高熱量的「可口超市食物」，包括：Froot Loops、煉乳、巧克力豆餅乾、薩拉米香腸、起司、香蕉、棉花糖、牛奶巧克力和花生醬。當斯克拉法尼把這些食物連同飼料和水放進鼠籠時，這些大鼠馬上就大口吞下人類的食物，對乏味的飼料完全失去興趣。餵食這種飲食後，牠們的體重也開始以前所未見的速度增長。短短幾週內，這些大鼠就呈現肥胖的狀態，而且就算給予牠們運動和充滿豐富刺激的環境，也無法阻止牠們肥胖的趨勢（但運動確實可以稍微減緩趨勢）。斯克拉法尼把這套飲食稱為「超市飲食」（supermarket diet），而現在大多數的研究人員則叫它「吃到飽飲食」（cafeteria diet）。

斯克拉法尼的研究於 1976 年發表，直到今天，吃到飽飲食仍是讓正常大鼠或小鼠過量飲食的最有效方法——其成效遠比單純調高油脂和（或）糖分含量的飲食高出許多。

這個結果讓我們歸結出了一個令人不安的結論：可口的人類食物是最能有效造成正常大鼠自發性過量飲食和肥胖的方法，而且它增肥的效果還不能完全歸咎在它的油脂或糖分含量上。如果這項推論成立，那麼這些食物又會對人類造成什麼影響？

## 使人類過量飲食的神奇伎倆

1990 年代初期，艾瑞克・拉福森（Eric Ravussin，現為潘寧頓生物醫學研究中心之營養與肥胖研究中心〔Nutrition Obesity Research Center〕的主持人，該機構位於美國路易斯安納州的巴頓魯治）與他的團隊正在尋覓一種更好的方法，來測量人類的熱量和營養素攝取量。事實證明這是一項非常艱難的工作。當時，許多研究指出，肥胖者吃進的熱量跟精瘦者大致相同，這一點讓部分研究人員開始質疑熱量攝取量在肥胖中扮演的角色。但這些研究有個問題，那就是研究的數據都出自於受試者的主觀陳述。也就是說，這些熱量攝取量的數值，是研究人員請受試者自述他們吃了些什麼後,再計算出來的結果。這種研究方法確實有它的優點,因為它可以讓研究人員迅速掌握受試者的日常飲食內容。

不過,這種研究方法也有缺點,而這些缺點在研究人員開始使用準確度比較高的方法評估熱量攝取量後,更是變得越來越明顯。這些實驗顯示,肥胖者吃進的熱量一直比精瘦者多——已將身高、性別和體能活動量等因素納入考量(誠如我們稍早說明的,肥胖者在體重變重的情況下,其實必須吃進更多的熱量來維持現有的體重)。這表示由受試者自述計算出的熱量攝取量會與實際的攝取量有非常大的出入。今日,我們已經從許多證據中得知,這樣的問題確實存在,因為:民眾是出了名地不擅描述自己吃了哪些東西,特別是分量的部分。拉福森知道,如果他想要獲得準確的數據,就不能使用這個方法。

比較嚴謹的方法是,將受試者關在一個叫做「代謝測定室」的研究設施內,嚴格把關他們的飲食;在那裡,受試者吃進嘴裡的每一口食物,研究人員都會精準量化。這是一種準確度非常高的食物攝取量測量方式,但這種測量方式並不符合常理。由於受試者無法選擇自己要吃哪些食物,所以他們的食物攝取量可能無法反映出每個人實際的正常飲食習慣。故這些研究的結果雖然相當可靠,卻可能有失真實世界的樣貌。

拉福森和他的團隊想要找出一個比較折衷的方法,讓數據的準確度既能跟「代謝測定室」一樣好,又能讓受試者自行挑選飲食、盡可能保有他們平常的飲食狀態。最後他們想到的對策是,在代謝測定室裡放置大型的 U-Select-It 3007 自動販賣機,販賣機裡頭則擺放各類主餐、零食和飲料。販賣機的食物並非隨機放置，裡頭只放了會讓人食欲大開的食物。——「我們一直在篩選大家喜歡吃和不喜歡吃的東西。」拉福森說道。這份菜單包括：蜜糖法式吐司佐香腸、雞肉鹹派、Jell-O 的香草巧克力布丁、起司蛋糕、墨西哥起司口味的多力多滋、M&M's 巧克力、Shasta 可樂，還有為養生者準備的一些蘋果（可惜沒有 Froot Loops）。——換句話說，這個實驗採納的絕大多數「可口人類食物」，都跟斯克拉法尼在大鼠實驗裡用的食物雷同。拉福森的實驗召募了 10 位男性自願者，這 10 位受試者被關在設有自動販賣機的代謝測定室內為期 7 天，這段時間他們都能隨時、隨意地取用自己想吃的食物。為了監控他們的食物攝取量，每個人在取用食物與繳回沒吃完的食物給研究人員秤量時，都必須對機器輸入各自的專屬識別碼。

這個實驗很成功：拉福森的團隊不僅能準確測得受試者自由取用食物的攝取量，同時也記錄到受試者在這段期間的許多有用代謝資訊。然而在研究期間，拉福森明顯注意到了一個現象：這些受試者一直大吃大喝。「受試者平均吃進的熱量幾乎是他們所需量的兩倍。」他回憶道。確切來說，該實驗受試者的平均熱量攝取量是他們正常所需熱量的 1.73 倍，而且過量飲食的現象從第一天一直持續到實驗結束。這場為期 7 天的實驗結束後，所有受試者的體重平均都重了 5 磅。

接下來的三年裡，拉福森的團隊又發表了另外兩篇以「人類吃到飽飲食」（human cafeteria diet）為主題的研究報告。這些研究利用上述的自動販賣機模式測試了男性、女性、精瘦者、肥胖者、白人和美洲原住民等不同族群的飲食攝取量。在每一個實驗中，受試者都會在上鎖的代謝測定室裡，盡情大吃大喝各種免費、美味的食物，即便根本沒有人要求他們吃進這麼多過量的食物。拉福森把這個現象稱為「**機會性貪食**」（opportunistic voracity）。

這些發現引起很大的關注，因為在正常情況下，你很難讓一群人連續好幾天都吃進極度過量的食物。（想像一下你每一餐都吃進兩倍量的食物，你就會明白我的意思！）若是換做其他的實驗條件，就算研究人員用金錢之類的誘因哄騙受試者過量飲食，受試者在勉強吃進額外的食物時，仍不免要忍受過量飲食所帶來的噁心感，以及胃部快要撐爆的不適感。反觀拉福森的實驗，他的受試者甚至在未經要求的情況下，開心地吃下過量的食物，這樣的結果顯示，他所創造的環境具有獨特的能力，可以排除我們在飲食上的先天限制。

## 進入大腦的世界

就跟尤塔拉一樣，他脫離家鄉基塔瓦島的傳統飲食和生活型態後就變胖了；美國人在整個社會的生活型態演進中，也變胖了。我們現在的飲食環境與斯克拉法尼和拉福森的「吃到飽飲食」研究有許多相似之處。為了解人們在那種環境下，為什麼會過量飲食，還有為什麼人們會在沒有任何刻意的念頭或是需求的情況下做出這個舉動，我們必須把探索的矛頭對準**大腦**——這個器官控制了人體所有的行為表現，而進食亦屬於它管轄的範疇。

# 注釋

1 為保護當事人隱私，此姓名為化名。

2 林德伯格檢測的所有基塔瓦島人民中，身體質量指數（body mass index, BMI）最高者。BMI = 體重 ( 公斤 ) / 身高 ( 平方公尺 )。

3 尤塔拉的身體質量指數為 28，而基塔瓦人的男性平均身體質量指數為 20。

4 坦白說，工業化也對人類健康帶來一些正面的影響，例如可以受到疫苗和抗生素的庇護。

5 中年人口的取樣年齡層落在 40 歲到 49 歲之間，退休年齡層的取樣範圍則落在 60 歲到 69 歲之間。

6 油脂、人體可消化的碳水化合物，以及蛋白質的熱量，分別約為每公克 9 大卡、4 大卡和 4 大卡。

7 當然，我們身體一定會有少數熱量是經由糞便和尿液輸出，阿特華特的發現實質上只是意味著，「人體並不是個靠魔法運作的地方，而是一個與其他事物相同，遵循著物理定律運行的生物體」（熱力學第一定律更是人體運作時，謹守的基本準則）。

8 有新的證據指出某些飲食方式，如極低碳水化合物、極低脂和高蛋白之類的飲食，可以適度增加人體的代謝率，但迄今仍沒有任何研究顯示，這些影響會對肥胖造成什麼顯著的不同。或許攝取含有極端碳水化合物和油脂含量的飲食，的確可以提升代謝率和稍微加速體脂肪的耗損；但是，介於這些極端飲食（如典型的低碳水化合物飲食和低脂飲食）之間的其他飲食，在嚴格管控熱量攝取量的情況下，對肥胖的影響似乎都大同小異。

9 人體變重時，身體的代謝率之所以會提升，主要是瘦體組織（脂肪之外的所有組織）增加的緣故。

10 這份數據之所以很粗略，是因為這段期間美國的食物廢棄量越來越多，但評估者卻未把此項因素納入考量。這項疏忽也讓這份數據的近代熱量攝取量增加幅度偏高（在圖 3 和圖 4 皆是），並說明了此份美國農業部數據的估計值會比圖 3 的另外兩種方法高出這麼多的原因。凱文‧霍爾曾對此議題發表了一篇精彩的論文。

* 內文第 13 頁圖片來源："diet" icon Created by Nibras@design from thenounproject. com.（本書第 35、61、103、127、161、205、249、275、299、311 頁使用同一圖片來源。）

# Chapter 2

# 取捨之間

你選擇的所有選項早就經過大腦精心的算計，好讓你選出一個深得它心的贏家。

　　史坦・格理樂（Sten Grillner）在卡羅林斯卡醫學院（位在瑞典斯德哥爾摩）地下室的實驗室裡，放著一個巨大的魚缸，裡頭有數十隻蟲狀、身長約 30 公分的生物緊貼著魚缸內側的玻璃壁面，牠們吸盤狀的圓形嘴裡滿是針狀的尖銳牙齒。這些可怕的生物是七鰓鰻，是人類貨真價實的遠古親戚（請見圖 6）。七鰓鰻以及屬於近親盲鰻類的魚類，被視為是最原始的脊椎動物（即發展出脊骨、脊髓和大腦的動物）。[1]大約在 5.6 億年前，當代七鰓鰻祖先的演化才與我們祖先出現分歧；當時還沒有演化出哺乳類動、恐龍、爬蟲類、兩棲類，甚至是大部分的魚類，人類的祖先也還沒褪去身上的魚鰭、踏上陸地。

　　因為七鰓鰻是我們最遙遠的脊椎動物遠親，所以把牠們的大腦和哺乳類動物放在一起比較，就可以看見所有脊椎動物大腦的

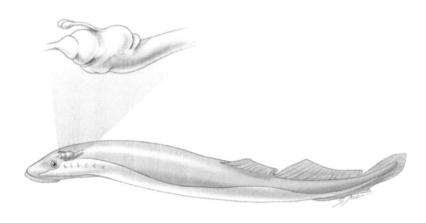

圖6　河七鰓鰻，學名 *Lampetra fluviatilis*，以及牠的大腦

共同元素，即：形成人類心智基礎的核心處理迴路。格理樂的研究顯示，在這些原始生物豌豆大的大腦裡，也有著類似人類執行決策過程的構造，只是運作的方式沒像人類這麼複雜。[2] 如果我們想要揣摩人類的飲食行為，就必須理解人類大腦執行決策過程的基本原理，而七鰓鰻正是我們展開這類研究的最佳對象。

## 取捨之間：如何在龐雜的世界中做出決定

假如汽車裝配線上有兩款機器人。每當車門隨著輸送帶來到機器人 1 號面前時，機器人 1 號就會把門漆成綠色。一扇又一扇的門滑過機器人 1 號的面前，而它也準確地執行著相同的動作，因為這是它唯一會做的動作。這類的機器人不需要太多處理能力，因為它只要做一項工作、只有一項能力，所以它根本不需要做出任何決定。現在，假如機器人 2 號可以做兩種不同的事情：把門漆成綠色，或是紅色；但是機器人 2 號只有一個顏料噴嘴，無法同時把門漆上兩種顏色，只能擇一為之。問題來了：機器人 2 號該如何做出選擇？這個基本的挑戰被稱為「選擇問題」（selection problem），任何存在多重選擇（漆綠色或漆紅色），卻必須爭取相同資源（一個上漆噴嘴）的情況，都會面臨這番挑戰。為了解決這個選擇問題，機器人 2 號需要一個「選擇器」（selector）——讓它有能力決定每扇門最適合漆上哪種顏色。

我們最早的祖先大概就跟機器人 1 號一樣，是個頭腦簡單的生物，完全不需要為自己要做的事情做出任何決定，不過這樣的情況並沒有持續多久。等我們的祖先演化出可以用相同的資源處理不只一件事情的時候，他們就必須開始為自己的行動做出取捨——做出最好選擇的人，才能把自己的基因傳到下一代。[3] 舉例來說，七鰓鰻可以做許多不同的事情：牠們能夠吸附在岩石上、追蹤獵物、逃離掠食者、交配、築巢、撫育後代，以及朝各種不同的方向游動。可是，這當中有許多選項在執行上會相互牴觸，因為它們會用到七鰓鰻體內相同的肌肉群。如同機器人 2 號，七鰓鰻也會碰到「選擇問題」，需要一個選擇器來解決這個麻煩。

根據計算神經科學和人工智慧領域的經驗，不論在電腦或是大腦中，一個良好的選擇器必須具備幾項重要特性：

一、這個選擇器必須能選出「**一個**」選項。如果眼前有許多不可同時進行的選項，例如逃離掠食者或交配，這個選擇器要能夠從中挑出唯一一項執行的項目，並讓決策者獲得執行該項目所需要的資源。

二、在任何情況下，這個選擇器都必須能選出「**最好**」的選項。譬如，如果七鰓鰻看到危險的掠食者，應該立刻逃離。[4] 假如七鰓鰻在看到危險的掠食者時，想著要交配，那麼牠就無法生存下來，也無法將基因延續到下一代的七鰓鰻身上。

三、這個選擇器必須能選出「**決定性**」的選項。如果在一堆差不多的選項中，某一個選項比其他選項稍稍好一些些，那麼這個選項就必須成為那個萬中選一的贏家，而不能與它同時共存的其他選項則必須全面捨棄。想要同時交配和逃離掠食者的七鰓鰻，大概不會留下多少後代。

1999 年，雪菲爾大學的研究人員發表了一篇具開創性的論文；他們彙整了來自神經科學和電腦模式的證據，主張人腦深處的古老構造「基底核」（basal ganglia）就是決定這些取捨的選擇器。時值今日，絕大部分的神經科學家都已接受了這個想法。為了讓你理解人類的選擇器是如何運作，我們就先從比較簡單的七鰓鰻選擇器說起。

## 七鰓鰻做出取捨的方法

七鰓鰻要如何決定該做什麼？在七鰓鰻的基底核裡，有個重要的構造叫做「紋狀體」（striatum）；紋狀體是基底核的一部分，從大腦其他區域傳進基底核的信號大部分都是由它接收。[5] 紋狀體接收到從其他腦區傳來的「競標聲」後，就會開始判斷哪一個腦區要求的目標比較值得付諸行動。比方說，七鰓鰻腦中的某個小小區塊對紋狀體耳語「交配」時，牠腦中的另一個區塊可能也正大喊「逃離那個掠食者！」之類的其他目標。要同時執行這些行動是很糟糕的想法，因為七鰓鰻不能在同一個時刻內，完成這些目標，為了避免七鰓鰻同時做出各種不同的行動，基底核必須先強力約束大腦裡各個腦區發出的「競標聲」。[6]這表示，基底核在尚未做出選擇前，會讓所有行為保持在「關閉」模式。等到基底核選出要執行哪一個腦區發出的競標聲後，它才會解除對該腦區的約束，將該腦區要求的行為付諸行動（請見圖7）。你可以把基底核想成保鏢，它有權力決定哪項行為可以使用肌肉，並將其他選項阻絕在外。這滿足了選擇器的第一項重要特性：它必須要能選出「一個」選項，令這個選項獲得使用相關肌肉的權力。

這些行動競標聲很多都是從七鰓鰻大腦中一個叫做「腦皮質」（pallium）的區域發出，學者認為該大腦區域與規畫行為有關。腦皮質裡的每一個小小區塊，都負責了一個特定的動作，像是追蹤獵物、吸附在岩石上，或是逃離掠食者。

學者認為這些區域有兩個基本的功能。第一個是接收到基底核發出允許將行動付諸實行的信號後，執行它所負責的行為。譬如，負責「追蹤獵物」這個動作的區域，在收到允許行動的信號後，就會活化下游的路徑，讓七鰓鰻收縮追蹤獵物需要用到的相關肌肉。

第二個基本功能，是蒐集關於七鰓鰻周遭環境和內在狀態的訊息，這部分決定了腦皮質各區域對紋狀體發出的競標聲大小[7]

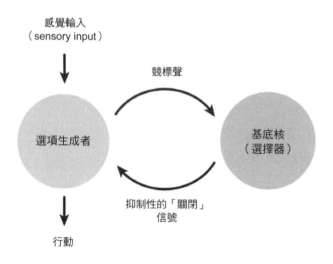

感覺輸入
（sensory input）

競標聲

選項生成者

基底核
（選擇器）

抑制性的「關閉」
信號

行動

**圖 7　基底核對行動進行取捨的基本模式**

此圖改編自：McHaffie et al., Trends in Neurosciences 28 （2005）: 401。

（請見圖 7）。舉例來說，如果此刻七鰓鰻附近有一個掠食者，那麼負責「逃離掠食者」這個動作的腦皮質區塊，就會對紋狀體發出非常強烈的信號，同一時間，負責「築巢」這個動作的腦皮質區塊，發出的信號就會很弱。又比方說，如果七鰓鰻在飢腸轆轆的時候看到了獵物，那麼負責「追蹤獵物」這個動作的腦皮質區塊，就會發出強烈的信號，而「吸附在岩石上」的信號就會很弱。

每一個小小的腦皮質區塊都想要將它所負責的特定行為付諸實行，並和其他無法與它同時並存的腦區呈現競爭狀態。在特定時刻下，每個腦皮質區塊發出的競標聲大小，就代表某個特定動作在當下對生物體的重要性，而紋狀體的工作很簡單，那就是

「選出最大聲的那個競標聲」。這滿足了選擇器的第二項重要特性：在任何情況下，它都必須要能選出「最好」的選項。

在紋狀體選出最大聲的競標聲後，就會讓其他與之競爭的競標聲閉嘴。因此，一旦「逃離掠食者」的競標聲在這場競爭中勝出，諸如「吸附在岩石上」和「追蹤獵物」之類的競標聲就會被駁回。這滿足了選擇器的第三項重要特性：它必須能夠選出「決定性」的選項，且選出該選項後，就必須全面捨棄無法與之同時共存的其他選項。

每一個腦皮質區塊都會對紋狀體的特定區域發送信號，然後紋狀體（經由基底核的其他部位）又會一一對發出這些信號的腦皮質區塊送出回信。也就是說，每一個腦皮質區塊和紋狀體之間都會有一條特定的迴路互通信息，藉以調控特定行為的表現（請見圖7）。好比說，兩者之間會有追蹤獵物的迴路、逃離掠食者的迴路、吸附在岩石上的迴路等等。每一個腦皮質區塊都會不斷對紋狀體碎碎念，想讓紋狀體允許它展開行動；不過紋狀體總是因為那些行動欠缺必要性，對它們說「不行！」。在某個適當的情況下，有個腦皮質區的碎念聲突然變成了喊叫聲，紋狀體就會允許它使用相關的肌肉，執行它所負責的動作。這就是七鰓鰻如何對外在環境和內在狀態做出適當反應的方法。[8]

你心中有了這些概念後，把七鰓鰻腦皮質裡的各個區塊想成一個個的「選項生成者」（option generator）會比較好思考。這些選項生成者都各自負責一個特定的行為表現，且各個都會不斷跟其他無法同時共存、需要使用到同一組肌肉的選項生成者相互競爭；而不論在什麼時候，最終從中脫穎而出的，都會是發出最大競標聲的那個選項生成者。基底核會評估每一個競標聲，選擇出聲量最大者，並在給予贏家使用肌肉的權力之際，全面切斷其他選項生成者的聲量（請見圖7）。七鰓鰻要先逃離、避開掠食者，才有機會將牠的基因傳給下一代。

## 哺乳類動物做出取捨的方法

大部分人都會同意，人腦比七鰓鰻的大腦稍微複雜了一點。好吧，是複雜了「非常多」。讓哺乳類動物與地球上的其他生物有所區別的其中一件事，就是我們的神經系統極度龐雜，這讓我們可以做出萬分明智的決定。想知道我們的高性能大腦有多麼能幹，從它所消耗的能量多寡即可略窺一二。以人類來說，即便人腦的總重只占我們體重的 2%，但它每天消耗的熱量卻占了人體總熱量的五分之一。事實證明，這顆布滿神經網絡的肉球對我們的生存一定極為重要，否則我們在演化過程中不會一直容忍這顆大吃能量肉球的存在。擁有做出明智決定的能力，是演化中的有力武器，而所有動物中，就屬人類對這件事最得心應手。

所以七鰓鰻的大腦跟人類的大腦有什麼關係呢？卡羅林斯卡醫學院的研究員史坦・格理樂，以及曾在格理樂實驗室當研究生馬庫斯・史蒂文森—瓊斯（Marcus Stephenson- Jones），就是要回答這個問題。以過去其他研究人員的成果為基礎，他們比較了七鰓鰻和哺乳類動物的基底核解剖結構和功能（人類基底核的圖示請見圖9）。他們的發現非常值得一提：儘管七鰓鰻和哺乳類

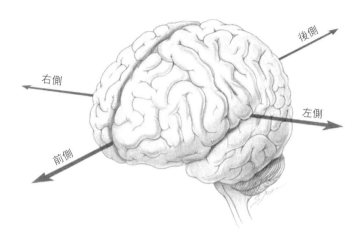

右側　　後側　　左側　　前側

圖8　人腦

動物（人類）在演化上已經分歧了長達 5.6 億年之久，但兩者基底核的相似度還是高得驚人；它們擁有相同的區塊，組織和溝通的方式也相同。位在這些區塊裡的神經元都具備相同的電性（electrical property），且神經元之間也都運用相同的化學訊息溝通。這些發現讓格理樂和史蒂文森─瓊斯得到了一個震撼力十足的結論，他們認為：「實際上，基底核的所有神經網絡之細節早在 5.6 億年前就發展出來了。」史蒂文森─瓊斯還補充道：「基底核是脊椎動物大腦裡相當基本的構造，在演化過程中，不論是七鰓鰻、魚類、鳥類、哺乳類動物甚至是人類，都是利用這套機制來做出決策。」也就是說，我們的祖先在基底核的演化上，早在 5.6 億年前就已經擊出全壘打，而現在我們的腦中依舊保有這套從遠古海洋裡發展出來的構造。

　　不過，儘管七鰓鰻能夠做出許多不同的決定，但是牠們能做

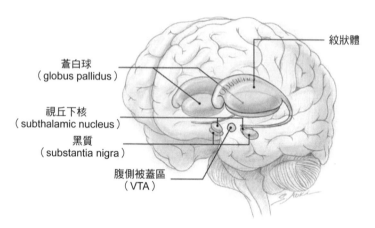

圖中標記： 紋狀體

蒼白球
（globus pallidus）

視丘下核
（subthalamic nucleus）

黑質
（substantia nigra）

腹側被蓋區
（VTA）

**圖9　人類的基底核**

圖中標記了神經核的位置。紋狀體是由尾狀核（caudate nucleus）和殼核（putamen）兩個神經核組成。

出的決定肯定比人類少。換句話說，我們的大腦一定還具備比七鰓鰻更複雜的能力，才能做到七鰓鰻無法處理的事，例如思考晚上煮什麼、如何償還貸款、是不是該信奉上帝等。顯然，我們和七鰓鰻的腦袋之間肯定存有許多重大的差異性，而這些差異性正是讓我們有辦法理解世界和做出選擇的關鍵點。可是，假如人類和七鰓鰻的決策能力有這麼大的差異，那麼七鰓鰻和人類基底核的相似度為什麼又會高得如此驚人呢？格理樂和史蒂文森—瓊斯提出了「擴展適應」（exaptation）這樣的解釋。「擴展適應」跟「適應」（adaptation）不同，「適應」是發展出全新特點的過程，例如發展出可呼吸的肺臟或有四個腔室的心臟；「擴展適應」則是將已經存在的特點開發出新的功能，例如擴充基底核的決策能力，讓它可以支配其他更高階的決策。格理樂和史蒂文森—瓊斯認為，早期脊椎動物的基底核已經非常擅長做出決策，所以在演化的過程中就不需要把這個結構打掉重練，只需要繼續增強它的能力即可。

以人類來說，絕大多數輸入紋狀體的信號都是來自「大腦皮質」（cerebral cortex），它是從腦皮質演化而來（該腦皮質與今日七鰓鰻腦中的腦皮質類似）。這個大腦皮質的構造是人類做出高階決策的關鍵角色。在沒有大腦皮質的情況下，你還是可以做很多基本的事情，因為這些基本的事情本來就受控於人腦比較深層、古老的腦區，[9] 但是你卻無法處理有關貸款或是上帝之類的事。相較於其他哺乳類動物，人類大腦皮質擴充的幅度令人驚嘆，而它正是我們擁有卓越智能的關鍵。與人類的大腦皮質相比，七鰓鰻的腦皮質結構非常初始（請見圖 10）。[10] 這就是七鰓鰻無法處理貸款問題的部分原因。

這些主要從大腦皮質輸入紋狀體的信號顯示，自從人類和七鰓鰻的祖先在演化路上分道揚鑣後，人腦基底核的分量就有大幅擴展。另外，就如學者所料，人腦的大腦皮質不僅會輸入信號到基底核，也會接收基底核發出的駁回信號，就跟七鰓鰻的腦皮質一樣。[11] 這些互通信息的路徑也會跟特定的大腦皮質區塊形成一條條的迴路，而每一條迴路就是一個選項生成者。事實上，哺乳類動物有許多大腦區塊都靠著這類迴路和基底核連結在一起——這些大腦區塊不只管控動作，還掌控了動機與情緒、想法與聯想等許多其他功能的運作。

在這段漫長的進化歷程中，擴展適應這個過程增加了基底核的基礎決策單位數量，並將它們與其他運作更為精巧的選項生成

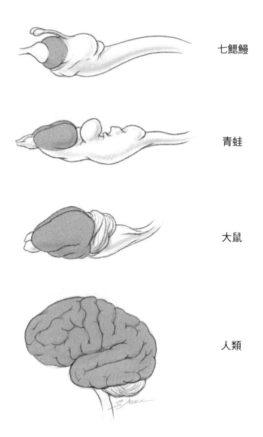

七鰓鰻

青蛙

大鼠

人類

**圖 10　七鰓鰻、青蛙、大鼠和人類的大腦，灰色標示處是大腦皮質（或腦皮質）**

者連接在一起；這些新的選項生成者，不僅能提出更複雜的選項，還能以更高階的方式計算行動的價值。除了決定移動的方式，人類的基底核還決定了我們的感受、想法、說出口的話，還有我們即將要探討的重點，那就是：我們吃些什麼。

## 基底核去餐廳

　　從細部去探究基底核的基本元素，它的性能就開始顯得相當複雜，因為它需要協調許多部分之間的交互作用。想要達成一個看似簡單目標，例如在餐廳用餐，你必須先對吃產生動機，接著你必須想出希望用餐的地點、到達那裡的方法，然後你必須以正確的方式控制身上的肌肉抵達用餐地點，並將食物放到你的嘴裡。這個目標比機器人 2 號面對的挑戰困難多了，因為這一連串過程中的每一個步驟，都包含了一個決策關卡。這些動機性、認知性和運動性的任務，其實全在大腦的不同區塊運作，但它們之間實在是配合的太過於天衣無縫了，以致於我們幾乎從未意識到它們各自分屬不同的部位。大腦是如何以這麼協調的方式做出所有的決策呢？

　　要徹底了解人腦這方面的運作是不可能的事，因為我們不能把用在其他物種上的侵入性研究方式套用在人腦上，去詳細探究各個大腦結構的功能，但研究人員根據許多科學上的蛛絲馬跡，建立了一套令人信服的假說。為了解這個假說，我與雪菲爾大學的研究人員彼得・雷德格瑞夫（Peter Redgrave）和凱文・格尼（Kevin Gurney）談了一下，他倆是揭露基底核決策能力的重要人物。以下就是他們向我解釋的內容：

　　我們就從你有一段時間沒有進食說起。就生存的角度來看，你的身體想要能量，所以進食會是一個有價值的行動。那麼你的身體要如何讓你照著它的意思做？第一步是要讓你對食物產生動機。腹側紋狀體（ventral striatum）的工作，就是負責在相互競爭的動機和情緒之間做出選擇。[12]「那些是專門挑選高階目標、激發你產生動機的管道。你餓了、渴了、害怕了、春心蕩漾了、冷了或是熱了嗎?」雷德格瑞夫說。這股餓了、渴了、害怕了、春心蕩漾了、冷了或是熱了的感受,就是所謂的選項生成者,它們會爭相對腹側紋狀體發出競標聲,表達渴望勝出的意願。這個時候,由於你的能量不足,掌管飢餓感的選項生成者就會發出非常強烈的競標聲(我們稍後會進一步討論這個機制背後可能隱藏的陷阱)。在這場競爭中取得勝利後,它就能如願表達出自己的感受,所以你開始覺得飢腸轆轆。

掌管飢餓感的選項生成者一從眾多選項生成者中勝出後,就會讓你對吃產生動機,而這股動機又會開始活化大腦皮質裡負責擬定獲取食物方法的其他選項生成者;要靠冰箱裡的食物打發、叫披薩外送、去街上的某家餐廳,或是到城鎮另一頭的美味餐館用餐,每個代表上述各項行動的選項生成者,都會爭先恐後地把自己的信號傳入背側紋狀體(dorsal striatum)。如同飢餓感喊出的競標聲強度取決於你身體的能量狀態,每個飲食計畫喊出的競標聲強度也會受到某些相關因素影響,包括:你上次吃這個食物合不合口味、其他人對它的評價如何、你需要費多少力氣吃到它,還有它的價格多高等等。儘管城鎮另一頭餐館的餐點真的很棒,但你不太想開車;冰箱裡的食物雖然最便宜,但還需要花力氣烹調;街上那間餐廳離你不遠、價格又便宜,所以最後它會發出最強烈的競標聲,成為這回合競爭的優勝者。

現在你心中已經盤算好要去哪裡用餐的計畫了,但你該如何將它付諸實行呢?你要走路、騎腳踏車、開車,還是搭公車去?

這個「街上餐廳」的選項生成者又會在大腦皮質裡引發另一場競爭，讓分別負責走路、騎腳踏車和搭公車的選項生成者競相對背側紋狀體輸入信號。你想呼吸一些新鮮空氣，又想快速到達，所以騎腳踏車這個選項勝出了。然而，一腳跨上腳踏車後，你該如何讓它向前移動？你要揮舞雙手、擺動腳趾頭、搖晃腦袋，或是用腳踩踏板？雖然這個答案顯而易見，但大腦仍需要在運動皮質區裡的眾多競爭選項中做出這個決定。於是在「用腳踩踏板」發出了最強烈的信號後，你就跳上了腳踏車，一路朝餐廳騎去。圖11 用簡單的圖表大略呈現了上述過程，圖 12 則說明了決策過程在大腦運作的基本迴路。

我不會再一一與你描述在這段攝取食物的過程中，你要做出的其他所有決定，像是怎麼騎車到餐廳、怎麼從菜單上點菜，還有怎麼吃進食物。在這裡我要告訴你的重點是，科學家認為我們的許多行為都是由一系列的層級式決策過程完成的，而這些決策過程就在我們大腦裡的動機、認知和運動區塊內活躍進行。在動機區勝出的選項，會在認知區引發與履行動機有關的決策過程；然後在認知區勝出的選項，又會在運動區引發與實際執行計畫有關的決策過程。除此之外，每一個選項生成者發出的競標聲大小，都取決於該人的經驗、所感受到的內在線索和外在線索，而最終基底核只會讓聲量最大聲者勝出，讓它們表現自己的意念。只不過，這整個決定各個選項競標聲聲量大小的過程，都在我們的意識之外進行——也就是說，當我們意識到這些選項發出的競標聲時，其實大腦早就已經內定好了選項。[13] 這個理論跟丹尼爾·康納曼的想法一致（我們在前言有討論過），即：**大腦中絕大多**

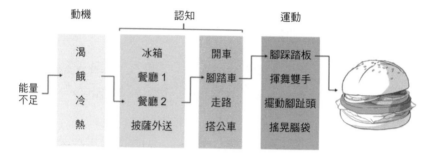

## 圖 11　攝取食物的層級式決策過程

首先，大腦會感覺到能量的存量不足，促使負責「餓」的選項生成者發出最強烈的競標聲，勝出其他可能的動機。接著，這個「餓」的選項生成者會活化認知方面的決策，從多個選項中選出獲取食物的方法；而認知選項生成者便會活化相關的運動區塊，從多個選項中選出適合將此計畫付諸實行的活動方式。

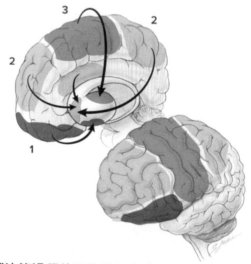

## 圖 12　人腦決策過程的可能進行方式

第一，大腦的前額葉皮質（prefrontal cortex）區會對腹側紋狀體發送出不同的競標聲，讓腹側紋狀體從中選出一個目標。第二，大腦皮質的認知區塊會對內側紋狀體（medial striatum）發送出不同的競標聲，讓內側紋狀體從中選出一個計畫。第三，大腦皮質的運動區塊會對背側紋狀體發送出不同的競標聲，使其從中選出活動的方式。

數的事情，包括許多決策過程，都是在無意識下進行。

很多我們認為微不足道的行為，例如加油或是洗碗，實際上都非常複雜。人工智慧研究人員強烈地意識到，即便要用機器重現人類最初階的目標導向行為（goal- directed behavior），也存在著相當大的難度；這說明了今天的電腦儘管非常擅長計算，但沒有人員引導的情況下，它卻不太能做出複雜決定的原因。這個事實也證明了，我們將大腦的太多功能都視為理所當然的存在了。

## 沒有想法的男人

為了說明基底核在決策過程中不可或缺的重要性，讓我們來看看在它們「沒有」功能時，會發生什麼事。

事實上，有好幾種疾病都會影響到基底核，其中，最常見的就是帕金森氏症（Parkinson's disease）。黑質是基底核的一部分，而帕金森氏症就是黑質裡的細胞出現漸進式退化所致。這些細胞會對背側紋狀體發送信息，並生成多巴胺（dopamine），而這種化學信使（chemical messenger）對紋狀體的運作非常重要。多巴胺是一種非常迷人且被大大誤解的分子，下一章我們會進一步討論它，但此刻，它與我們要討論的內容最相關的部分，是它能夠提升生物體的活動力。

紋狀體裡的多巴胺濃度升高時──譬如給予古柯鹼或安非他命──小鼠（和人類）的活動力大多非常旺盛。基本上，高濃度的多巴胺會使基底核對各方傳入的競標聲更為敏感，也會降低活化這些動作的門檻。圖 13 清楚呈現出古柯鹼這類提升多巴胺濃度的藥物，對小鼠活動力（走路和跑步）的驚人影響力。

相反地，當多巴胺濃度低下時，基底核對各方傳入的競標聲就會變得比較沒那麼敏感，同時，活化這些動作的門檻也會提高。在這種情況下，動物就會傾向待在原地不動。華盛頓大學的神經科學研究員理查‧帕爾米特（Richard Palmiter）所創造出的多巴胺缺乏症小鼠，正是這方面的最極端例子。這些缺乏多巴胺的小鼠整天幾乎沒有半點動作，就只是靜靜的坐在籠子裡，因為它們體內完全沒有多巴胺。帕爾米特說：「如果你把一隻沒有多巴胺的小鼠放到桌上，牠只會坐在原地，毫無情緒地盯著你

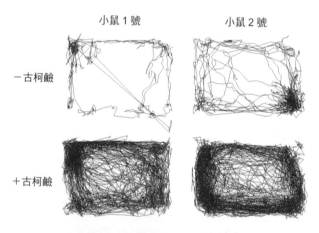

**圖 13　古柯鹼對小鼠活動力的影響**

圖中的每一條線，都代表該隻小鼠在 20 分鐘內在籠子的活動路徑。研究人員先對兩隻小鼠注射生理食鹽水（－古柯鹼，上方路徑圖），然後於兩天後，又對這兩隻小鼠注射含有古柯鹼的生理食鹽水（＋古柯鹼，下方路徑圖）。實驗結果清楚顯示，注射古柯鹼的小鼠，其活動力明顯增加。

圖片來源：美國國家藥物濫用研究院（US National Institute on Drug Abuse）的羅斯‧麥克戴維（Ross McDevitt）提供。

看。」不過，等帕爾米特的團隊為這些小鼠注入多巴胺後，牠們便開始瘋狂地吃、喝和竄來竄去；直到多巴胺消退，牠們的行徑才回歸平靜。

在帕金森氏症中，逐漸退化的黑質神經元會導致多巴胺在背側紋狀體的濃度下降，背側紋狀體的工作就是選擇生物體的活動方式，且這些選項都是生物體本身早已很熟悉的活動方式。因此這會導致背側紋狀體對來自大腦運動區塊的競標聲敏感度越來越低，也讓這些運動性選項生成者越來越難獲得使用身體相關肌肉的權限。也就是說，帕金森氏症的患者在啟動和執行動作上會越來越困難，執行一連串的動作對他們來說，更是格外艱辛。嚴重的情況下，帕金森氏症患者甚至無法啟動任何動作，出現所謂「運動不能症」的狀況，此症的英文「akinesia」在希臘語即是「無運動」的意思。

所幸，現代醫學已經研發出相關藥物，可減輕帕金森氏症患者運動障礙的程度。增加多巴胺在大腦內的信號強度，是這類藥物主要的作用原理。其中最有效，也最常見的帕金森氏症藥物就是多巴胺的前驅物「L-多巴」（L-dopa）。口服時，L-多巴會進入血液循環系統，其中有部分的L-多巴就會在這個過程中進入大腦。L-多巴一進入大腦，就會被大腦裡生成多巴胺的神經元吸收，並轉化成多巴胺。雖然目前我們還沒有辦法再生黑質中流失的細胞，但L-多巴可以讓黑質裡剩下的細胞，甚至是原本不會含有多巴胺的其他類型細胞，生成更多的多巴胺，彌補多巴胺不足的狀況。[14]多巴胺的濃度變高，可以讓背側紋狀體對運動區塊傳入的競標聲更為敏感，帕金森氏症的患者也就能再次以比較正常的方式活動。

　　跟許多藥物一樣，L- 多巴並不是一個非常靈光的治病工具。以帕金森氏症來說，雖然患者的部分背側紋狀體需要更多的多巴胺才能維持功能的運作，但大腦的其他部位並不需要。一旦你服用了 L- 多巴，整個大腦內會生成多巴胺的神經元——包括那些位在腹側被蓋區（ventral tegmental area, VTA），負責提供多巴胺給腹側紋狀體的神經元——都會把 L- 多巴納為己用，並將它轉化為多巴胺。因此，服用 L- 多巴有可能會導致腹側紋狀體的多巴胺含量異常升高。

　　如我稍早所說的，腹側紋狀體主要是調控動機和情緒狀態。跟發生在背側紋狀體的情況類似，腹側紋狀體內的多巴胺濃度提升，會使腹側紋狀體對各方傳入的競標聲更敏感；也就是說，這個情況會讓腹側紋狀體比較容易活化動機和情緒狀態方面的表現。事實上，接受 L- 多巴治療的常見副作用就包括：情緒狀態波動大、性欲亢進，以及出現強迫性或成癮性的行為，如賭博、購物、吸毒和暴食。上述的這些狀況都被稱為「衝動控制障礙」（impulse control disorders），因為患者會喪失控制基本衝動的能力。由於腹側紋狀體對各方傳入的競標聲太過敏感，使得某些不適合活化的選項生成者也有了出頭的機會。不僅如此，若紋狀體的多巴胺濃度長期偏高，還可能會造成某些迴路的活動度變得異常強烈，導致成癮性或強迫性行為，而這部分就是我們下一章要討論的主題。

　　其他因基底核異常所引起的失調症，甚至會出現更引人側目的症狀。康西德‧吉姆（Consider Jim）曾經是個礦工，57歲時因為一連串不尋常的症狀被送進了精神病院。[15] 他的個案報告紀錄下他的這些異常表現：

　　在過去三年間，他變得越來越沉默寡言和非自發的行事。在他入院的那一個月，他的病況更是惡化到大、小便失禁的程度，回答問題也只能以「是」或「不是」應對，如果沒有特別提醒他，他就會一直動也不動地坐著或站在原地。他只有在別人提醒他的時候才會進食，而且有的時候他會不斷把湯匙送入嘴中，就算餐盤都已經清空了，他可能還會持續這個動作兩分鐘之久。同樣地。沖馬桶他也會一沖再沖，直到有人要求他停止這個動作，他才會罷手。

　　吉姆是患有一種叫做「喪志症」的罕見失調，該症的英文「abulia」，在希臘語即是「缺乏意志」的意思。[16] 喪志症的患者在有人提醒的情況下，可以回答問題和執行特定的任務，但他們很難自發性的啟動任何的動機、情緒和想法。喪志症的重症患者，獨自坐在空蕩蕩的房間裡時，會如定格般靜止不動，直到有其他人進入房間後，他才可能會稍微變動身體的姿勢。如果你問他，剛剛他有什麼想法或感受，他一定會回你「沒有」。可想而知，喪志症的患者對吃也不會有太大的動力。

　　喪志症通常是與基底核和相關迴路受損有關，[17] 而此症對增加多巴胺信號強度的藥物，大多反應不錯。「溴麥角環肽」（bromocriptine）就屬於這類藥物，吉姆當時就是靠它進行治療：

一開始他先從每天 5 毫克的劑量進行治療，然後以 5 毫克為單位，慢慢將劑量調整到最大劑量 55 毫克（分次給予）。在達到每天 20 毫克的劑量時，他首次在沒人提醒的情況下，自發性的自己著衣。劑量來到每天 30 毫克時，他開始跟其他住院者交談，除此之外，他的整體狀態更是一天比一天好轉。隨著治療劑量的增加，吉姆不僅會自己穿衣，還會在沒有他人提醒的情況下，自己洗東西和吃飯，而且不會在完成目的後，仍不斷重複相同的動作。不過，有的時候，他還是會莫名回到他接受治療前的狀態；所幸在他開始接受最高劑量的治療後，這樣的時候非常少見，基本上他在日常生活上已能完全獨立自主……

研究人員認為，喪志症患者的大腦損傷，會讓基底核對各方傳入的競標聲比較不敏感，即便是最恰當的感覺、想法和動機，患者也都無法表現出來（有時候這些意念，甚至根本無法進入患者的意識）。由於增加多巴胺信號強度的藥物，可讓紋狀體對各方傳入的競標聲比較敏感，所以有些喪志症患者就能因此重拾自發性的感覺、思考和活動能力。

## 這跟過量飲食有什麼關係？

現在我們知道了一些關於大腦如何做出決策的方式，就可以更進一步的來探討，大腦是如何決定我們要吃什麼，還有進食的分量。進食是一個複雜的行為，需要動機性、認知性和運動性等各個面向的決策相互協調。然而，回到基本面來看，我們所有一連串的行為舉止，其實都還是得由「**動機**」來點燃。這股驅策我們去進食的動機，來自我們大腦裡好幾個不同的區塊，而這些區塊根據不同的線索做出反應。譬如，讓你產生飢餓感的選項生成者，必定跟你吃完大餐後想來份甜點的選項生成者不同，也必定與讓喬伊·切斯納（Joey Chestnut）在 10 分鐘內吃下 69 份熱狗，贏得奈森熱狗大胃王大賽（Nathan's Hot Dog Eating Contest）冠軍的選項生成者不同。但，即便促成這些動作的動機選項生成者各有不同，我們還是可以肯定的說，「**如果沒有動機，我們就不會進食**」。

下一章，將會討論那些讓我們產生進食動機的大腦迴路，更會特別著墨那幾個驅使我們過量飲食的迴路。是大腦的哪幾套迴路促使我們過量飲食？又是什麼線索引發了這類動機？我們能對它採取什麼行動嗎？接下來，我們將繼續以基底核為出發點，進一步探索這些大腦構造是如何讓我們了解食物、渴望食物，甚至是對食物上了癮。

# 注釋

1 嚴格來說，七鰓鰻並沒有脊骨（脊柱），但牠們確實有脊髓和大腦；學界認為遠古時期牠們曾經擁有脊骨，是在演化的過程中，才慢慢消失。

2 令人難以置信的是，基底核（basal ganglia）這個大腦構造的歷史可能比脊椎動物還悠久，因為學者在蒼蠅的大腦中也發現類似的結構。有「很長」一段時間，人類祖先都是利用他們的大腦進行決策。

3 最初始的「決策」不需要用到神經元或大腦，就如今日的細菌那樣，它們也可以做出一些簡單的決策。比方說，許多細菌會趨向食物源，並遠離有害的化學物質，這種行為叫做「趨化性」（chemotaxis）。它們能夠根據周遭環境發出的訊息，「決定」最合適的泳動方向。

4 對成年的七鰓鰻而言，牠的食物就是可讓牠占有、寄生的魚類。七鰓鰻會用牠長滿尖銳牙齒的圓嘴，銼下宿主的肉，而此舉常常會導致魚類提早死亡。所以我才會跟你說，牠們很可怕！

5 紋狀體常常被分為兩個部分：背側紋狀體（或稱上紋狀體〔upper striatum〕）和腹側紋狀體（或稱下紋狀體〔lower striatum〕）。腹側紋狀體包含伏隔核（nucleus accumbens），也很常被提出討論。這些構造在決策過程中皆會扮演不同角色，稍後我們會再回過頭來討論這個主題。

6 由基底核中的蒼白球和黑質負責。

7 競標聲的大小代表神經元傳遞訊息到紋狀體的信號強弱。曾在格理樂實驗室當研究生的馬庫斯·史蒂文森—瓊斯說：「在大腦裡，紋狀體評估的就是各腦區神經觸發（firing）後，產生的信號強弱。」

8 基底核運作的方式與工程師獨立設計的決策系統原理非常相似，它們都可以在複雜的條件下，從許多相互競爭的選項中，揀選出最佳的選項。這表示，一般情況下，這種競爭式的決策策略或許是最理想的決策方式。

9 大鼠這類的哺乳類動物，即便在完全切除大腦皮質的情況下，還是能正常運作絕大多數最基本的行為！舉例來說，牠們還是可以進食、走路、交配和學習一些簡單的技能。不過若要這些動物執行一些更複雜、靈活的事情，牠們就無法順利完成。

10 與哺乳類動物的大腦皮質相比，七鰓鰻的腦皮質體積微小許多，且沒有與大腦皮質相同的細胞組織。

11 人腦的基底核會利用視丘（thalamus）作為中繼站，將訊息傳遞到大腦皮質。

12 腹側紋狀體又叫做伏隔核，它是一個惡名昭彰的大腦區塊，下一章我們會再來好好介紹它。值得一提的是，腹側和背側紋狀體的功能其實有某種程度的重疊性，但為了簡化說明上的複雜度，在本書中，我會將它們視為兩個執行完全不同功能的區塊。

13 許多神經科學家認為，在我們意識到自己做出的決定時，其實我們的大腦早已無意識的先替我們做出了這些決定。雷德格瑞夫說：「你一定明白這些想法背後有多麼『駭人』的涵義。我們是在大腦已經做出選擇『之後』，才意識到自己做出了什麼選擇，而非在大腦做出選擇『之前』，就意識到自己做出了什麼選擇。換句話說，你選擇的所有選項早就經過大腦精心的算計，好讓你選出一個深得它心的贏家。」至於這背後的「駭人涵義」就是：如果我們的決定都是在無意識的狀態下做出的，那麼我們就無法擁有自由意志。

14 雷德格瑞夫注意到，其他神經元（例如那些原本會生成血清素〔serotonin〕的神經元）也有可能會吸收 L—多巴，將它轉化成多巴胺，並把多巴胺釋放到紋狀體，改善帕金森氏症的病情。

15 個案報告並未透漏吉姆的真實姓名。

16 又叫做「精神失能症」（psychic akinesia）。

17 一氧化碳中毒常會造成這類的傷害；基底核似乎對一氧化碳特別敏感。

# Chapter 3

# 誘惑大腦的化學物質

我們或許不至於因為食物的誘惑無法工作或生活,但大部分的人都會因大腦的驅策,吃進超乎需求的熱量;縱使我們明明可以做出更好的判斷。

你剛從媽媽的子宮出生時,產房裡所有的陌生人、明亮的光線和機器都會令你對眼前的景象和感覺感到困惑,於是你開始哭泣。在這個時間點,「哭」是少數幾件你知道該怎麼做的事,因為它就跟吸奶一樣,是人類本能反應的一小部分。然而,隨著你越長越大,你也會陸續發展出更多的欲望和能力,像是玩積木、閱讀文字、打棒球、親吻他人、工作,以及獲取和吃進日常所需的食物。這種顯著的行為轉變都是來自一個常被視為理所當然的現象,那就是「**學習**」(learning)。學習是獲得新的知識、技能、活動方式、動機、喜好,還有強化某些已存在能力的過程。事實證明,**學習就是造成我們過量飲食的關鍵原因之一**;儘管學習會讓我們擁有更好的判斷能力,但它也會強化我們對某些食物的渴望程度。

　　想要學習，一開始你必須要有個目標。如果你沒有目標，你就無法判斷哪些行為的價值優於其他行為，也就無法知道你應該特別去培養哪些能力。從演化的角度來看，任何生物體的終極目標就是要將它成功繁衍後代的機會最大化。也就是說：盡可能繁衍出優質的後代，好讓這些後代再盡可能地產出同等優質的後代。[1]但是在我們大啖一整碗麥穀片時，我們的腦袋並沒有想著這個目標；事實上，就算我們曾經想過，也幾乎不曾意識到這個想法的存在。坦白說，我們心中所想的各種近程目標，都是我們在物競天擇的過程中，為了順利達成傳宗接代這個終極目標，而內建的一些基本目標。對大多數的動物來說，完成這個終極目標的基本目標囊括了：取得食物和水、交配、尋找安全無危險的生存環境，以及保持自在的體能狀態。不過，相較於大部分的其他動物，人類在行為和社交上的複雜度比較高，所以追求傳宗接代這個終極目標之際，我們也會同時將社會地位和物質財富之類的目標，視為我們人生追求的最大目標之一。（我們並不是唯一會追求社會地位的動物，許多群居動物〔例如黑猩猩〕，也會利用性、暴力或是給其他同類一些小利，來提升自己的社會地位。）這些基本目標——諸如吃、喝、性、保持生存環境的安全和舒適，以及受人愛戴等——都是讓我們產生動機和學習念頭的基本動力；其中又因為食物對生存和繁衍後代非常重要，所以它通常可以給予我們非常強烈的動力，促使我們去學習許多新的能力。

　　當我們聽到「學習」這個字眼時，第一個想到的，可能都是埋首書中汲取知識的畫面，但其實，不論我們是否有刻意要求自己去學習，我們生活中做的（還有想的與感覺到的）幾乎每一件事，都是在做某種程度的學習。美國國家藥物濫用研究院（該院位在馬里蘭州巴爾的摩市）專攻動機與成癮這方面研究的研究員羅伊·懷思（Roy Wise），於 2004 年發表的文獻回顧中提出了這個論點：

絕大多數目標導向的動機都是經由「學習」這個過程產生——即便是在飢餓或口渴時尋找食物或水的舉動。（新生兒）受到環境中適當刺激後，隨機產生的應對反應和動機表現，大多會透過選擇性強化（selective reinforcement）這個機制加以強化。

舉例來說，假如有個小嬰兒想要抓住坐在他面前那隻貓咪的尾巴，他要如何透過學習找到辦法？由於他的肢體還不夠協調，只能全身胡亂擺動，就算有時候他能摸到貓咪的尾巴，卻很難如願將牠的尾巴握在手中。可是就在某次偶然間，他的手臂和手掌剛好朝著對的方向揮動，讓他突然成功將貓咪的尾巴抓在手中片刻。這個結果讓他意識到剛剛發生了一些好事，於是下次他又想抓住貓咪的尾巴時，他的大腦就會自動增加他做出相同動作的機率。透過練習，他的大腦會一再修正這套動作的準確度，直到他可以隨意抓取貓咪的尾巴為止。更廣泛地說，每當有好事發生時，我們的大腦就會讓那個使好事發生的大腦活動區塊，在未來有更多機會再次活化。如果用我們上一章討論的內容解釋這個現象，那就是「曾經圓滿達成目標的選項生成者，才會獲得比較強的競標聲聲量」。

從表象來看，我們可以觀察到，當某個行為滿足了某個目標時，這個行為在未來再現的機會，大多會變得比較高。換言之，這個行為被「強化」了。早在 1905 年，著名的美國心理學家愛德華‧桑代克（Edward Thorndike）就描述了「**強化**」這個現象，他表示：「在特定情況下，因任何行為所產生的滿足感，都會讓該行為與該狀況產生連結。因此，當該情況再次發生時，該行為再次出現的機會也會比以前高。」在生活的過程中，隨著經驗的累積，也會逐步提升我們達成目標的能力，而「強化」正是提升我們能力最簡單，也最有效的方法。

為了讓你更了解這個道理，我們重新用之前那個讓你自己吃點東西的例子加以說明。首先，為了滿足你的飢餓感，你活化了分別代表了街上餐廳、騎腳踏車，以及用腳踩踏板的選項生成者，而它們也代表了你去餐廳吃飯的動機、想法和運動模式。現在我們來說說你在餐廳用餐的感受──你在那裡吃到了「非常」好吃、完全超乎你期待的美味料理；這表示，你非常有效率地達成了覓食的目標。因此你大腦中這套選擇生成者的迴路就會被強化，下一次你又飢腸轆轆的時候，再度去街上那家餐廳用餐的機率就會大增，甚至你可能會毫不猶豫地跳上腳踏車，直奔那裡。這都是因為你在那家餐廳的愉快用餐經驗，讓你很享受那家餐廳為身、心、靈帶來的滿足感，進而強化了你想去那家餐廳用餐的行動力。

動機性、認知性和運動性等三大面向的決策過程，都可以經由學習來形塑；而強化也可以增強這三類迴路的活動度，因為它們都是有效完成目標導向行為的必備條件。這個強化的過程完全是在我們的意識之外進行，而且在我們大腦裡的歷史非常悠久，久到人類與七鰓鰻在演化上還沒出現分歧前，它就已經在我們的大腦中默默運作。

學習這個過程是個雙向道，它除了可以讓我們透過好結果強化某些迴路，也可以讓我們透過壞結果弱化某些迴路。也就是說，當某個行為導致某件壞事發生時，未來再次做出那個行為的機率就會降低。比方說，如果你在街上的餐廳用完餐後，出現了食物中毒的狀況，之後你肚子餓時，就不太可能想再到那裡吃飯。因為那間餐廳給了你相當糟糕的經驗，甚至光是想到在那裡的用餐經驗，都可能令你反胃。這類因壞結果而弱化某些迴路的過程，有個專有術語，叫做「懲罰」（punishment）。

由此可知，我們要改變基底核迴路的活動度，都必須依據經驗對基底核發出相對應的教學信號，藉以強化良好反應或弱化不良反應。而絕大多數的研究人員認為，負責在大腦裡傳遞這份教學信號的，就是多巴胺這個迷人的分子。[2]

## 誘導學習的化學物質

羅斯・麥克戴維是美國馬里蘭州國家衛生研究院的博士後研究員，他輕輕地把一隻小鼠放進一個透明的籠子裡，並將一條細小的光纖電纜接到小鼠頭上的一座微小連結器上。麥克戴維運用的這套頂尖科技叫做「光遺傳學」（optogenetics），它可以針對小鼠腹側被蓋區的細胞發出刺激信號。誠如我們在上一章討論的，腹側被蓋區有負責提供多巴胺給腹側紋狀體的神經元（請見

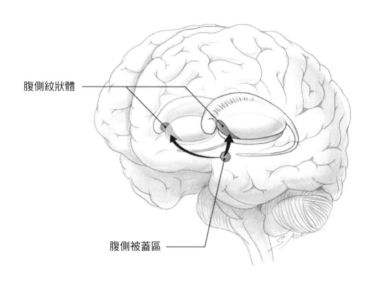

腹側紋狀體

腹側被蓋區

**圖 14　位於腹側被蓋區和腹側紋狀體之間的多巴胺釋放連結。這條路徑是強化學習和動機的核心**

圖 14）。由於腹側紋狀體是大腦的初級動機中樞，一旦這些光纖電纜釋放多巴胺，改變了腹側紋狀體細胞和其相關腦區的活動度，就會對動物的行為造成深遠的影響。之前我們已經看過，高濃度的多巴胺會讓任何選項生成者出頭的機會增加，讓它們更有機會將自己負責的行為付諸實行；但相對於這種比較極端性的影響，多巴胺其實對我們的大腦還有另一項和緩許多、卻不可或缺的作用，那就是有助於「強化」。

　　麥克戴維的實驗裝置最終呈現的狀態是：只要輕輕撥弄連結在光纖電纜上的開關，就會對小鼠的腹側紋狀體發送出一陣陣的多巴胺；而這個實驗將清楚闡明，這條路徑對學習和動機的影響力有多麼顯著。

這隻實驗小鼠的籠子裡建置了一個小盒子，每次只要牠把鼻子探進盒子裡，光線就會沿著光纖電纜傳送到牠的頭部，照亮牠的腹側被蓋區神經元，並使腹側被蓋區的神經元將一陣陣的多巴胺，釋放到腹側紋狀體和相關的大腦區塊。當然，一開始這隻小鼠根本完全不曉得麥克戴維要對牠做些什麼，所以當牠第一次進入這個實驗籠時，牠對籠子裡的小盒子一點想法也沒有。那個盒子對小鼠並沒有什麼特別的吸引力，牠之所以會偶爾將鼻子探進盒子，純粹是出於好奇。儘管如此，每次小鼠將鼻子探進盒子時，那個盒子就會令小鼠體會到一種等同於，同時間吃到巧克力、性愛和贏得樂透頭獎的歡愉感受。

　　於是過了不了多久，這隻小鼠把鼻子探進盒子裡的行為就會變得越來越頻繁。「我們發現，每隻小鼠都對那個小盒子為之瘋狂。牠們全都愛死它了。」麥克戴維說。雖然起初牠們只是出於好奇心才把鼻子探進盒子，但最終牠們都理解到那個小盒子是個具有重大意義的裝置。實驗結束後，麥克戴維的小鼠平均每小時把鼻子探進盒子 800 次——可以說是幾乎完全無視了籠裡的其他東西。其他用大鼠執行這個實驗的實驗室則發現，大鼠為了得到腹側被蓋區受刺激的那股歡愉感，每小時甚至會將鼻子探進盒子高達 5,000 次；這表示，牠們每秒把鼻子探進盒子的次數不只一次！由此可知，釋放到腹側紋狀體的多巴胺確實有高度的強化作用。

　　就細胞層次面來看，這些受試老鼠會出現這樣的反應，是因為多巴胺影響了牠們最近活化的基底核迴路，增加了這些迴路日後再次被活化的機會。因此，不論你在做些什麼，只要你在做那件事的時候，多巴胺同步在你的腦中釋放，那麼下次碰到同一個狀況，你很可能就會重複做出相同的舉動。如果腹側被蓋區會說話，基本上它會對這種情況表示：「我喜歡剛剛發生的那件事，所以我要發送一些多巴胺給腹側紋狀體，好確保它下一次也會讓這件事再度發生。」

雖然麥克戴維直接刺激腹側被蓋區的實驗手法，誇張了一些，但實際上，這個過程每天都會在我們大腦中真實上演。比方說，你在吃一份三層培根起司堡時，你的大腦馬上就會因為你達成這個目標，釋放出多巴胺，強化這個「成功」的行為。這就是多巴胺教導我們怎麼去感受、思考和表現行為舉止的方式，而這一切都是為了幫助我們達成身體內建的基本生存目標——無論我們大腦裡有意識的理性思考區塊是否認同它們。腹側紋狀體的多巴胺對學習動機特別重要：譬如，它可以讓大腦知道該渴望哪些食物，又該避開哪些食物。

在科學家發現多巴胺的半個世紀前，就已陸續展開了解動物學習行為的相關實驗。俄國的心理學家伊凡·巴夫洛夫（Ivan Pavlov）就是其中一位先驅，他利用實驗描述了動物是如何透過學習，將中性線索與食物聯想在一起的過程。巴夫洛夫的團隊對犬隻的消化特別有研究，而他很快就發現一個現象，那就是他用來做實驗的這些狗，只要一看到食物就會流口水——許多狗飼主肯定也有注意到這個現象。巴夫洛夫還注意到，在某些刺激下，這些狗就算沒看到任何食物也會流口水，因為牠們已經把巴夫洛夫的出現跟食物連結在一塊兒。

後來，巴夫洛夫的團隊發現，只要他們在餵狗前不斷地響鈴，最後這些狗在只聽到鈴聲的情況下，就會流口水。這些狗已經習得把「鈴聲」和「放飯」連結在一起，因此前面鈴聲的中性線索就變得非常重要。這個過程如同麥克戴維的小鼠養成一再把鼻子探進那個平凡小盒子的舉動，牠們把這個行為與強烈的獎勵感（腹側紋狀體的多巴胺濃度升高）連結在一起。

## 多巴胺：令人愉悅的化學物質？

你或許曾聽人說過，多巴胺是個「令人愉悅的化學物質」，負責引起讓我們感到快樂的神經化學衝動，這種感覺就是我們在贏得比賽、性愛、吃巧克力或吸食高純度古柯鹼時，產生的愉悅感。雖然這個觀念還很常在科普文章中出現，但在學術界，這個觀念早就過時了。事實上，愉悅感並沒有完全跟多巴胺的釋放畫上等號。已有多項實驗顯示，動物似乎在沒有多巴胺的情況下，也能感受到愉悅的感覺，亦有人類研究支持這樣的理論。相較於多巴胺，與愉悅感比較有關聯性的化學物質應該是腦內啡（endorphins），這類化學物質往往會與多巴胺同時釋放到紋狀體中；不過，不論是腦內啡或是多巴胺，這些化學物質大多只稱得上是產生愉悅感的其中一件要素。因此，與其說多巴胺是種「令人愉悅的化學物質」，倒不如說它是「誘導學習的化學物質」。

今天，我們把這個過程稱為「巴夫洛夫制約」（Pavlovian conditioning），而這正是為什麼當我們看到電視上的可樂、嚐了一小口的冰淇淋，或是聞到薯條的氣味就深深著迷、垂涎三尺的原因。在你把薯條的外觀、氣味，與豐富的脂肪和澱粉連結在一塊兒，知道吃進它可以滿足你的口腹之欲後（多巴胺的幫助），這些感官上的線索就會成為下次你碰到薯條時，刺激你產生「吃薯條」這個動機的重要提示。可是，並不是所有的食物都會對我們產生這般誘惑力，這又是為什麼呢？

## 追尋熱量的大腦

此時此刻，我們知道食物可以是非常有力的增強物（reinforcer），能對我們的行為產生強大的影響力，但這些食物對我們的影響力其實還是有強弱之分。比方說，球芽甘藍對我們行為的誘導能力，就比冰淇淋低很多。想要了解我們過量飲食的原因，第一個要回答的基本問題就是：到底什麼是能強化我們迴路的食物？我們在第一章提到，發明「吃到飽飲食」的研究人員安東尼‧斯克拉法尼，就傾注了職涯大多數的時間探討這個問題，並得到了一個引人注目的成果。

正常來說，實驗室的大鼠對櫻桃口味和葡萄口味的水，喜好度差不多。如果你把這兩種口味的水瓶放到籠中，這兩瓶水被喝掉的量大致相同。然而，1988 年一項開創性的研究發表，斯克拉法尼的團隊指出，當大鼠在飲用櫻桃口味的水時，如果同時在牠們的胃注入了部分消化的澱粉，這些大鼠就會變得比較喜歡櫻桃口味的水。[3] 同時，他們也能利用相同的手法，讓大鼠轉而變得比較喜歡喝葡萄口味的水。儘管他們從未讓大鼠直接從嘴巴吃進這些澱粉，但四天之後，他們發現這些大鼠對水的口味偏好，幾乎完全跟著搭配澱粉的口味走。斯克拉法尼把這個現象稱為「口味偏好制約」（conditioned flavor preference）。[4]

口味偏好制約是個非常引人注目的現象。這些受試大鼠完全不曉得研究人員直接把澱粉注入牠們的胃，但不知道為什麼，這些澱粉卻對大鼠的大腦發送了一個信號，讓大鼠對牠們同步偵測到的口味增加了好感。從本質來看，這些大鼠「學會」比較喜歡某種口味的水，就跟巴夫洛夫的狗學會聽到鈴聲就流口水的概念一樣。但這一切是怎麼發生的呢？

進一步的實驗顯示，這些大鼠偵測到的並非是澱粉本身，而是澱粉經消化道分解後釋放的葡萄糖；同時牠們偵測到這些葡萄糖的關鍵部位，位在小腸的上部。基於某種原因，小腸在感受到這些自澱粉分解的葡萄糖時，就會發送一個信號告訴大腦：「剛剛有好事發生。請再那樣做一次！」

斯克拉法尼仍然不太確定這個信號是如何從腸道傳送到大腦，但他和其他研究人員已經搞懂這個信號到達大腦後，是如何影響口味偏好。[5] 你猜，最有可能的影響機制是什麼？沒錯，正是多巴胺在腹側紋狀體裡的濃度。耶魯醫學院的精神病學副教授伊凡‧德阿勞霍（Ivan de Araujo）就與他的同事證明了，斯克拉法尼注入大鼠小腸中的熱量，會提升牠們腹側紋狀體的多巴胺濃度，且他們注入的熱量越高，多巴胺濃度上升的幅度越大。無獨有偶，斯克拉法尼團隊後來也做出了一些與德阿勞霍實驗結果一致的成果；斯克拉法尼團隊發現，阻斷大鼠腹側紋狀體中的多巴胺反應，就可防止牠們出現口味偏好制約。「這表示，多巴胺可能是這個過程的核心角色。」斯克拉法尼說。

這項研究幾乎完整描繪出碳水化合物造就「口味偏好制約」的過程。大鼠進食的時候，牠的嘴巴和鼻子就會將偵測到的口味和氣味與口中的食物連結在一起；等牠把食物嚥下，食物沿著牠的消化道進入胃部，來到小腸，小腸就會偵測到葡萄糖，並發送一個未知的信號給大腦，讓腹側紋狀體裡的多巴胺濃度大增。如果大鼠吃進的食物富含澱粉或糖分，那麼該食物也會使多巴胺濃度飆升得比較高，讓牠對剛剛吃進的食物口味和氣味產生較大的好感──進而使牠在未來偏好追尋有那些口味和氣味的食物。透過這個方式，就可讓大鼠變得比較會辨認和尋找含有碳水化合物的食物。

不僅如此，斯克拉法尼的團隊也成功利用蛋白質和油脂，在大鼠身上重現了「口味偏好制約」的現象；這樣的成果證明了，大鼠對碳水化合物（澱粉和糖類）、油脂和蛋白質等三大類具有熱量的營養素，皆會產生上述的反應。[6] 斯克拉法尼的研究成果也顯示，熱量密度越高的食物，強化作用越大。顯然，大鼠的大腦不單單是追尋碳水化合物，而是追尋各式各樣含有熱量的食物──尤其是對每一口都能提供最大熱量的食物難以抗拒。這個情況聽起來有點熟悉嗎？

在食物進入消化道前，它的口味和氣味是能讓大腦快速評估其營養價值的資訊。斯克拉法尼和其他的研究人員已經證實，舌頭品嚐到某些滋味時，特別容易強化「口味偏好制約」這個現象。

比方說，如果研究人員不是直接把澱粉注入大鼠的胃，而是讓牠們在喝水時嚐到糖的味道，那麼牠們對當時喝到的水會產生更強烈的口味偏好制約。這是因為糖對舌頭和小腸的影響相互加乘，強化大鼠的行為表現。其他的滋味也會跟甜味產生類似的影響，譬如帶有肉味的鮮味。鮮味的形成與麩胺酸（glutamate）這種胺基酸有關（味精裡的主成分就是麩胺酸）[7]，而不管是大鼠或是人類，鮮味都會增加食用者對食物的喜好度；同時，就算直接將麩胺酸注射到食用者的胃裡，同樣可達「口味偏好制約」的效果。甜味象徵著成熟的果實，而麩胺酸則是象徵著富含蛋白質的食物[8]——兩者都是在野外，獲取熱量和其他營養素的重要來源。相反地，帶有苦味、腐爛味，還有過去曾經讓食用者吃壞肚子的任何食物，則會令食用者對它們避之惟恐不及。[9]

綜觀來看，這表示動物不會盲目地找東西吃，而是會依據大腦天生內建的評判標準，自動去尋找帶有特定性質的食物。

而帶有特定性質的食物，大部分都是「高熱量的食物」。從

熱量不僅僅會影響口味偏好，還會影響食用者對氣味、光線、聲音，甚至是「地點」的偏好，因為這些因素也會影響到食用者獲取熱量的可能性。事實證明，大鼠喜歡在發生過好事的地方閒晃，而用熱量把肚子填得飽飽的，絕對是一件好事。這就是我們從周遭環境中，學會該如何獲得自己想要東西的一種方式。

在大自然裡生存和繁衍的角度來看，這些食物裡的營養素大概是動物達成這兩個目標的必備要件；而這也解釋了為什麼實驗大鼠的大腦會透過釋放多巴胺，來強化尋找和攝取這類食物的行為。實驗大鼠的大腦會出於本能地看重這些能保有健康和繁衍力的營養素，並在多巴胺的調教下，漸漸學會如何有效率地獲取它們。

## 食物特性偏好與文化制約

看到這裡，你是不是開始覺得自己跟大鼠有很多相似之處，沒錯，事實上我們跟牠們真的很像。人類對食物的天生偏好與大鼠最像，只要你想一想，就會明白這句話很有道理：我們這兩個物種都是雜食動物，而且數個世代以來，都一直吃著人類的食物。況且，人類和大鼠同樣是天生就喜歡甜味、討厭苦味，這表示這些深埋在我們體內的適應行為，很可能早在 7,500 萬年前就發展出來了，當時我們這兩物種在演化上還沒有出現分化。除此之外，不論是來自哪個文化的人，大家都很享受麩胺酸帶來的肉味，不喜歡腐爛散發的臭味，並且抗拒曾引起腸胃不適的任何食物。人類也非常喜歡鹽（氯化鈉）——這是食物中，唯一能在正常濃度下，被我們嚐到滋味的必需微量營養素（維生素／礦物質）。

我們擁有與大鼠相似的美食標準這件事，也從黎安・伯許（Leann Birch）的研究成果得到了應證。黎安・伯許是喬治亞大學專門研究兒童肥胖的學者，她的研究團隊想要看看，他們是否能夠將斯克拉法尼的研究成果延伸到人類身上。[10] 他們和其他研

| 天生喜愛的食物特性 | 天生厭惡的食物特性 |
| --- | --- |
| 高熱量 | 苦味 |
| 油脂 | 腐爛味 |
| 碳水化合物 | 造成腸胃不適的任何東西 |
| 蛋白質 | |
| 甜味 | |
| 鹹味 | |
| 肉味（鮮味） | |

究人員的發現都顯示，某些營養素，尤其是油脂和碳水化合物，確實能讓人類出現口味偏好制約的現象。也就是說，這類營養素可以強化行為。

在上方的文字框中，我列出了所有人類（已知或可能）天生喜愛和厭惡的食物特性。這些食物特性透過升高大腦多巴胺的濃度，形塑我們的飲食行為；驅使我們去尋找某些口味、氣味、質地、外觀和地點，因為透過學習，我們知道這些條件可以讓我們找到喜歡的食物。

中國人和法國人都喜歡糖、鹽、油脂和肉的滋味。當然，法國人可能不太能接受道地的中國菜，中國人也可能發現法國起司的強烈氣味令人難以招架。這是因為每一個文化都有它獨有的一套口味、氣味、質地和外觀偏好，而這些都是經過強化學習發展而來的結果。如同大鼠不是天生就比較喜歡櫻桃口味的水，我們也不是天生就喜歡自己家鄉料理的獨特口味和氣味:我們也是經由制約偏好這個機制養成。這些本來就具備強化特性的食物(例如油脂和碳水化合物),在反覆與食用者的生活經驗產生連結後,就會讓食用者覺得它們變得更加美味、更想吃它們;而這樣的現象,在童年時期尤其明顯。

當你仔細檢視前面文字框列出的「天生喜愛的食物特性」欄位,就會清楚發現,人類大腦非常惦念著熱量;除了鹹味之外,其他每一項天生喜愛的食物特性,全都隱藏著「高熱量」的信號。這大概是因為,熱量短缺是我們祖先能否成功繁衍後代的一大威脅,所以在演化過程中,我們的大腦才會不自覺地格外看重高熱量的食物。現代依舊以採獵維生的人,其生活方式就與這個原則一致:他們跟我們的祖先一樣,不會花太多時間或力氣去尋找野生的球芽甘藍;而是把大部分的時間都花在尋找高熱量的食物上,例如堅果、肉類、塊莖、蜂蜜和水果等能支持身體能量需求的食物——稍後我們再回過頭討論這個主題。

為什麼孩子愛吃的是冰淇淋而不是球芽甘藍,我想,我們與生俱來的食物偏好輕而易舉地說明了這一點。對腹側紋狀體而言,球芽甘藍的豐富維生素和礦物質根本沒什麼價值,因為它們幾乎沒什麼熱量。[11] 相反地,我們之所以會渴望吃冰淇淋,是因為大腦根據它的口味、質地和外觀,預測出它可能含有大量好消化的油脂和糖分。由於我們的大腦是在食物相對貧乏的時代裡演化而來,因此人腦自然會將冰淇淋歸類為極度誘人的食物,並拉著我們朝冷凍櫃前進。

正因為大腦會在無意識的狀態下感受到某些食物的重要性,

所以即便我們肚子不餓，甚至是誠心想要吃健康的飲食、保持精瘦的身材，它仍然會驅使我們去尋找和食用那些高熱量的食物。好比說，我們在大餐過後，還想來份甜點；享用午餐時，會想喝瓶汽水；抑或是，永遠都想要再多吃一片披薩。面對啟動多巴胺強化機制的感官線索時，我們的意志力往往只能俯首稱臣；以上述的狀況來說，這些感官線索就是餐桌上的甜點菜單、眼前的汽水機，或是披薩的香氣。不僅如此，有的時候這套強化機制還會失控運作。

## 成癮：非常強烈的習慣

雖然強化是我們為了生存，演化出來的一個自然過程，但有的時候它也會失控運作。就如麥克戴維的實驗所示，當腹側紋狀體的多巴胺濃度非常高時，它就會極度強化生物體的行為，讓生物體做出超乎正常、不具建設性的舉動。基本上，這就是造成「**成癮**」（addiction）的根本要素。[12] 這個道理說得通，因為每種已知的成癮性藥物，要不是會增加多巴胺在腹側紋狀體的濃度，就是用不同的方法刺激這一條信號傳導路徑。即便是相對良性的依賴性藥物（habit-forming drug），像是咖啡因，似乎也會影響到同一條路徑。至於高純度古柯鹼這類高成癮性的毒品，則會反覆以多巴胺刺激使用者的腹側紋狀體，讓使用者的大腦漸漸將這類藥物視為最重要的東西，把食物、安全感、舒適度和社會關係拋諸腦後。換言之，負責尋找和吸食古柯鹼這個動作的選項生成者，會病態地對紋狀體發出強烈的競標聲，好讓它的聲量壓過絕大多數的其他競標聲。

我們稍早在本章提到的成癮研究學者羅伊・懷思就說，成癮其實跟每天發生在我們生活中的強化過程一樣，只是它強化的程度比較「誇張」。「成癮就是一種非常強烈的習慣，因為成癮性藥物是非常強烈的增強物。」懷思說道。

這麼說來，我們有可能對食物成癮嗎？我們都知道食物就跟毒品一樣，具有很強大的強化力，會使腹側紋狀體的多巴胺濃度大量增加。但目前為止，食物成癮這個說法在學界仍然極具爭議。再怎麼說食物本來就是身體不可或缺的物質，我們怎麼可能對它成癮？如果這個假設成立，那麼我們是不是也對水和氧氣成癮？況且，我們生活中的任何一件好事，舉凡性愛、新車或是圓滿完成工作，都可能引發大腦釋放多巴胺，使其在腹側紋狀體的濃度升高。照這樣來看，我們豈不是會對所有的東西都成癮？

如你所料，我們並不會對所有的東西都成癮。大部分的人都會與他們生活中的多數好事建立正面的關係，但這種關係很難稱得上是成癮。不過艾胥黎・吉爾哈特（Ashley Gearhardt）和凱莉・布勞聶爾（Kelly Brownell），先前在耶魯大學做的研究指出，有些人確實可能對食物成癮。展開這項研究前，布勞聶爾的團隊仔細檢視了藥物、性愛和賭博這類非食物增強物造成的成癮診斷標準。[13] 他們利用這些診斷標準設計了一套問卷，以判斷受測者是否有出現類似成癮的飲食行為；評判重點特別著重在三大面向，分別是：對飲食喪失自制力、不顧後果的吃進有害健康的食物，以及戒斷症狀。根據這三大重點，這份問卷提出了諸如下列的問題：「有一段時間我老是吃個不停，或是要吃很多東西，以致於在我應該工作、與親朋好友相處、從事其他重要活動或是享受娛樂活動的時候，我總是一直在吃東西」，和「我老是會吃到身體不舒服的程度」等敘述。

第一批受測者的身形大部分屬於精瘦型，而檢測結果顯示，這批受測者中，有11％的人符合食物成癮的標準。進一步的研究顯示，符合食物成癮標準的人，比較容易肥胖和出現暴飲暴食的行為。這份結果支持了以下的想法，即：食物的強化作用會導致易受影響的人，出現類似成癮的行為，並導致他們過量飲食和變胖。然而，並非所有的肥胖者都會符合食物成癮的標準，也不是所有符合食物成癮標準的人都是肥胖者，所以這項調查的結果，僅能對肥胖流行病學提供部分的解釋。

想要了解食物成癮是怎麼一回事，我們必須從檢視食物的「種類」下手。如你所見，並非所有的食物都會引發類似成癮的行為，像芹菜和扁豆就不會讓人成癮。那麼，哪些食物特別容易引發成癮行為呢？以下引述自吉爾哈特和布勞聶爾的文字，清楚回答了這道問題：

任何富含糖分、精製碳水化合物（麵包、白飯、精白麵粉製成的義大利麵）、油脂（奶油、豬油、人工奶油）、鹽和咖啡因等成癮性物質的食物，都比較容易造成成癮行為。就跟毒品一樣，這些本來就存在於食物中的物質，在未經現代工業製程的加工、萃取、高度精製和濃縮前，可能根本不足以讓人成癮；但，萬一同時把存有這些物質的食物一塊兒吃進肚裡，還是有可能大幅提升它們使人成癮的特性。

雖然這些食物是否具有成癮性尚存爭議，但可以肯定的是，它們確實會誘使多巴胺釋放，導致腹側紋狀體的多巴胺濃度升高。再者，這些成癮物質的濃度越高，多巴胺的釋放量就會越高。多巴胺的釋放量越高，這些物質強化我們行為的強度就越大；而它們強化我們行為的強度越大，就越容易讓我們對含有這些物質的食物成癮。

這一點之所以令人擔憂的原因是，現代食品科技已經能讓我們將食物的強化特性最大化，讓它變得遠比人類史上的任何食物更具誘惑力。現在我們有用糖、油脂、鹽和澱粉精心設計出的超高熱量食物，而這樣的食物對我們以採獵維生的祖先來說，簡直是難以想像的東西，因為他們就只能吃些簡樸的野生食物。某些現代食物誘發的多巴胺釋放量，很可能會大到超乎人腦在演化過程中的預設值，導致容易受影響的人出現類似成癮的負面行為。（可是並非每一個人都容易受到影響，稍後我們再回頭討論這個主題。）

就如吉爾哈特和布勞聶爾所提及的，這些使人成癮的食物與毒品類似，往往是從比較沒有成癮性的天然物質濃縮而來。舉例來說，南美洲的人常會嚼古柯樹的葉子當作溫和的提神劑，或是食欲抑制劑；換句話說，天然古柯葉的功能基本上就跟咖啡因差不多。然而，當我們萃取、濃縮古柯葉裡的活性成分時，就會得到更具成癮性的物質：古柯鹼。接著，再經過加熱精煉（freebasing）的過程，得到具極高成癮性的毒品：高純度古柯鹼。[14]人類的科技已經進步到，能讓我們濃縮和增強古柯樹的特性；這不僅使其釋放多巴胺和強化行為的能力更上一層樓，還讓它從有

益健康的草藥化身成荼毒身心的毒藥。同樣地，現代食品科技也
已經進步到能把食物中具強化特性的「活性成分」，濃縮到一個
前所未見的程度，而有人因此出現類似成癮的行為，亦是預料中
的結果。

在現代特有的食品中，巧克力是造成我們強化機制失控的典
型例子。可可樹是一種源自熱帶南美洲的植物，它的種子因為富
含油脂，所以熱量密度本來就很高。這些種子經過發酵、烘烤和
研磨成泥後，就變成了巧克力：一種只溶你口，不溶你手的神奇
物質。為了掩蓋巧克力天然的苦味，我們添加了大量的精製糖，
有時候甚至還會添加乳品。在同時兼具高熱量、豐富脂肪和碳水
化合物，以及甜味的情況下，巧克力無疑是非常強大的增強物，
但巧克力還有另一項壓箱寶，讓它榮登誘惑之王的寶座，那就是：
它含有可可鹼（theobromine）這種會產生依賴性的化學物質。可
可鹼是溫和的提神劑，而且跟它的好兄弟咖啡因一樣，具有適度
的強化能力。[15] 雖然可可鹼本身的強化能力並沒有特別突出，但
如果搭上糖這類已經具有高度強化能力的物質，它就會使許多人
為之瘋狂。因此，如果你聽到「巧克力成癮」是學術界的一門顯
學，大概也不足為奇。即便是沒有對「巧克力成癮」的人，也可
能會對巧克力產生渴望，且研究指出，巧克力是女性最常想吃的
食物。

儘管絕大多數人不會真的對食物上癮，但回顧一下我們前面
說的，成癮其實就跟每天發生在我們生活中的強化過程一樣，只
是它強化的程度比較「誇張」。我們或許不至於因為食物的誘惑
無法工作或生活，但大部分的人都會因大腦的驅策，吃進超乎原

本需求的熱量；縱使我們明明可以做出更好的判斷，卻總是不自覺地做出了這類有損自身利益的行為。

　　大腦的強化機制是一種無意識的過程，這代表它不算是非常直覺式的思考模式，不過我們都知道，它確實與「愉悅感」的產生息息相關。

## 控制渴望吃東西的念頭

　　我們要如何對抗這股迫使我們吃進過多食物的本能呢？藥物成癮研究提供了一些重要的線索。目前，其中一種最廣為人知的藥物成癮治療策略，就是避免接觸與藥物有關的線索。從巴夫洛夫等人的實驗我們可以發現，當感官線索反覆與正向結果連結在一起，就會變成引發動機的原因。比方說，對一個有毒癮的人而言，當他看到吸食器、聞到毒品的味道，或是走到常去購買古柯鹼的街上，這些感官線索都會引發他想吸食古柯鹼的動機——而且這股迫切的渴望令他難以招架。同樣的，無論你是否對食物成癮，當你走過麵包店，看到剛出爐的麵包，聞到飄進你鼻腔的香氣，這些感官線索也會引發你想要吃些麵包（或是任何你喜歡的食物）的動機。這完全是與生俱來的強化機制使然。

然而，如果你沒有經過麵包店，沒有體會到那些感官線索，你想要吃麵包的動機就會降低許多，你也就不必多花力氣去苦苦對抗想吃下這些發胖食物的念頭。

　　當那些美味、高熱量的食物當前時，我們或許會很難抗拒那股來自大腦的無意識衝動，但只要我們能針對這個部分事先做一些計畫，就能在不花太多意志力的情況下，成功戰勝這股衝動。追根究柢，戰勝這股衝動的關鍵就是「控制食物線索出現在你生活環境中的機會」，所以花點時間規畫出一套縝密的計畫，絕對可以讓你在這方面受益無窮。

## 再吃一口！味覺的愉悅感

　　我們形容食物很「可口」的時候，就表示這款食物帶給我們愉悅的感受。可口的食物嚐起來很美味；不論就本能或是強化學習來看，都是大腦會特別重視某樣食物的特質。

　　大腦之所以特別重視某些食物特性，是因為擁有這些食物可以增加人類祖先成功繁衍後代的機會。最可口的食物通常富含容易消化的熱量，並以高度濃縮的方式，同時囊括了多種我們天生喜愛的食物特性，例如：冰淇淋、餅乾、披薩、洋芋片、薯條、巧克力和培根等許多食物，皆屬此類。這類食物最容易引發我們對食物的渴望，並失去對飲食的自制力，因為它們的物理特性使其對我們的影響力變得異常強大——不論是在強化性、動機性和可口度方面。研究學者用一個總稱概括了這些食物對大腦產生的各方影響，即「食物獎勵效應」（food reward）。具有高度獎勵效應的食物，特別能誘惑我們想吃一口。

這也難怪研究會發現，我們面對喜歡的食物，會吃得特別多。山姆休斯頓州立大學的心理學教授約翰·德卡斯楚博士（John de Castro）和他的研究團隊證實，若以受試者在日常生活中吃到清淡餐點的食量為比較基準點，受試者吃到他們覺得很可口的餐點時，平均會多吃進 44％的熱量。這是因為大腦察覺到這些食物極具價值，即便我們並沒有特別需要能量，大腦還是會叫我們繼續把這些食物吃下肚。事實上，就算我們的能量已經多到滿出來，大腦也照樣會叫我們把食物塞進嘴裡。

那麼，如果研究人員嚴格限制食物獎勵帶來的效應，又會對我們的食物攝取量和肥胖造成什麼樣的影響呢？1965 年，一篇登載在《紐約科學院年報》（*Annals of the New York Academy of Sciences*）的獨特研究，無意間解答了這個問題。以下是這項研究的原訂目標：

以人類食物攝取量為主題的研究總是充滿困難，因為它是從人類極其複雜的飲食行為產出的結果。相較於其他比較低等的動物，人類的飲食過程牽扯到的層面相當繁雜，涵蓋生理、心理、文化和美感等因素。人類進食不單是為了減輕飢餓感，還為了享受用餐的氛圍、可口食物帶來的愉悅感，以及滿足我們常常難以察覺、在無意識下產生的需求。由於用一般的方法研究人類食物攝取量常存有一些難以突破的障礙，所以我們試著開發了一套能盡量降低相關變數的系統，希望藉此提升研究數據的可靠性和再現性。

當時，研究人員在上段敘述中提到的「系統」，其實是一座機器；受試者只要按壓該座機器上的按鈕，機器就會將等量的液態食物透過吸管送到受試者口中——每按一下會輸出 7.4 毫升液態食物（請見圖 15）。實驗期間，自願參與實驗的受試者可以透過這台機器，盡情攝取研究人員提供的液態飲食，但不能食用其他食物。

由於實驗期間，受試者必須全程待在醫院裡使用這套裝置進食，所以研究人員可以非常肯定他們絕對不會吃到其他食物。液態食物提供了受試者充足的各種營養素，但口味清淡、一點變化性都沒有，而且幾乎不會讓食用者感受到任何食物線索。

剛開始，研究人員先用這台機器供給兩位精瘦受試者的飲食——第一位進行了 16 天，另一位則進行了 9 天。在沒有對兩位受試者提出任何要求的情況下，兩位精瘦受試者都不約而同的攝取了跟往常差不多的熱量，且體重在這段期間皆保持在穩定的狀態。

接著，研究人員又對兩位「極度肥胖」的受試者進行相同實驗，他們的體重差不多都有 400 磅重。同樣地，研究人員也請他們「在肚子餓時，盡情享用這台機器提供的食物」。實驗展開後的頭 18 天，第一位受試者（男性）每天僅攝取了 275 大卡的熱量——還不到他平常熱量攝取量的 10%。第二位受試者（女性）

更是不可思議，在實驗展開後的頭 12 天，她每天竟然只吃了 144 大卡的熱量，並在這段期間瘦了 23 磅。對此研究人員特別提到，後來他們又對另外三名肥胖受試者進行這套實驗，實驗結果皆顯示「用這台機器提供肥胖者食物，會對他們的熱量攝取量產生相似的抑制作用」。

第一位受試者在醫院連續吃了這台機器供給的清淡食物整整 70 天，瘦了大概 70 磅。之後，研究人員就讓他返家，但規定他每天仍要喝 400 大卡他們提供的液態食物。於是他按照這個指示，又在家裡喝了這款液態食物 185 天；完成居家實驗後，他已經瘦了 200 磅——恰好是他原本體重的一半。研究人員對此結果表示：「這段期間患者的體重都穩定下降，而且從來沒有抱怨過肚子餓。」這樣的熱量攝取量絕對會讓人處於飢餓狀態，但是受試者卻在絲毫不覺得餓的情況下，持續這套飲食長達 255 天；這代表這段日子裡，這個男人的體內發生了某些值得注意的事情。後來這個研究的團隊和其他團隊，又紛紛針對這個現象做了更深入的研究，而這些研究的結果都支持這個想法，即：清淡的液態飲食可以讓人吃進比較少的熱量，並減去身上多餘的脂肪。[16]

這種機器餵食飲食療法提供的飲食，幾乎沒有任何變化性，也不會產生任何食物獎勵效應。不過這款液態食物還是含有糖、油脂、蛋白質，以及些許香氣和口感。對肥胖者來說，這份飲食驚人地使他們自發性的降低了熱量的攝取量，並讓他們在沒有感受到任何飢餓感的情況下，快速變瘦。奇怪的是，這份飲食卻不會令精瘦者變瘦，反而使他們保有原本的體重。這樣的結果意味著，肥胖者在熱量攝取方面，或許比較容易受到食物獎勵效應的

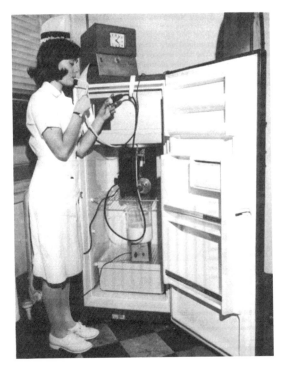

圖 15 一名護士正在檢測食物配送裝置能否正常運作。請仔細看看照片中的吸管、按鈕和那頂逗趣的帽子

圖片引自：Hashim et al., *Annals of the New York Academy of Sciences*131(1965): 654，此圖已獲 John Wiley&Sons 出版社授權登載。

影響。究竟是因為對食物獎勵比較敏感導致肥胖，還是因為肥胖增加了對食物獎勵的敏感度呢？這個問題還需要更進一步的研究來解答。[17]

2010 年，華盛頓州馬鈴薯委員會（Washington State Potato Commission）的主任克里斯‧佛伊特（Chris Voigt），決定要執行為期 60 天，只吃馬鈴薯和少量烹調用油的生活。佛伊特會這麼做，是為了抗議聯邦政府對「女人、嬰兒和兒童」（Women, Infants, and Children）這項飲食援助計畫所做的決定，他們要把馬鈴薯從蔬菜補助清單中剔除。[18] 佛伊特認為，馬鈴薯其實是相當營養的食物，事實上，他的主張也是對的——馬鈴薯確實是少數幾樣能充分提供各種營養素，讓人體在數個月內都保持在健康狀態的食物。[19] 他在名為「一天 20 顆馬鈴薯」（20 Potatoes a Day）的網站上，記錄下這段過程；而他每天要吃 20 顆馬鈴薯，是因為這樣才能讓他保有原本的體重。於是，佛伊特就這麼開始了為期兩個月，清淡、富含澱粉又一成不變的飲食。

儘管佛伊特吃馬鈴薯的目的不是為了減肥，但他的體重還是掉了。在這 60 天內，他瘦了 21 磅，而且大部分是瘦在肚子上。比較他採取馬鈴薯飲食前、後的健康檢查結果，他的血糖、血壓和膽固醇狀態也在 60 天後大幅改善。執行馬鈴薯飲食的期間，對於要吃進符合自己的能量需求量的馬鈴薯量，他感到了些許困難，因為他根本不覺得餓。我們或許應該對這份結果的真實性心存疑慮，畢竟佛伊特的工作與推廣馬鈴薯有關，但是他的實驗還是在網路上掀起了一股模仿潮，許多想要快速減肥的人紛紛仿效這套「馬鈴薯飲食」。雖然目前沒有什麼正式實驗成果可供參考，但根據那些親身體驗者口耳相傳的分享，可以推斷出，食用這種清淡、一成不變的飲食，確實可以讓食用者在不感到飢餓的情況下，不由自主地降低熱量攝取量。[20] 但可別以為單靠清淡的全馬鈴薯飲食就可以達成的這個成果——這背後其實還牽扯到許多其他因素。

## 自助餐效應：吃飽再來個甜點吧

「食用多樣化的飲食」是現代養生保健的基本準則。吃了大量不同的食物，我們就比較有機會滿足整體的營養需求。雖然這個原則很合理，但是它也隱藏著一個黑暗面，那就是：食物的多樣性對我們的熱量攝取量有很大的影響力。我們用餐時的食物種類越多，我們吃進的分量就越多。

食物多樣性對食物攝取量的影響力，與神經系統中一種叫做「習慣化」（habituation）的基本特性有關。習慣化是最簡單的學習方式，所有動物的神經系統都具備這個基本特性。這種學習方式大概是從近七億年前，在我們古老的遠親水母發展出第一套神經系統時就存在了。

習慣化是我們用來分辨事情輕重的關鍵技巧，而它的運作方式很簡單，即：短時間內，我們暴露在某個刺激下的頻率越高，我們對它的反應就越少。這個想法在一系列經典的嬰兒實驗得到了證實。當嬰兒坐在媽媽的大腿上時，研究人員在他面前放了一個螢幕，斷斷續續播放著黑白的棋盤圖騰。螢幕播放棋盤畫面時，研究人員就在一旁記錄下該名嬰兒在每次圖騰出現時，凝視畫面的時間。就如每一位家長可能已經料想到的那樣，這些嬰兒在第一次看到棋盤圖騰時，都花了很長的時間注視螢幕；隨著棋盤出現的次數增加，嬰兒注視螢幕的時間就逐漸縮短。換言之，新的刺激出現在眼前時，我們通常會相當感興趣，因為它有可能是重要的信息；但當我們在短時間內多次看見同一個刺激，就會覺得它不太重要，並停止對它的關注。

事實證明，每次我們坐下來吃飯時，這個習慣化過程都會運作。1981 年，芭芭拉・羅爾斯（Barbara Rolls）和她的同事做了一項開創性的研究。他們請受試者小口品嚐 8 種不同的食物，並排序出這 8 種食物的可口度，然後再從中挑選出一款食物當作受試者的午餐。午餐後，研究人員又請他們以相同的品嚐方式，排序出這 8 種食物的可口度。羅爾斯發現，受試者午餐吃到的食物，在第二次的可口度排序上，排名下降幅度會比其他 7 種還沒吃過的食物大上許多。另外，請這些受試者在事前不知情的情況下，對這 8 種食物進行第二輪的可口度排序時，他們大多會少吃一些剛才午餐吃過的食物。這顯示，我們可以用某一種食物填飽自己的肚子且感到心滿意足，但那並不代表，在可以享用其他食物的情況下，我們不會再繼續進食。羅爾斯把這個現象稱為「特定感官飽足感」（sensory- specific satiety）。我們吃完食物後，產生的飽腹感就是「飽足感」（satiety），而「特定感官」（sensory-specific）則是指，這個飽腹感只適用在我們剛剛吃下、具有相似感官特性（如甜、鹹、酸或油膩等）的食物上。

已有多位研究人員以不同方法證實，我們確實比較容易因為大量多樣化的食物，吃進比較多的食物，並變胖。這對研究人員在解釋**自助餐效應**（buffet effect）上，帶來非常大的幫助。我們在自助式餐廳時，特別容易過量飲食，即便這些食物並非道道都美味無比。在自助式餐廳裡，我們沒有機會去習慣化任何一種特定的食物，因為我們每道菜都只嚐個幾口，嘴裡永遠都吃著某些沒嚐過的食物。雖然大腦的飽足系統，最後還是會拋出要我們停止進食的緊急信號，但到了那個時候，我們早就吃進了非常過量的食物。

　　「特定感官飽足感」也有助於解釋我們在吃完一大份正餐後，還是能欣然享用甜點的原因。在我們吃完正餐，飽到再也吃不下任何鹹食的時候，如果看到甜點菜單出現在眼前，就彷彿突然長出了「第二個胃」一般，開心地挑選等等要品嚐的甜點。雖然正餐滿足了我們對鹹食的欲望，卻沒有滿足對甜食的渴望。於是，就在這個具有高度獎勵效應的新鮮感官刺激下，你很輕易的可以在飽餐一頓後，繼續吃進一份含有 200 大卡熱量的甜點。反之亦然，如同先前在馬鈴薯飲食看到的結果：只要食物的獎勵效應和多樣性下降，食物攝取量也會隨之下降。

## 戰勝自助餐效應的方法

　　從「特定感官飽足感」會驅使我們過量飲食這件事，可以得到一個簡單的解決對策，那就是：限制每餐攝取的食物種類。如果你發現自己在自助式餐廳和小酒館之類的地點用餐，有可能會因為它提供的超多樣化食物吃到失心瘋，就請你在用餐前，先從所有菜色裡選出 3 樣能讓你吃得心滿意足的食物，然後只吃這 3 樣食物。如此一來，你多半能在吃進較少熱量的情況下，擁有飽足感。

## 大麻與過量飲食的關聯性

「許多坊間傳聞指出，大麻會增加人類的食欲和食量。」
1988 年，藥物濫用研究學者理查・福爾廷（Richard Foltin）和其
同事，就是用這句話為他們當年發表的論文開場；而這句話所提
到的現象，就是吸菸者所熟知的「嘴饞感」（munchies）。但是
福爾廷的團隊能以科學的方式再現這個影響嗎？或只流傳於吸毒
界的傳言？福爾廷和其同事召募了 6 名自願參與實驗的男性，在
為期 13 天的實驗過程中，這些受試者會在福爾廷設計的實驗條
件下，食用他們所提供、經過精準秤量的各種食物。每一天，他
們都會給這些受試者吸「2 根含有大麻活性成分的香菸」，或是
「2 根不含大麻的安慰劑香菸」。大麻主要對精神狀態有影響的
活性成分是「$\Delta^9$-四氫大麻酚」（$\Delta^9$- tetrahydrocannabinol,
THC），它會活化大腦裡的「第一型大麻素受體」（cannabinoid
receptor type1, CB1），在大腦調節食物獎勵的迴路中，該受體扮
演著關鍵角色。如果這些迴路真的對食物攝取量和肥胖有重大的
影響力，那麼用大麻活化它們就應該會看見清楚的成效。

福爾廷的研究成果相當明確：這些受試者吸大麻後的熱量攝
取量比未吸大麻前增加了 40%，同時，他們的體重也快速攀升。
值得注意的是，他們在正餐的時候並未過量飲食，反倒是在餐間
吃了比較多的高可口度甜食，像是巧克力棒之類的甜味零食。許
多其他的研究也證實，大麻會增加食物攝取量，而我最喜歡的一
篇研究是「大麻對變位詞遊戲解題能力、記憶力和食欲的影響」
（*Effects of Marihuana on the Solution of Anagrams, Memory and*

*Appetite*）。我認為就算是吸毒、玩遊戲和大吃大喝這種看似尋歡作樂的活動，也值得我們用科學的角度好好探討。

如果 $\Delta^9$- 四氫大麻酚活化了第一型大麻素受體，並增加了吸食者的食物攝取量和肥胖度，那麼我們就可以合理推斷，阻斷第一型大麻素受體應該能達到減少食物攝取量和減重的效果。這正是第一型大麻素受體阻斷藥物利莫那班（rimonabant）的作用原理，我自己則喜歡把這種藥物稱作「反向大麻」。[21] 正如大家所料，利莫那班確實降低了各種動物的食物攝取量和體重，當然人類也不例外。

雖然這款藥物已經在研究模式中證明了它的效力，並在當時迅速成為歐洲核准上市的減肥藥，但由於它的副作用令人擔憂，目前已禁用這類藥物治療任何病症。「反向大麻」的駭人副作用包括：增加憂鬱、焦慮以及自殺念頭的風險。話雖如此，但大麻和利莫那班的確清楚說明了，大腦裡的獎勵系統對我們的行為有多大的影響力，又是如何左右著我們飲食的選擇。

只不過，假如食物獎勵會導致我們過量飲食，且人人都有這套機制，那麼為什麼有些人會因此發胖，有些人卻不會呢？

## 為了食物，你願意付出多少努力？

一名年輕女子坐在電腦前專注地盯著螢幕畫面，她正位於李歐納‧艾普史汀（Leonard Epstein）在紐約水牛城大學的實驗室裡，而女子正在玩一款電腦版的拉霸機遊戲。每當她按下滑鼠鍵，屏幕上的三欄圖案就會隨機變換，然後停止。如果三欄的圖案完全不同，她不會得到任何東西。但如果三欄的圖案相同，她就會得到一分。這樣聽起來她好像是在實驗室混水摸魚，但其實此刻她正在參與一系列引人矚目的實驗。這系列實驗的目的就是要剖析，為什麼有些人會變胖，但有些人不會的原因。

一旦她得到了兩分，就可以獲得一小塊巧克力棒之類的糖果。雖然第一次她只需要兩分就可以得到一塊糖，但下一次，她就必須贏得四分才可以得到另一塊相同的糖，再來則是八分。艾普史汀解釋，「我們會一直增加換取獎勵的條件，直到受試者最後說出『天呀，這沒有這個價值吧！』，才停止實驗。」當年輕女子不願意再為相同的糖果付出更多的分數時，她最後接受的那個分數就代表她願意為食物付出的努力程度。[22]

為了比較她在食物獎勵狀態下和非食物獎勵狀態下願意付出的努力程度，研究人員也在這間房間裡同時準備了第二台電腦，也配有一模一樣的遊戲，只不過在這台電腦得到的分數不能拿來換糖果，只能得到幾分鐘閱讀精彩雜誌的機會。這名女子可以任意在兩台電腦間轉換，一旦她決定兩邊的獎勵都不值得她再付出更多的努力時，這個實驗就結束了。

這套簡單的方法讓艾普史汀的團隊有辦法量化一種叫做「食物相對強化值」（relative reinforcing value of food, $RRV_{food}$）的個人特質。「食物相對強化值」是評估一個人在相對於閱讀這類非食物獎勵的情況下，願意為食物付出多少努力的方法——每個人在這方面的差異會非常大。「這個數值在個體之間存在著很大的差異性，有些人會非常、非常努力的獲取食物，但有些人卻只願意為此付出一些些力氣。」艾普史汀解釋道。「食物相對強化值」

把食物性與非食物性的動機數值放在一塊兒比較的概念相當重要，因為我們常常要對飲食之外的東西做出選擇。「食物相對強化值」要問你的是：當面臨一個抉擇，你比較想吃東西，還是做些其他的事？

這些研究產出了幾個非常令人玩味的結果。第一，甜食誘發動機的能力特別強，尤其是對年輕人來說。「如果你用甜味汽水作為青少年在這項實驗中的獎勵，他們會非常努力的去達成你要求的條件。也有人會為一小塊糖做出上千次的反應。」艾普史汀說。

第二個令人玩味的結論是，相較於身形精瘦者，過重或是肥胖者的「食物相對強化值」通常比較高。過重或肥胖的孩子更是如此，他們願意為披薩或糖果這類高獎勵性食物付出的努力，遠比瘦的孩子高出許多，縱使他們的飢餓程度一模一樣。與高漲的食物動機相符，「食物相對強化值」高的人，不論在實驗室或是家裡都會吃進比較多食物。過重或肥胖者對食物的動機會比精瘦者強烈，而這導致他們吃進更多的食物。

然而，這些研究並沒有告訴我們，「食物相對強化值」高的人是否會變胖，或是過重狀態是否會導致「食物相對強化值」的數值增加。所有的研究只告訴我們，這兩者之間有所關聯。為了探討「食物相對強化值」高是否真的造成體重增加的問題，艾普史汀和其他研究學者開始回溯兩者的關係。

在知道有不少身形精瘦的兒童，日後有可能變胖的前提下，眾研究學者想要看看「食物相對強化值」是否能預測出，日後會變胖的孩童有誰。他們得到的結果非常具一致性：「食物相對強化值」不僅能預測出哪些孩童會發胖，而且還成功找出各個年齡層中會發胖的潛力股。就有研究發現，「食物相對強化值」高的成人，一年體重會增加 5 磅以上；至於「食物相對強化值」低的成人，則只會增加 0.5 磅。「如果你的受試對象是一群瘦子，那麼檢測他們的『食物相對強化值』，可以讓你預測出誰會發胖。」艾普史汀說。這些發現表示，每個人對飲食的動機強弱各有不同，在面對具高度獎勵性的食物時，個體間的差異性更是懸殊，而這項個人特質正是影響每一個人日後是否容易發胖的可靠依據。這項結果也稍微回答了稍早提出的問題，即：對食物獎勵的敏感度越高，似乎越容易過量飲食，並導致日後肥胖。

在只有奮力覓食才可以存活的情境下，為食物努力付出是再正常不過的事了。綜觀人類絕大部分的歷史，很久以前，我們的祖先必須花大把的時間採集、捕獵、栽種和攝取食物，而這些工作通常相當耗費心力。如果沒有一股強烈的本能，驅策我們去獲取和攝取食物，我們就不可能在食物匱乏的時代存活下來。直到今天，我們的體內依舊帶有這份本能，但在今日的世界，食物不僅取得容易，還具有高度的獎勵性，這股本能反而導致我們常常過量飲食。只不過，如同大部分人的個人特質表現有很大的差異，每個人的食物動機也是如此。

可別以為這個故事告一段落了。藥物濫用研究認為，判定一個人是否容易成癮的條件，除了要看藥物會對他產生多大的強化作用外，還要考慮到他面對欲望時，控制自身行為的能力。換句話說，就是他**控制衝動**的能力。「衝動」是形容一個人在無意識狀態下產生了強烈的基本欲望，但自身無法抑制或忽略這股欲望的狀態。基本上，「衝動」與我們常說的「自制力」是完全相反的狀態。舉個例子，假如有個人在吸了幾次高純度古柯鹼後，發現這款毒品的高度強化作用會讓他十分渴望吸食它；但如果他有辦法控制自己，不將這些念頭付諸實行，他就不會對古柯鹼成癮。然而，換成另一位很容易衝動行事的人面臨同樣情況，就算古柯鹼對他產生的強化效力與前者相同，他仍可能極容易對古柯鹼成癮。如同艾普史汀所說：「如果你發現某個東西的獎勵性很高，而你控制衝動的能力又很差，那麼你就會遇到很多麻煩。」艾普史汀創造了一個叫做「強化病理學」（reinforcement pathology）的專有名詞，用來形容這種對強化作用敏感度高又容易衝動的危險組合。他說這種組合就像是「猛踩油門的腳，搭上彈性疲乏的煞車」。這或許說明了有些人比其他人更容易對食物成癮的原因，即便我們身邊其實都不乏這些具成癮性的食物。

另一方面，「食物相對強化值」高、但不衝動的人（即猛踩油門的腳配上靈敏的刹車），就不會有過重或變胖風險增加的問題。「如果你的自制力非常好，你就可以克服食物獎勵帶來的效應，並有機會成為一名美食家。那些熱愛美食、擅長烹飪卻又能保有窈窕身形的人，就是因為他們能夠有效調控自己的食量。」艾普史汀解釋。

在真實世界中，強化病理學真的可以預測出一個人的飲食行為和發胖機率嗎？儘管大部分的人都不是真的對食物成癮（包括那些過重和肥胖的人），但是每一個非成癮者身上，還是會發生跟強化病理學原理相同的強化和衝動機制。就算你不是真的對洋芋片成癮，但你肚子不餓的時候，或許還是會想去吃一口，而當它們在你唾手可得之處，你抑制這股渴望的能力就決定了你會吃下多少洋芋片。來自艾普史汀和其他研究團隊的研究結果皆支持這個概念：有強化病理學特質的人，比較容易過量飲食，同時也比較容易發胖。

除了「食物相對強化值」和控制衝動的能力，艾普史汀迅速指出第三項造成食物成癮的重要因素，即：身處在充滿具高度獎勵性食物的環境中。「這個道理顯而易見，如果某樣東西對你的獎勵性很低，那麼你就不需要一個性能非常好的剎車系統。譬如，如果在你眼前的是一份生肝冰棒，你不必費力克制自己不要吃；但如果在眼前的是一份香煎牛排，而且你超愛吃肉，那麼這一刻你就需要耗費極大的自制力調控內心那股渴望。」由此可知，最糟糕的組合莫過於：讓一個對食物獎勵敏感度高又衝動的人，生活在充滿高度獎勵性食物的環境中。[23] 我們馬上就會討論到這個部分，因為美國人的飲食環境正是如此。

# 注釋

1 理查‧道金斯（Richard Dawkins）和其他演化生物學家已經用充滿說服力的證據證實，物競天擇的基本單位是基因，而非整個生物體。不過就本書的目的而言，以生物體作為天擇的基本單位並無損我們討論的流暢度，也能讓我們比較好理解整個天擇的概念。讀者若想要更深入了解天擇這方面的資訊，可參閱道金斯的著作《自私的基因》（The Selfish Gene）。

2 有一小部分的研究人員並不認為多巴胺是一種傳遞教學信號的分子，肯特‧貝理奇（Kent Berridge）就是其中的代表人物。雖然多巴胺對強化這方面的爭議超出了本書的討論範圍，但是如果有精通科學領域的讀者想要從另一方的觀點了解這個議題，歡迎參閱貝里奇 2007 年在《精神藥理學》（Psychopharmacology）發表的論文〈多巴胺在獎勵作用中的角色爭議〉（The Debate over Dopamine's Role in Reward）。

3 注入的澱粉為多醣（polycose），一種麥芽糖糊精（maltodextrin）。

4 我會用「口味偏好制約」這個措辭，是因為它是個科學專有名詞；但通常，它所制約的「口味」（flavor）都是一種「氣味」（odor）。換句話說，受制約的動物是透過鼻子裡的嗅覺受體（olfactory receptor），而非舌頭上的味覺受體（taste receptor）來偵測「口味」。

5 最有可能的方式，就是透過連結腸道和大腦的神經纖維傳送。不過目前為止，斯克拉法尼的實驗成果都不支持這項假設，無法證明這些神經纖維傳送了這類信號。故斯克拉法尼推測，說不定這類信號是經由循環型激素（circulating hormone）傳送。

6 有些人認為酒精（乙醇）是第四大類含有熱量的營養素。雖然酒精確實也可制約囓齒類動物和人類的偏好，但它的機制和這三大類營養素的機制可能不太一樣。

7 核苷酸（nucleotide，DNA 和 RNA 的基本單位）也是讓舌頭嚐到鮮味的成分之一。這就是蘑菇嚐起來會帶有肉味的原因。

8 野生大鼠並不會直接坐在丁骨牛排上大快朵頤，但牠們確實會吃各種小動物，以及人類富含蛋白質的殘羹剩菜。

9 我們可以透過學習，喜歡某些帶有苦味的食物，例如帶有啤酒花苦味的啤酒。這類的口味偏好制約，來自於將苦味與酒精或其他具強化特性的事物連結在一起。

10 伯許做這項研究的時候，任職於賓州大學。

11 我們可以推測出為什麼會出現這種現象。由於野生環境中不會有任何精製的食物，採獵者的飲食通常非常多樣化，所以在獲取足以供給他們所需熱量的食物量時，大多也會獲取充足的必須營養素。這一點不論是在過去或是現在的採獵者身上都可得到應證，因為他們出現維生素或礦物質缺乏的機率真的非常低。可能正是因為過去我們沒什麼機會因維生素和礦物質缺乏，面臨無法繁衍後代的威脅，所以我們才沒有發展出會基於本能尋找維生素和礦物質的系統；因為在當時，相較於維生素或礦物質缺乏，我們更容易面臨熱量短缺的威脅。鹽或許是一個例外。我們與生俱來的喜歡鹽的滋味（某些動物也是如此），可能是因為在野生環境中，它是一種不太容易取得的營養素。反觀其他維生素或礦物質，我們在演化過程中，就沒有特別發展出一套可以嚐出和享受它們滋味的能力。

12 造就成癮的另一個因素是戒斷（withdrawal）。成癮的人常常都想靠服藥擺脫令人不快的戒斷症狀，但事實上，等到戒斷症狀消失後，他們仍會繼續渴望服用那些藥物，且此情況經常反覆發生；因此學者認為，從基本面來看，成癮與強化機制息息相關。

13 該標準是參閱心理學參考手冊的黃金標準，即美國心理學會（American Psychological Association）出版的《精神疾病診斷準則手冊》（*Diagnostic and Statistical Manual of Mental Disorder*）。

14 加熱精煉的過程可以中和古柯鹼分子的電荷，讓它呈現脂溶性，如此一來，古柯鹼分子就可以更快速地穿過富含脂質的細胞膜。這背後代表的意義是：古柯鹼可以更快、更猛烈的「衝擊」大腦，並讓大量多巴胺隨之釋放。

15 咖啡因也常常出現在汽水裡，而這一點或許也增加了汽水的強化特性。

16 但奇怪的是，有一項研究指出，這類飲食對成人比較有幫助，對青少年的成效並沒那麼好。不過該研究的青少年樣本數非常小，只有 2 位受試者。

17 先透露一點風聲給你，研究指出兩種情況可能都成立。

18 順帶一提，聯邦政府會做出這樣的決定並非沒有道理，因為在美國，馬鈴薯通常以薯條或是洋芋片的形式食用。

19 馬鈴薯的主要營養限制是缺乏維生素 A 和 $B_{12}$。因此，過去那些窮的只吃得起馬鈴薯的愛爾蘭窮人，常常因為缺乏維生素 A 而得到夜盲症。不過，正常情況下，我們的肝臟存有大量維生素 A 和 $B_{12}$，所以就算我們有一段時間沒有攝取，也能繼續生存數個月。

20 馬鈴薯是消化速度最快的澱粉之一，這表示它們上升血糖的速度很快，因此屬於高升糖指數（glycemic index,GI）食物。馬鈴薯飲食能有效減肥的理論之所以很難取信於大眾，是因為眾人普遍認為，食用消化速度快的澱粉食物會造成血糖劇烈波動，而血糖劇烈波動正是引發飢餓感和過量飲食的主因。即便有不少科學文獻和大眾媒體都討論過馬鈴薯飲食，但一直以來，學界都沒有提出可支持這番理論的有力證據。

21 嚴格來說，利莫那班是第一型大麻素受體的「反活動劑」（inverse

agonist），這表示它不只會使這個受體不受其原本的配體（ligand）激活，還會降低該受體本身的活性。

22 我們對食物展現出的整體動機，其實是包括了各方的次要動機所反映出的結果；這些次要動機包含飢餓感和食物獎勵（兩者會相互影響，容易混淆）。艾普史汀的實驗為了盡可能降低飢餓感對整體動機的影響力，在實驗開始前，團隊特別先給所有受試者吃了一份小點心，以確保實驗中，食物獎勵是主要影響他們整體食物動機的因素。為了以防萬一，艾普史汀的團隊也評估、敘述受試者受測時的飢餓程度，並發現即便受試者對食物動機的表現各有不同，但他們的飢餓程度卻沒有什麼差異；故推論，飢餓感很可能不是影響這系列研究結果的主要因素。然而，無論如何我們都不可能徹底排除飢餓感對食物動機的影響力，因為再怎麼說，它都是促成食物動機的其中一項因素。

23 這正是美國孩童面臨的困境。兒童本來就比較衝動，且對糖、澱粉和油脂這類基本獎勵因素的反應特別強烈。

# Chapter 4

# 美式飲食對食物獎勵機制的影響

先進科技就像一把雙面刃：從美味面來說，它確實讓現代人的味蕾得到全新的享受，但就肥胖面來說，它卻是造成我們肥胖的根源。

在上一章，我解釋了大腦如何驅使多數人過量飲食的方式；在我們沒什麼意識的情況下，大腦會依據特定的食物特性，如糖、鹽和油脂等，決定我們對食物的動機強弱。現在，就讓我們更進一步的來看看，這些年來，那些食物特性是如何改變了美國的飲食型態，而那些改變可以說明，為什麼我們近年來的熱量攝取量會節節高升。

美國已經身處工業時代兩百年左右，但從漫長的人類史來看，工業時代不過是整段歷史的一段短短時光。這段期間，科技大大提升了農業的效能，現在不再需要這麼多人務農。在這本書裡，我不會寫到工業化前的農業狀態，因此你不會讀到這方面的資訊。但是，舉目所及，你就會發現工業化對現代人的影響已經不單單是提升農業效能這麼簡單，它還深深地改變了食物的加工、配給和製備方式。

自人類出現的這 260 萬年來,我們有 99.5％的時間都過著採獵的生活,其餘 0.5％的時間則過著務農維生的生活,而工業化時代還占不到 0.008％的時間。簡單來說,我們花不到一個世紀的時間就發展出了當代的食物供給系統,但這短短的時間,讓人類幾乎沒有時間去好好演化出足以適應這樣劇變環境的基因表現。於是,我們古老的大腦和身體的機能與現代世界脫了節,出現了科學家稱為「演化配錯」的現象。許多研究學者認為,「演化配錯」是造成許多現代人得到冠狀動脈心臟病、糖尿病和肥胖等「文明病」的原因,這些疾病都與生活型態有關。

遺憾的是,我們不可能回到過去貼身觀察遠古祖先的飲食和飲食習慣,我們只能從一些歷史遺跡,以及現代僅存的部分非工業化文化,粗略了解前人的飲食內容和方式。其中,非工業化文化的部分幫了我們大忙,透過這些文化提供的眾多線索,或許有機會推敲出以採獵和務農維生的先祖,是怎麼生活的。接下來,我們就一起看看兩個非工業化文化的研究,從中一窺前人生活型態的蛛絲馬跡。

## 昆申人

1960 年代到 1970 年代,人類學家理查・李(Richard Lee)對生活在非洲波札那喀拉哈里沙漠的採獵民族昆申人(!Kung San)做了詳細的研究,清楚描述了他們採集食物、備製飲食和飲食習慣等方面的狀態。當時,昆申人的生活方式和人類祖先尚未發展農業前的生活型態差不多，唯一不同的是，昆申人還是可以透過交易的行為取得一些工具或食物。他們的飲食全由各種野生動物和植物組成，有各類大型和小型獵物、昆蟲、堅果、水果、富含澱粉的塊莖、菇類、綠葉蔬菜和蜂蜜等。雖然昆申人至少能辨認出 105 種可食植物，但其中只有 14 種植物是他們的主要植物性食物來源。他們的熱量攝取量大約有 40％是來自於肉類，而肝臟是其中特別珍貴的動物性食物來源。不過說到昆申人的主食，當地的夢之果樹（mongongo tree）才是主角，昆申人整年的熱量有一半都是由夢之果樹提供。這種夢之果樹會產出含有豐富糖分的果實，且果實中的堅果富含油脂和蛋白質。這種果實的滋味跟椰棗相似，而其堅果烤過的味道就跟「乾烘腰果或是杏仁差不多」。

除了少數幾樣食物外，昆申人在食用所有食物前，都會用某些方式處理它們。他們會先將夢之果的堅果烤過，讓它堅硬的外殼產生裂縫，再敲碎它的硬殼食用；或者是，他們會把食物搗碎，增加那些口感柴韌或富纖維食物的消化性和適口性，適用這類處理方式的食物有富含澱粉的塊莖、夢之果的堅果和口感柴韌的肉類。不過有時候，他們也會為了提升食物的滋味和口感，把搗碎的食物混在一塊兒食用。好比說，昆申人會把根莖類植物和夢之果的堅果一起搗成起司狀的泥狀物質。就跟所有人類文化一樣，在備製食物方面，用火是昆申人很重要的一個料理方式，他們會用火來烹煮或燒烤肉塊；只不過在他們還無法以交易的方式取得鍋具前，燒烤就是他們僅有的烹調方式。以下就是理查‧李對昆申人燒烤食物方式的敘述：

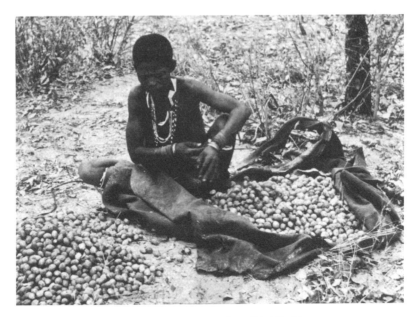

**圖 16　一位男性昆申人正在採集夢之果樹的堅果**

圖片引自理查‧李的著作《昆申人》（*The !Kung San*），已獲得劍橋大學出版社（Cambridge University Press）授權登載。

　　生火處的熱沙邊緣閃著點點餘火，燒烤食物時，昆申人會把一塊根莖類植物或是肉塊小心地埋入熱沙。當隆起的沙堆冒起裊裊蒸氣，就表示裡頭的食物正在受熱、熟成。依埋入的食物大小而定，差不多在悶烤 5 到 30 分鐘後，就可將食物從沙堆中取出，並用石頭或是段木猛力敲擊食物，以去除固著在食物表面的沙礫和煤炭，然後再刮除食物燒焦的部分。當然，在吃這種方式燒烤出的食物時，多多少少會吃進一些沙子和灰燼。

令人胃口大開的烹調手法，不是嗎？

昆申人沒有什麼現代人常用的料理工具，還有烹調習慣：他們很少用香草或香料之類的調味品，也不用鹽調味，而且他們只有少數時候有機會在食物中添加濃厚的油脂。儘管昆申人鮮少面臨熱量嚴重短缺的情況，但他們卻不見得總是能吃到他們喜歡的食物，如果該區域沒有他們喜歡的食物可吃，他們偶爾還是得吃一些他們不是很喜歡的食物維生。有時候他們也會採集到很可口的美食，像是松露或蜂蜜，不過由於這類食物在自然環境中的產量有限，所以每天的飲食還是以其他「不會讓他們瘋狂愛上」的食物為主。

保持這樣的傳統生活型態，讓昆申人的身形非常精瘦。[1]事實上，昆申人的體重僅會在生育年齡達到高峰，之後就隨著年齡增長而下降；這樣的景象與西方族群形成強烈的對比，因為西方人通常是年輕的時候最瘦，之後隨著年齡增長，不斷「往橫的」發展。

## 亞諾馬莫人

亞諾馬莫人（Yanomamö）是一群以務農維生、未受工業化影響的少數民族，居住在位處委內瑞拉和巴西邊境的亞馬遜盆地。1964 年開始，人類學家拿破崙‧沙尼翁（Napoleon Chagnon）開始與他們一起生活，並從各個面向廣泛地研究亞諾馬莫人長達 25 年以上。在這段期間，他們的主要食物是各種富含澱粉的作物，例如大蕉、番薯、樹薯、玉米和各種芋頭，其中又以綠色的成熟大蕉供給了他們大部分的所需熱量。他們也會栽種酪梨、木瓜和辣椒等作物，但食用量不多。除此之外，他們還會用各種野生動物性食物，如各類大型和小型獵物、魚類、昆蟲、蛋和蜂蜜等，來搭配他們富含澱粉類的飲食。他們的飲食也少不了豐富的野生植物性食物，特別是在水果、堅果、富含澱粉的塊莖、棕櫚仁和菇類等方面。

就跟絕大多數非工業化的文化一樣，亞諾馬莫人的飲食非常務實。沙尼翁用以下文字描述了他們製備食物的態度：「整體來看，亞諾馬莫人比較喜歡不需要經過太多加工的食物，『可以採下來就直接吃，獵到後就丟到火上烤』的植物性和動物性食物，是他們最喜歡的類型。」他們製備食物的方法有四種，分別是烤、煮、燻和研磨；但他們不會使用額外的調味料、油脂或鹽調味，也就是說，除了把食物煮熟外，他們不會再用其他的方法增加食物的可口度。[2]

由於亞諾馬莫人的鹽攝取量很低，所以「INTERSALT 研究」這項探討鹽與高血壓關係的國際性研究，就把他們納為其中一部分的研究對象，並發現他們一生的血壓都維持在很低的狀態。我們無法得知這樣的結果與他們極低的鹽攝取量有多大的關係，也不清楚他們的高活動量等其他因素是否與這項結果有關。不過，終生低血壓確實是非工業化文化的典型特色。儘管亞諾馬莫人的糧食多半非常充裕，但相較於其他現代人，亞諾馬莫人的身形不僅相對精瘦，[3] 從沙尼翁或其他研究學者的報告來看，他們族裡也沒有任何胖子。

# 非工業化飲食有什麼共通點？

我希望前面這兩個非工業化文化飲食習慣的簡短介紹，已經讓你明白，人類遠祖的飲食很可能跟我們今日的飲食大不相同。非工業化文化的飲食差異性非常大，從基本面來看，他們的飲食具備幾個重要的共通點，而正是這些共通點讓他們的飲食與現代富裕國家的飲食有所不同。如果我們掌握了這些共通點，或許就能知道祖先的飲食長什麼樣子，並知道我們的身體和大腦適合怎麼樣的飲食。以下就是這些飲食的三大共通點：

第一，他們的飲食是在有限度的情況下保持多樣化。舉例來說，雖然昆申人至少能辨認出 105 種可食植物，但其中他們一年四季都可隨意取得的可食植物卻只有 14 種。整年下來，他們有一半的熱量都來自單一食物，即夢之果樹的果實／堅果。綜觀昆申人一年之中的飲食，你會發現他們的飲食非常多樣；但如果單看他們一天的飲食，你可能會發現食物種類只有少少幾樣。這是因為每個季節盛產的食物種類都有所不同，所以絕大部分的非工業化文化才會多半呈現這樣的飲食模式。

第二，他們沒什麼機會大量食用具強化特性的食物。在非工業化文化中生活的居民，只會對食物做最基本的料理——我們的先祖大概也是如此——因此大多只會吃進低熱量密度、低精製化和低獎勵作用的食物。他們也沒有機會在餐點中額外添加精製澱粉、糖、鹽或是精煉油脂。他們飲食中吃到的鮮味，是烹調肉類和骨頭釋出的麩胺酸所提供，而非添加人工味精。此外，他們用香草或香料調味食物的機會也不高。雖然我們還是有發現幾個傳統文化會稍微使用一些精煉油脂、鹽、香料、糖或精製澱粉來料理食物，但他們的飲食也沒有產生如富裕工業化飲食的副作用。

第三，他們料理食物的方法不多。以現代人的眼光來看，非工業化文化的料理方法非常少，大部分文化只會用兩到三種方法料理食物。不過就算是在富裕的西方文化裡，我們的料理方式也是近年才因科技的進步多元起來。1820 年代以前，多數美國人煮飯都必須大費周章的在開放式爐灶上煮飯，這種煮飯器具不僅耗時、耗力，也很難烹煮出需要繁複料理技巧的菜餚。到了1820 年代，燒柴和燒煤的煮食爐才將其取代，成為 1920 年代瓦斯爐和電爐問世前，最主要的料理器具。在料理器具尚未隨著科技進步之前，想在家簡單炒樣菜或是定溫烤個食物都是相當困難、甚至是不可能完成的任務。

用現代人已被豐富烹調技巧養慣的味蕾來評斷，非工業化飲食（或者我們先祖的飲食）看起來可能有些一成不變、淡而無味，還不太可口。對現代人來說，先進科技就像一把雙面刃：從美味面來說，它確實讓現代人的味蕾得到全新的享受，但就肥胖面來說，它卻是造成我們肥胖的根源。

## 誘發食物獎勵機制的美式飲食

如果我們認為食物獎勵機制對現代人過量飲食和腰圍逐年變粗的影響甚鉅，那麼我們就必須證明哪些食物特性會誘發大腦的獎勵迴路，和（或）哪些食物的線索會促使我們去尋覓它們。令人難過的是，這項證據在「大肚」的美國人身上並不難找到。

假如生活在非工業化文化裡的採獵者，有機會到現代的超市逛逛，他一定會被貨架上眼花撩亂的商品搞得暈頭轉向，尤其是那些高熱量又可口的食物（更不用說那些包裝盒上的新奇卡通人物）。2013 年，美國食品行銷協會（Food Marketing Institute）指出，美國一般超市販售的商品品項已經高達驚人的 4 萬 4,000件，遠比 1980 年就足以令人印象深刻的 1 萬 5,000 件高出許多。相較於非工業化文化在食物取得上的受限，富裕工業化文化的食物取得不僅便利，種類還多到數不清，而且絕大多數食物的獎勵特性還被刻意最大化，與非工業化文化的飲食習慣形成強烈對比。再者，這也意味著我們老是受到自助餐效應的影響，比較不容易感受到「特定感官飽足感」。

就如美國農業部的食物追蹤（food-tracking）數據所示，過去這段時間，美國人的飲食習慣確實出現了大幅的轉變。美國農業部一直關注美國民眾在家開伙和外食的伙食費比例，而這份數據也能讓我們粗略了解近年來美國人在這方面的比例變化。1889年，美國人大概有 93％的伙食費都花在居家開伙，僅 7% 花在外食上；時值今日，他們的伙食費已經變成居家開伙和外食各占一半（請見圖 17）。其中，近年增長的外食花費中有很大一部分來自速食，自 1960 年以來，速食花費的增長幅度已達 9 倍。坦白說，這些圖表完全低估了這些年來美國飲食文化的劇變，因為今天我們在家吃的很多食物，其實都是商業化的即食食品，如披薩、汽水、餅乾和早餐麥穀片。

顯然，在上一個世紀裡，美國的飲食文化產生了深遠的變化。就在那段期間，我們開始把大量製備食物的工作都外包給專

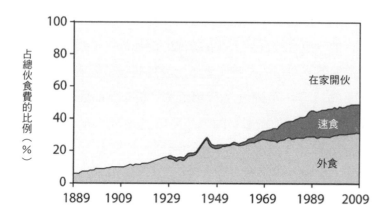

**圖17　1889年到2009年間，美國人在家開伙、外食和到速食餐廳用餐的伙食費比例**

「外食」的部分，涵蓋所有非速食和非居家開伙的所有伙食費，例如在餐廳用餐的費用。
資料來自：美國農業部經濟研究局。

家處理，而這個以工業化規模製備食物的風潮，正是導致美國食品加工方式和飲食組成比例出現顯著轉變的原因。

　　那麼，我們到底是怎麼迷上加工食品的呢？讓我們先回頭來看之前討論過的食物獎勵機制。我們知道大腦天生就會把具備高熱量密度、油脂、碳水化合物、蛋白質、甜味、鹹味和肉味等特性的食物視為增強物，並在我們毫無意識的情況下，任由那些食物特性驅策我們的動機、喜好和習慣。檢視加工食品在人類歷史上寫下的軌跡，會清楚發現，一路上我們都不斷在純化、濃縮出這些具強化屬性的成分，以滿足我們的味蕾。在非工業化的飲食中，幾乎不可能會出現高濃度的油脂、澱粉、糖、鹽和游離麩胺酸。然而，在現代工業化的飲食中，這些東西都被濃縮成近乎純物質的單一成分，然後以令人無法抵抗的組合同時出現在食物中。為了詳細說明這一點，就讓我們分別以糖、油脂和麩胺酸這三種具強化屬性的物質深入探討。

## 迷人的糖

糖在大腦的獎勵中樞裡，占有特殊地位，這或許是因為在我們先祖的時代，甜味象徵著水果和蜂蜜，都是既安全又具營養價值的食物。在人類絕大部分的歷史上，這兩大類食物一直是我們獲取甜味的主要來源。後來，我們雖然慢慢想出從甜菜和甘蔗萃取純糖的方法，但一開始純糖的售價相當昂貴，只有有錢人吃得起。隨著科技發達，純糖售價終於日益下降，在取得和使用上也變得越來越容易。1870 年代，砂糖在美國成了唾手可得的日用品，人人都能更輕易地用糖增加食物的甜味。1899 年，自動化玻璃瓶生產線問世，不僅大幅提升了玻璃罐的產量，也降低了含糖飲料的包裝成本。接著，1920 年代，冷藏式自動販賣機的出現，大家更能輕易地隨手買到一罐冰涼、爽口的汽水。時間一路往前推進，1970 年代，美國終於迎來飲食史上最具代表性的一項科技產物：高果糖玉米糖漿（high-fructose corn syrup）。這款甜味劑產自玉米澱粉，甜度跟蔗糖差不多。多虧美國政府的玉米補貼政策，讓高果糖玉米糖漿的成本非常低廉，食品製造商便能用幾乎零成本的代價，以高果糖玉米糖漿增強產品的獎勵性，激發我們大腦裡的特定迴路，讓我們不自覺地想去吃那些產品。

我和我的研究夥伴傑瑞米·蘭登（Jeremy Landen）為了完

整呈現美國自 1822 年到 2005 年間的甜味劑攝取量變化,將美國農業部和美國商務部(US Department of Commerce)現有的數據全都拼湊起來(請見圖 18)。這些數據不包括水果和蔬菜中的天然糖分,但一定涵蓋蜂蜜、蔗糖、甜菜糖和高果糖玉米糖漿。看看圖 18,你可以清楚看到,我們今日的糖攝取量遠比 1800 年代初期多出許多。1822 年,我們的糖攝取總量相當於每五天才喝下一罐 355 毫升的含糖可樂;但到了今天,我們每 7 小時就會吃進這麼多的糖。[4] 這再一次應證了,食品科技的進步和食品工業日益擴張的影響力,是促成這股轉變的重要推力。為了在競爭激烈的食品市場衝出好業績,眾食品製造商開始在每樣食品的含糖量下足了工夫,希望以「不多也不少」的含糖量,將消費者大腦裡的獎勵機制發揮到最大值。這個「不多也不少」的含糖量被

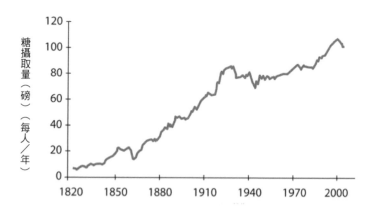

**圖 18　1822 年至 2005 年間,美國每人每年的甜味劑攝取量**

該圖的縱軸是以磅為單位,表達每人每年的甜味劑攝取量。該數據已將 28.8% 的食物廢棄率納入考量。

資料來自:美國農業部經濟研究局和美國商務部。特此感謝傑瑞米・蘭登的鼎力相助。

稱為「幸福點」（bliss point），許多食品產業都以它為研究主題，相關細節如《糖、脂肪、鹽》（*Salt Sugar Fat*）和《終結過量飲食》（*The End of Overeating*）等書所述，兩本書分別為邁可‧摩斯（Michael Moss）和大衛‧凱斯勒（David Kessler）撰寫。

## 誘惑的油脂

　　正如我們在上一章討論到的，油脂是另一項能有效活化大腦獎勵迴路的因素。由於精煉的油脂（如大豆油、芥花油和奶油等）可以用極少的成本，提升食物的熱量密度和回饋性，所以商業化的即食食品（包括餐廳的食物）才會如此廣泛地使用它們。美國農業部的數據顯示，上個世紀，美國的總油脂攝取量雖僅略微增加，但其中，精煉油脂的攝取量卻翻倍成長（請見圖 19）。我們烹調時使用的油脂種類也在這段期間出現了明顯的變化——動物性油脂，如奶油和豬油，大幅被大豆油之類的精煉植物油取代。也就是說，現在我們攝取的油脂主要都是用機械或化學方式，萃取自種子的精煉植物油，而非來自肉類、乳品和堅果這類原型食物的油脂。這些液態植物油價格低廉，讓人可以任意將它們添加到原本沒什麼油脂的食物中，創造出像是薯條和多力多滋這類具有高度食物獎勵效應的食品。添加精煉的油脂不僅會增加食物的熱量，還會強化我們渴望吃這類食物的衝動，最終導致我們吃進超量的食物。

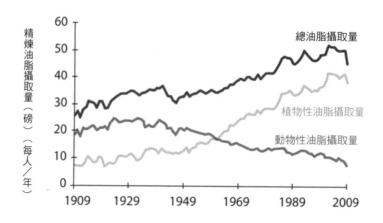

**圖 19　1909 年至 2009 年，美國每人每年的精煉油脂攝取量**

動物性油脂包括奶油、人造奶油、豬油和牛油。1979 年之前沒有牛油攝取量的具體數據，但當時的牛油攝取量很低。植物性油脂包括沙拉用油、烹調用油、起酥油以及「其他食用油」。該數據已將 28.8％的食物廢棄率和 2000 年的人為誤差納入考量。

資料來自：美國農業部經濟研究局。

## 鮮美的麩胺酸

　　游離麩胺酸是肉類鮮味的來源，在自然環境下，它會在烹煮肉類和熬煮骨頭時少量釋出。今日，食品工業使用的味精，就是高濃度的麩胺酸，它賦予了食物鮮美的滋味，讓我們的大腦對這些食物垂涎欲滴。為了迴避味精衍生的健康疑慮，企業又陸續研發了其他的味精替代品，如水解酵母蛋白（hydrolyzed yeast）和大豆蛋白萃取物（soy protein extract）。這些替代品的目的都一樣，就是：滿足大腦天生對麩胺酸的喜好，好讓消費者不斷回購調味玉米片、沙拉醬、湯品等各式各樣的食品。

即便味精在有健康意識的消費者之間一直聲名狼藉，但人類總是會不自覺地逐麩胺酸而食，且綜觀歷史，我們已經找到了好幾種取得麩胺酸的方法。[5] 數十萬年前，人類用火煮熟的肉，或許就是我們最初獲取麩胺酸的管道。等到人類發明了食器，便開始懂得用骨頭熬煮富含麩胺酸的鮮美高湯──早在有歷史記載以前，我們就已經行之有年。下一階段就是發展出魚露，這種因魚肉蛋白分解自然產生的汁液，含有非常大量的麩胺酸。直到今日，魚露依舊是傳統亞洲菜餚裡常見的調味料。而在兩千多年前，古羅馬人也曾使用過一種叫做魚醬（garum）的類似醬料。另一種含有大量麩胺酸的醬料就是醬油，同樣是在亞洲相當盛行的一款調味料。直到 1908 年，東京帝國大學的研究員池田菊苗分離出了純麩胺酸，並將其製成商業化的味精，才讓我們這一路追尋更高濃度麩胺酸的歷程，來到了巔峰境界。

就跟其他具強化作用的食物特性一樣，科技讓我們蒸餾出鮮味裡最主要的活性成分，並讓它成了提升食物獎勵性的強大工具。

然而，食品科技的進步當然不會就此止步。現代的食品化學家早已創造或分離出大量的誘人滋味，好讓我們忍不住去買下各種食品。雖然這些滋味通常會以「人工風味劑」或「天然風味劑」等籠統的字眼出現在成分標示上，但實際上，在這類名詞底下，往往隱藏了幾十種精心設計的成分。

## 認明目標敵人：是太多糖，還是太多油？

　　到底是糖還是油導致肥胖流行，一直是大眾媒體長年來爭辯不休的話題。這也導致有些人將肥胖研究當作一場派系鬥爭，而非是一門研究學科。在此請容我用一個絕大多數研究學者都心知肚明的結論來終結這場爭辯，那就是：兩者皆是。對我們大腦的食物獎勵系統而言，同時含有大量糖和油脂的食物更是我們完全無法招架的致命組合。另一方面，在大自然中，也很少出現這種組合的食物，所以我們可以合理推斷，大腦恐怕無法理智地處理這類高糖、高油的食物。想想冰淇淋、巧克力、餅乾和蛋糕等讓我們嘴饞的食物，還有各種我們不必等到肚子餓，就可以大快朵頤的食物，你就會明白我在說些什麼了。你捫心自問，如果這些食物沒有了糖，或是沒有了油，你還會對它們如此著迷嗎？

　　依賴性藥物因為會直接作用在大腦的多巴胺系統上，所以具有強化能力；[6] 在現代富裕國家的飲食中，我們也比較常見到它們的蹤跡。咖啡因和酒精本來就具有強化能力，也就是說，它們會賦予食物和飲料人們偏好的特質，並導致過量飲食。酒精飲料的熱量不低，每份的熱量約 90 到 180 大卡。以熱量攝取量來看，瘦子和過重者的熱量攝取量可能就差在這 2 杯啤酒的熱量。[7] 大部分美國成人都常常飲酒，而且我們喝酒從來就不是為了滿足熱量需求。我們喝酒，是因為我們喜歡酒，無關乎飢餓與否。咖啡因本身不含熱量，但它通常會跟富含熱量的奶油和糖搭配在一起；而且就跟酒精一樣，我們攝取這些額外的熱量也不是為了填飽肚子。另外，巧克力的可可鹼，雖然算是依賴性比較低的藥物，但同樣會驅使我們過量飲食。

最後，不能不提到烹調技巧對食物獎勵的影響；從很古老的年代，我們的先祖就隨著烹調工具的精進，不斷利用烹調技巧將食物的獎勵性最大化。雖然大多數非工業化文化只會用兩到三種的簡單烹調方法料理食物，但當代的廚師卻會運用乾烘、火烤、炙燒、煎炒、燒烤、油炸、水煮、蒸煮、燉煮、舒肥（低溫烹調）、高壓烹調、慢煮、酒燒或煙燻等五花八門的烹調手法料理食材，並搭配精煉油脂（如奶油）、甜味劑（如糖）和風味劑（如鹽）等各式佐料，做出一道道令我們難以抗拒的美味佳餚。

現代人的飲食會呈現這樣的風貌絕非偶然：因為人腦先天的偏好早已決定了消費者的喜好。為了爭奪自家食品在你胃裡的一席之地，食品工業無不絞盡腦汁要按下你的食物獎勵開關，好讓你成為他們的常客，而這一切主要都是靠大腦的天生所好達成。由此可知，高強化性的食物，以及廣告裡引發消費者購買欲的食物線索，早已成為食品企業相互較勁、賺進大筆營收的必備手段。

現代食品科技不但讓我們有辦法精密的調控食物的獎勵性，更提供了極豐富的食物選擇。隨著食品科技的進步，富裕國家的飲食型態也漸漸反映出人類大腦天生的食物偏好。儘管這些偏好曾是讓人類在古時環境健康存活下來的關鍵，但在如今物資豐饒的環境下，反而導致我們吃進許多不必要的熱量。

## 超常誘惑力

科技讓我們創造出比天然食物更具誘惑力的食品，但這也會導致大腦出現不自然的反應。要說到非自然的強大線索會過度刺激我們的本能、讓我們出現不尋常反應的概念，就必須把時間倒轉到 1930 年代。當時，柯勒（Koehler）和柴格勒斯（Zagarus）做了一個探討環頸鴴築巢行為的研究，研究期間他們注意到，這些鳥比較喜歡坐在外型比天然鳥蛋浮誇的人造鳥蛋上。典型的環頸鴴鳥蛋外觀呈現淡棕色，並帶有深褐色的斑點。當柯勒和柴格勒斯在牠們巢裡放入外觀呈現白色，並帶有更大、更深斑點的人工鳥蛋時，牠們很快就棄守自己的鳥蛋，轉而孵化假鳥蛋。對蠣鴴和黑脊鷗做類似的實驗，實驗結果則顯示牠們比較喜歡體積大的蛋，即便人工鳥蛋的體積大到比牠們的身體還大，牠們也會拋下自己的鳥蛋，去孵化那些荒謬的假鳥蛋。

基本上，鳥類天生就會對蛋的外觀有某些特定的偏好。環頸鴴生性喜歡帶有鮮明斑點的圓形蛋，所以斑點面積比較大、顏色對比較鮮明的圓形蛋，就會誘發牠們更強烈的好感。蠣鴴和黑脊鷗生性喜歡體積大的蛋，因為體積越大的蛋通常越健康，即便蛋的大小遠遠超乎正常尺寸，牠們依舊會情不自禁去孵那些體積比較大的蛋。荷蘭生物學家尼古拉斯・廷貝亨（Nikolaas Tinbergen）創造了「超常刺激」（supernormal stimulus）一詞形容這個現象，如他所說：「有時候超常刺激提供的刺激條件，甚至比自然的刺激條件更有感。」不論該物種天生的喜好是什麼，只要依照喜好給予該物種更強烈的刺激，這些超乎物種預期的刺激，往往更加受到物種的重視——而此現象有時候也會導致生物表現出非常負面的行為。對人腦而言，人類創造的某些事物，例如情色刊物、影音、賭博、電動和垃圾食物等，就屬於超常刺激。

在自然環境中，超常刺激有時候會成為一種利用他人的手段。以大杜鵑為例，牠們是著名的「托卵寄生」鳥類，利用其他鳥類的天生偏好，讓牠們幫自己孵蛋、育雛。葦鶯就是其中一個苦主。[8] 大杜鵑蛋幾乎跟葦鶯蛋長得一模一樣，只是體積較大。蛋孵化後，塊頭比較大的杜鵑雛鳥還會把巢中所有的葦鶯蛋和雛鳥逐出，並以猶如一整窩葦鶯雛鳥嗷嗷待哺的鳴叫聲乞食；這種叫聲會激起葦鶯體內的哺育本能，讓牠們心甘情願地哺餵杜鵑雛鳥。另外，杜鵑雛鳥體積比較大、顏色比較鮮明的鳥喙，也會讓牠在乞食時格外容易吸引親鳥的目光，激起親鳥想提供牠更多食物的欲望。等到杜鵑雛鳥羽翼豐滿，體型就會比牠的養父母大上一些，而牠所得到的一切，全都是徹底利用牠養父母天生喜好的成果。

同樣的，我們天生對食物的偏好也淪為商業利益的籌碼。食品工業透過濃縮和結合對我們最具獎勵性的食物特性、創造出我們前所未見的誘人食物，好讓我們難以抗拒並買單。由此可見，肥胖的流行絕不是自然發生的客觀結果，而是商人為了追逐金錢利益所造成的可悲副作用。

## 美式飲食的魔力

我們仔細探究美式飲食時，就會清楚發現食物獎勵機制已經對我們的飲食習慣造成巨大的影響。美國農業部發表的《2010年版美國飲食指南》指出，以下六種食物是美國成人的主要熱量來源，並依各種食物在飲食中所占的熱量比例遞減排序：

一、穀製甜品
二、酵母麵包
三、雞肉和含雞肉的料理
四、汽水／能量飲料／運動飲料
五、酒精飲料
六、披薩

名列榜首的「穀製甜品」包括了蛋糕、甜甜圈和餅乾等食品。第二名是麵包，我們常常把它視為無害的食物，但它大多是用精白麵粉製成，熱量密度驚人。[9] 順帶一提，麵包恰好也是美國飲食中最主要的鹽分來源。接著看到「雞肉和含雞肉的料理」，它會名列前茅或許是我們對炸雞和雞塊的熱愛所致。[10] 第四名是汽水／能量飲料／運動飲料，或者我喜歡直接通稱為「糖水」。第五名是酒精飲料，而第六名則是披薩。水果在哪裡？豆類在哪裡？堅果又在哪裡？在這份名單裡的大部分食物，全是由精製糖、精製澱粉、精煉油脂、鹽和依賴性藥物（咖啡因和酒精）組成的高熱量食品。

礙於我們大腦天生內建的食物喜好，我們並不會對芹菜形成依賴性，而是對餅乾和披薩著迷、形成依賴性。這些食物使我們總想吃更多，最終更在體內建立了難以改變的頑強飲食模式。我們吃這些食物不是因為它們有益健康，我們吃這些食物是因為它們強化了我們的行為。以下是美國孩童和青少年的六大熱量來源：

一、穀製甜點
二、披薩
三、汽水／能量飲料／運動飲料
四、酵母麵包
五、雞肉和含雞肉的料理
六、義大利麵和義大利麵食

　　這份名單的內容跟成人很相似，只不過名列前幾名的食物，其獎勵性或許略勝一籌。這些就是我們孩子在吃的食物。知道這一點，你還會覺得有這麼多的胖小孩是一件很驚人或奇怪的事情嗎？

　　然而，食品工業的影響力可不會只觸及你家的餐廳，它的勢力還延伸到我們的客廳、街道和辦公室。

## 營造飲食欲望

　　如同我們先前討論的，一旦你吃過幾次具獎勵性的食物，與那個食物有關的線索就會引發你去尋找它的動機。舉例來說，我們聞到薯條的味道時，看到它們的影像時，或是進入一個之前曾享用薯條的地方時，都會興起一股想吃薯條的欲望。大腦會說：「這是能讓你得到珍貴食物的情境。」於是刺激你產生動機。食品廣告就是利用這個基本原則，讓我們暴露在充滿食物線索的環境中，藉此引發購買和飲食的欲望——事實證明，它的效果真的很好。

食品工業每年在食品廣告上投注龐大的資金。2012 年，光是十大食品和飲料製造商的廣告費就高達 69 億美元，除此之外，速食餐廳也在廣告砸下了 40 億美元以上的資金。為了讓你更清楚這筆金額有多龐大，我們來看看 2012 年美國國家衛生研究院（美國生物醫學研究的主要贊助機構）投注了多少經費在肥胖研究上：不到 10 億美元。也就是說，不論拿金錢或是投入心力來相比，目前用來說服我們大啖食物的資源，遠遠超過了用來預防我們過量飲食和相關後果的資源。

食品工業肯砸大錢打廣告，是因為它成效顯著。看到食品廣告的人通常會比較喜歡廣告中的商品，也更容易有購買欲望。美國成人光是在電視上，平均每天就會看到 20 則食品廣告——加總起來，就相當於我們身處每年暴露在 7,000 個以上的食物線索之環境。孩童特別容易受到食品廣告的影響，因為他們本來就比較衝動，尚無法理解廣告隱含的遊說意圖。美國孩童每天會在電視上看到 12 則以上的食品廣告，換算下來他們每年看到的廣告量高達 4,300 則以上。況且，食品廣告可不會要我們去買球芽甘藍！蔬菜這類未經加工、低熱量的食物既沒什麼利潤可賺，也不會特別吸引消費者的注意力。高油、高糖、高澱粉、高鹽和具備其他強化特性的食物，才是最能有效吸引消費者目光的食物線索，也正是最常出現在廣告裡的主角。[11]

從食物獎勵的角度來看，美國恐怕是當代最容易讓人發胖的飲食環境，不過其他富裕國家的飲食環境也沒好到哪裡去。我們被種類驚人多樣的食物所環繞，而且都是依據人類天生的食物偏好量身打造，目的就是要讓我們難以抗拒其吸引力，同時，我們每天也不斷受到各種食物線索轟炸，時時提醒我們這些食物的存在。老實說，不論是家裡掌廚的人，或是食品工業的人，兩者無非都是希望大家能對他們的食物回味無窮，只不過食品工業在這方面特別上手，而且社會日益增長的過量飲食和變胖趨勢，與食品工業的蓬勃發展呈現同步成長。簡單來說，我們日漸變粗的腰圍絕對不是一個偶然的結果，而是在這個競爭激烈的經濟體下，必然衍生的成果。

話雖如此，但驅使我們過量飲食的因素可不只有食物獎勵機制，便利性也是一項重要因素，它會影響大腦決定食物攝取量的迴路。下一章，我們就會深入探討這項因素。

# 注釋

1 昆申人不論男女，各個年齡層的身體質量指數數值都低於 20 公斤 /（公尺）$^2$。

2 雖然亞諾馬莫人有種植辣椒，但沙尼翁並沒有提到他們把辣椒當作香料的事，所以他們食用辣椒的頻率肯定不高。

3 成年男性的平均身體質量指數數值為 21.5 公斤 /（公尺）$^2$，成年女性則為 20.8 公斤 /（公尺）$^2$。

4 我們的睡眠時間也算在裡面。另一種說法是，今天我們平均每 24 小時，就會攝取相當於 3.4 罐可樂的糖量。這當中，當然也有人吃得比這個量多很多，或少很多。

5 目前並沒有特別具說服力的證據，證實味精對健康造成直接性的危害。一般人都會將餐後出現的不適症狀歸因於味精，但雙盲試驗的結果通常不太支持這個想法。味精之所以會引起這麼大的爭議，是因為研究發現，將它注入新生動物體內，會損傷動物大腦的下視丘（透過一種叫做「興奮性毒性」〔excitotoxicity〕的現象），進而導致肥胖。不過，一般飲食中添加的味精量似乎並不會引起這樣的現象；因為在這種情況下，不論是血液或大腦裡的麩胺酸含量，都不會因為食用味精出現顯著的變化。

6 或是跟腺苷受體（adenosine receptor）之類的途徑關係密切。

7 同樣身高和性別的瘦子和過重者，其熱量攝取量的差異大約是 10%。假設 2 杯啤酒的熱量有 300 大卡，瘦子平均要吃進 2,400 大卡的熱量才可維持體重，那麼 2 杯啤酒就足以彌平瘦子和過重者原本在熱量攝取量上的差異。

8 杜鵑也會對其他鳥類「托卵寄生」，而杜鵑蛋的外觀通常與牠苦主巢內原有的蛋相似。

9 這是一個出乎意料的事實，因為多數人都認為麵包是一種輕盈又蓬鬆的食物。實際上，它裡頭的空氣在你咀嚼後就會消失，所以它的熱量密度其實相當高。

10 營養學者瑪莉安・奈索（Marion Nestle）在她的著作《為什麼要計算熱量》（*Why Calories Count*，暫譯）提出了這項推論。

11 廣告當然不是只用到了食物強化的原理，企業會用盡各種手段讓我們去買他們的產品，所以廣告可能還會同時囊括一些理性和感性的訴求，例如強調產品的價值和品質、把產品與正向的情緒狀態連結在一起，或是強調它對社會地位的影響。後者對孩童的影響力特別大，因為他們很容易受到食物的「潮流因素」左右。這一點是邁可・摩斯在其著作《糖、脂肪、鹽》中，討論到的另一個主題。

# Chapter 5

# 精打細算的大腦

在過去，我們根本不需要去計算吃進了多少的熱量，或是為自己吃進了過多的食物感到罪惡。然而時過境遷，身處今日這個食物過度豐饒的世界，這些與我們祖先相同的本能反倒成了損害健康的絆腳石。

　　破曉時分，曙光灑落坦尚尼亞北部的賽邦加（Sipunga）山丘，光線穿透猴麵包樹的枝枒，在地面打上點點光影。馬德魯和他的妻子艾絲塔從他們的茅草屋走了出來，朝其他已經起床的族人走去。艾絲塔坐了下來，開始哺餵他們一歲大的女兒。馬德魯的身上只穿了一件布滿塵土的卡其色寬鬆短褲，正一邊削尖手上的箭，一邊和營地裡的其他男人談論他今天的計畫。

　　馬德魯和艾絲塔是哈扎人（Hadza），哈扎族是位在非洲裂谷東部的一個採獵文化。非洲裂谷這個地區又被稱為「人類的搖籃」，它會享有這個美名是因為該地出土了許多靈長類生物的化石，而這些距今 260 萬年的智人化石，就是現代人類最古老的祖先。哈扎人的採獵生活型態，可以讓我們一窺約略在 1 萬 2,000

年前、農業尚未出現之際，人類生活的面貌。雖然哈扎人跟我們遠在石器時代的祖先還是有所不同，但或許是目前最接近我們祖先生活方式的族群。他們的生活方式可以幫助我們了解，過去人類祖先在生活上可能面臨過哪些挑戰，為了克服挑戰，他們在生理和心理上又演化出哪些適應機制。此時此刻，我們就要靠哈扎人了解人體對飲食的成本效益計算原則，因為這些計算原則正是驅使身處富裕國家的我們過量飲食的原因。

馬德魯的朋友歐亞提到，昨天他在返回營地的路上，意外發現了一些大羚羊的足跡。聽到歐亞提供的情報，馬德魯的精神全來了，興匆匆地整頓他的狩獵工具，準備展開今天的狩獵行動。他迅速套上涼鞋，在肩上掛了一把小斧頭，背上繫了一個小塑膠桶，然後把刀滑入綁在腰際的刀鞘，伸手抓起弓、箭和鑽木取火的火鑽。一切準備就緒後，他便獨自朝大羚羊出沒的方向前進。

馬德魯一入山打獵，艾絲塔和營地裡的另外五名婦女，就開始熱絡討論等等要去挖掘塊莖的地點。最後，她們終於選定了一個地點，打算一同前往，同行的還有兩個年輕的孩子，一男一女。這些婦女的採集裝備非常簡單：每個女人都帶著一根約九十公分長的挖掘棒，一把維持挖掘棒鋒利度的刀子，還有一條纏在背上的編織吊帶。其中一位婦女帶了一些從爐床裡取出的炭塊，準備用它們在野外炊煮。艾絲塔則用吊帶帶著她年幼的女兒一起出發。

走了大概接近兩公里遠，馬德魯發現了大羚羊的足跡。從足跡判斷，牠們行經此處應該是一天以前的事了，但他還是跟著這些足跡，看能不能發現其他更新的足跡。他跟蹤羚羊足跡的同時，也持續探查周遭的環境，以判斷附近有無其他具食用價值的食物。他稍微停下腳步，吃了一把香甜的安度西匹莓果（undushipi berries），然後才繼續前行。他跟著羚羊足跡走著走著，突然聽到左側傳來小圓石滾落的聲響。他發現了一隻非洲特有的迪克小羚羊，就站在距離他三十公尺遠的岩壁上。牠還沒注意到馬德魯。他壓低身子，從下風處緩緩接近牠，途中他盡可能用植物遮蔽行蹤，一路靜靜跟蹤到可以捕獵羚羊的距離。他把他的卡薩瑪（kasama，一種帶有尖銳、月桂葉形狀金屬箭頭的箭）搭上弓弦，無聲地拉了個滿弓，讓箭朝羚羊飛去；箭刺入了迪克小羚羊的心和肺，牠當場就斷了氣。[1] 他打包了他的戰利品，來到一片樹蔭下料理羚羊。他煮了牠的肝臟、部分頭頸和一條前腿享用，然後在中午時分午睡片刻，以避開當時的高溫。

在這段期間，艾絲塔一夥人已經走了約三公里遠，來到打算挖掘塊莖的地點。一抵達目的地，她們就開始掃視岩地上的植物，看看灌木叢或樹上有沒有攀附什麼特定類型的藤蔓，因為這是地底下有塊莖的跡象。沒多久，艾絲塔看到一顆矮樹上攀附了一條阿卡哇（//ekwa）的藤蔓，於是靠近查看。她細細檢視著藤蔓的外觀，然後用挖掘棒的鈍端重擊地面，仔細聆聽地面發出的聲響，藉以判斷地底塊莖的大小。她露出滿意的笑容，這顆塊莖的大小值得她開挖，她把挖掘棒的尖端插入土中，開始挖掘。在她充滿律動地挖了十分鐘後，終於將一顆外型扭曲，看起來有點像番薯的長條狀塊莖從土裡拔出。她們採集的塊莖有兩種不同的品種，此次與她同行的每一位婦女都會大豐收。接著這些婦女就會利用帶來的炭塊生火，烤一些塊莖來吃。烤熟塊莖後，她們先

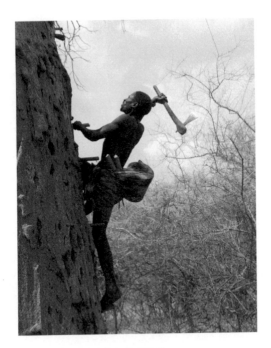

**圖 20　一名哈扎族男性爬樹直搗蜂窩**

請注意他是站在他敲入樹幹的木樁上。照片為布萊恩・伍德慷慨提供。

剝除塊莖的皮,再切小塊食用。這些塊莖的纖維非常粗,所以她們會充分咀嚼,榨取出裡頭富含碳水化合物的汁液後,就把剩下的纖維吐掉。填飽肚子後,艾絲塔一夥人便在一株大灌木的樹蔭下小睡片刻。

　　睡完午覺後,馬德魯感到整個人神清氣爽,重新啟程追蹤大羚羊的蹤影。不過,他才走了幾百公尺的距離,耳邊猛然有個聲音嗡嗡作響:是隻蜜蜂。探查了一下四周,他發現一株猴麵包樹的樹洞裡可能藏有蜂窩。他直盯著樹洞看,直到洞口閃現一隻蜜

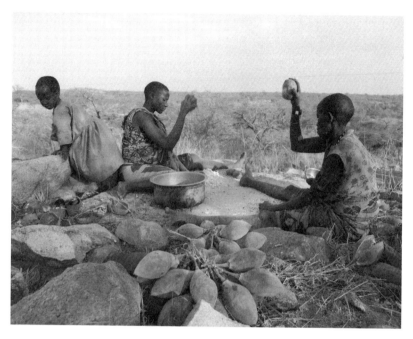

**圖 21　哈扎族婦女正在處理猴麵包樹的果實**

照片為布萊恩・伍德慷慨提供。

蜂離巢的身影證實了他的推斷──那裡確實有蜂窩。他用火鑽生了一小把火，然後從附近的樹木取材，做了六根木樁。他從生起的火堆拿起一根冒著煙的火炬，開始用斧頭的刀背將木樁敲進猴麵包樹的樹皮。他把木樁一個接一個地敲入樹幹，然後用它們一路爬到了樹上蜂窩的位置。他舉起冒著煙的火炬安撫暴躁的蜂群，同時用斧頭將通往蜂巢的樹洞口鑿得更大，然後把整隻手臂伸進了樹洞。最後他成功取出一大塊充滿蜂蜜的蜂巢，但過程中他免不了被螫了幾次。從樹上下來後，他馬上吃了約半公升的蜂蜜，剩下的則放入他背後的籃子。此時是下午三點左右，他想那些大羚羊現在很可能已經走遠，所以便返回營地。

一醒來，艾絲塔一夥人就把剩下的塊莖放入她們的吊帶，啟程返回營地。回家途中，她們稍微繞了一點路，到一顆猴麵包樹下採集落地的果實，並把這些果實放進吊帶中。

接近傍晚時分，男人和女人紛紛返回營地。暮色低垂時，他們生起營火，用白天採獵到的食材做飯，與親友、鄰居一起分享今日的收穫，各個家族圍坐在自家的爐火前吃飯、育嬰、歡笑和談論當天發生的事情。馬德魯分切了剩餘的迪克小羚羊，放到爐火上燒烤。整隻動物被吃得幾乎一乾二淨，就連內臟也不例外，骨頭則被熬成肉湯。馬德魯也將他的蜂蜜分享給族人，大家都迫不急待地要一嚐那甜美滋味。婦女烤了許多阿卡哇塊莖，並將剝皮切成小塊的塊莖分給大家，然後用附近的石頭砸開了猴麵包樹的果實。他們邊吃著猴麵包樹帶有濃烈氣味的白色石灰狀果漿，邊吐出混在裡頭的種子。

這段以哈扎族夫婦為主軸的故事，是根據人類學家法蘭克・馬羅威（Frank Marlowe）和布萊恩・伍德（Brian Wood）等人的詳細考察資料所虛構出的情節，清楚說明了哈扎人典型的日常生活樣貌。縱使故事看起來相當平凡無奇，但事實上，這當中卻闡述了哈扎人每天要面對的某些複雜成本利益抉擇——數百萬年來，人類大腦的結構和功能就是因為這些抉擇不斷進化。

## 最適攝食理論

「人生就像一場把能量變成孩子的競賽。」赫曼‧龐瑟（Herman Pontzer）說。赫曼‧龐瑟是紐約市立大學的人類學副教授，致力於研究哈扎人的能量消耗狀態。由於獲取熱量是生存和繁衍後代的關鍵要素，因此在天擇過程中，這是相當重要的篩選條件，也是形塑出今日物種的基本原則。在大自然裡，各種生物獲取食物的效率一定有高低之分，這當中，越能用更有效率的方式取得食物的動物，就越有機會將基因傳承給下一代。透過這種方式，天擇就能慢慢雕鑿出一副副能產生高效率覓食行動的大腦。[2]

實際上，生物學家和人類學家已經能夠用「最適攝食理論」（optimal foraging theory, OFT），以數學的方式模擬高效率攝食的基本原則。最適攝食理論假設動物都是經由天擇雕鑿而來，才能從牠們生存的環境中有效率地獲取食物；同時，研究學者也成功把這套理論應用到各種不同的物種上，以採獵維生的人類亦囊括其中。相較於人類行為令人頭昏眼花的複雜性，最適攝食理論的基本數學公式簡單到令人鬆了一口氣：

$$食物的價值 = \frac{（獲得的熱量 - 消耗的熱量）}{時間}$$

食物的價值，也就是它是否值得動物展開行動的價值，取決於它所含的熱量，減去獲取和處理它所需要的熱量，再除以獲取和處理它所需要的時間。[3] 換句話說，每種食物的價值差不多由熱量報酬率決定。這跟經濟學家計算最大利潤的基本方程式相同，因為有效獲利的原則，就跟有效覓食的原則如出一轍。即使大鼠並不曉得什麼經濟學理論，透過天擇的過程，牠們的大腦也被雕鑿成這種運作模式，讓牠們表現出「好像」知道經濟學理論一般。簡而言之，在天擇的引導下，大鼠和人類通通不知不覺地成了經濟學家。

許多人類學家的研究成果證明，最適攝食理論雖然不太完整，但在預測人類採獵者的攝食行為方面，表現卻相當出色。比方說，最適攝食理論做出了這樣的預測：採獵者很少花心思採集低熱量的食物。透過學者的觀察，證實了這項預測確實成立。不過這背後的驚人涵義是：採獵者不太常採集或食用蔬菜——就是那些低熱量的植物，例如野菜。[4] 如果你是一名採獵者，要燃燒200大卡的熱量才能採集到一份50大卡的沙拉，顯然很不划算。

假如仔細檢視上述哈扎人的覓食過程，我們會發現，在許多情況下，馬德魯和艾絲塔都做出了重要的經濟抉擇。首先是馬德魯動身追蹤大羚羊，大羚羊算是大型獵物，若獵捕到手，能量報酬率很高。正是這一點讓馬德魯打算搜出留下蹤跡的大羚羊，並花了很長的時間追蹤牠，因為獵到這頭大羚羊的好處實在是太大了。不過在執行最佳的覓食策略時，也必須同步留意到途中可能出現的其他機會。譬如，馬德魯一發現體型比較小的迪克小羚羊，他的大腦搶先一步的認知到，他有機會在很短的時間內殺了它，並得到不錯的能量報酬率。於是，當「附近有隻毫無戒心的迪克小羚羊」這樣的訊息傳進他的大腦，忽然之間，捕獵小羚羊的能量報酬率就勝過了持續追蹤大羚羊的報酬率。但如果他沒有注意到迪克小羚羊就在附近的跡象，他大概會埋頭搜尋大羚羊一整天，然後空手而歸。同樣地，那隻蜜蜂給他的聲音線索，讓他注意到附近有蜂窩，並為他的覓食之旅帶來了意想不到的大豐收。對哈扎人而言，蜂蜜是能量報酬率最高之一的食物，如果他們找到一個好蜂窩，大多會不顧一切去採集蜂蜜。

艾絲塔也做出了重要的經濟抉擇。早上，她和其他婦女商討了採集塊莖的地點，決定何處比較可能產出具高能量報酬率的塊莖。這個決議的過程涉及到了很多因素，除了要考量到她們在各處可能找到的塊莖數量外，還必須衡量走到各採集地的距離，以及挖出那些塊莖所需要耗費的力氣。至於她們返回營地的途中，撿拾的猴麵包樹落果，則是一種能讓她們在付出極少力氣或時間下，獲取大量能量的食物來源。

不管馬德魯和艾絲塔是否有意識到自己做出的抉擇，他們在覓食的過程中確實都盡可能地將熱量報酬率最大化。如果你覺得這一切聽起來就跟常識一樣，那是因為我們的大腦本來就知道這些精打細算的基本原則。

當然，這條最適攝食理論的方程式並不能解釋所有事情。人類的行為是由許多動機交互作用產生的結果，所以無法單憑一條簡單的公式預測出所有的情況，並不令人意外。「除了熱量之外，人還會考量到其他目的。」布魯斯・溫特哈爾德（Bruce Winterhalder）解釋，他是加州大學戴維斯分校的人類學教授。「有時候他們會為了儀式所需，外出尋找最華麗、耀眼的紅色羽毛。」換句話說，除了食物的「分量」，食物的「品質」也會影響人對食物價值的評價。這一點在採獵者（和幾乎全球人類）評價肉類和植物熱量價值時特別明顯，因為通常大家都覺得肉的價值比植物高。[5] 亞利桑納州立大學的人類學家金·希爾（Kim Hill），就從他對巴拉圭採獵民族亞契人（Aché）的研究成果發現，把這項差異性納入計算，即可提升最適攝食理論方程式預測人類覓食行為的準確度。因此，就算熱量是覓食主要的考量因素，但對採獵者來說，食物的價值卻不單單是靠其所含的熱量多寡決定。

　　其他因素也可能影響食物的價值，例如風險。即使是像攀著細枝到高聳大樹上摘取果實這類高效率覓食行動，在考量到從樹上失足跌落的風險後，採獵者恐怕就不願意為它冒險。文化禁忌之類的因素也會影響人類對食物的選擇。研究哈扎人的伍德就曾說過：「沒有一個哈扎人會去獵捕草原巨蜥，即便牠們的體型龐大、肥美，但就哈扎人的文化來看，蛇和蜥蜴根本不算是食物。」他們也不吃魚，因為牠們長得「像蛇」。另外，個人喜好、飢餓度和耗費時間超乎預期等，皆左右人類的選擇。基本上，如希爾所說：「大腦本來就不只是為了獲取能量而存在。」因此，如果把基本最適攝食理論忽略掉的所有可能動機納入考量，這條方程式確實可以非常出色地預測人類的覓食行為。這條方程式強調了能量對生命的根本重要性，以及在天擇過程中所扮演的核心角色，今日我們所擁有的大腦就是循著這項篩選條件形塑而來。

　　最適攝食理論模擬了所有人類大腦在出於本能的情況下，產生食物動機的基本原則。正如我們在現實中所見，不論採獵的場地在野外或是超市，這項本能都對我們的行為帶來了一些引人注目的影響。

## 對食物的原始愛好

　　對採獵者來說,「適量飲食」是個全然陌生的概念。事實上,根據伍德、希爾和龐瑟的觀察,他們說採獵者的飲食習慣可說是十足的貪吃鬼本色。希爾回想起觀察亞契人生活時,曾親眼見識過幾次他們大啖美食的場面——席間的每位男性都吃了 5 磅肥美多汁的肉塊,喝了 1.5 公升的香純蜂蜜,或吃了 30 顆的野生柳橙(類似超市裡販售的柳橙)。亞契人不是唯一一個這樣大量進食的民族。龐瑟附和道,哈扎人喝蜂蜜的方式也相當豪邁,簡直是「把蜂蜜當牛奶在喝」。

　　與現代人的飲食習慣恰恰相反,哈扎人會竭盡所能從他們的食物中汲取出最多的熱量。一旦他們成功獵殺到動物,就會上前捏掐獵物身上的幾個部位,以判斷牠身上帶有多少油脂。「他們深知哪些部位的肉最肥美,所以如果他們獵到了大型獵物,例如大羚羊或斑馬,就會切下最肥美的部位,熬煮成湯,然後盡情飲用。」伍德說。他們會砸開每一塊骨頭,並將這些骨頭滾煮至潔白、易碎的狀態,好萃取出骨髓裡的每一公克油脂。「他們徹底奉行『能吃多少油脂,就吃多少油脂』的理念,在他們的飲食認知裡,顯然沒有什麼『適量飲食』的概念。」伍德補充。希爾觀察亞契人的經驗也呼應了伍德的看法:「他們的飲食原則很簡單,就是盡可能吃下他們取得的所有食物,而且他們的胃似乎就像個無底洞。」

　　話雖如此,就算哈扎人和亞契人都有大口吃進糖分和油脂的習慣,肥胖卻從未找上他們。事實上,哈扎人的體態完全符合現代西方人的理想身體組成標準：男性的平均體脂肪為 11％，女性的平均體脂肪則為 20％，且不論男女，哈扎人都不會因年齡發福。伍德在考察過程中，只見過一個身形肥胖的哈扎人，是個有錢的男性，而且他的飲食和生活型態都沒有遵循哈扎族的傳統。另一方面，同以採獵維生的亞契人，儘管體脂肪稍微偏高（尤其是年輕婦女族群），但他們依然鮮少有肥胖的問題。

他們怎麼能夠在這麼貪吃的情況下，同時保有精瘦的身形？在這種情況下，只有一種可能性可以解釋我們在第一章提到的能量平衡方程式，那就是：他們的長期平均能量攝取量必定和能量消耗量相吻合。[6] 採獵者的生活確實很少面臨沒有東西可吃的挨餓狀態，但他們還是常碰到無法得到理想熱量攝取量的情況。縱使他們看起來都身強體壯，但不論是亞契族或哈扎族的成人，都常覺得自己肚子很餓。他們的肚子餓，可不是那種我們到了午餐時間，想去冰箱拿點東西吃的溫和飢餓感，而是近似一整天沒吃到什麼東西的強烈飢餓感。「當他們說肚子餓了，就真的是肚子餓了。」伍德如此說。

換言之，他們如貪吃鬼般的飲食行為，是為了彌補他們無法吃到理想食物量的那些日子。他們雖然常常吃得到肉，[7] 但能大口吞下肥美肉塊的機會可不多；他們雖然能常常採集到蜂蜜，但取得的量通常不足以超過一個人的每日熱量需求。簡單來說，採獵者的生活環境中，根本不會有足夠的食物來滿足他們的超大胃口。

為什麼採獵者會常說自己肚子餓呢？即使他們明明一副身強體壯的模樣。又為什麼他們會希望自己能多吃進一點食物呢？或許，答案在於採獵者繁衍後代的能量消耗狀態。如果人生就像一場把能量變成孩子的競賽，那麼越多能量（有一個上限），就表示有越多孩子。[8]由於成功繁衍後代是驅動天擇的基本條件，所以我們可能會期望天擇設計出一個想要更多能量的大腦。這正是希爾所假想的情況：「他們的大腦一心想要更多的食物，因為吃進的食物越多，生育率和生存率越高，而這一切則能讓成功繁衍的機率變得更高。」

這讓我們對採獵者的生活方式做出了一個重要的結論：貪吃對他們是件好事。盡可能地多吃糖、油脂、蛋白質和澱粉，可以提升他們在野生環境中生存和孕育孩子的能力。「當那些機會出現在他們眼前，基本上，他們做出的反應不會造成什麼負面影響，只會為自身帶來好處。」伍德說道。雖然過量飲食是造成現代富裕國家人民生百病叢生的主因，但對採獵民族的生存環境來說，過量飲食卻是成就他們健康體魄的關鍵。坦白說，過量飲食對人類祖先的健康大概也具有相同的意義，是一直到最近，過量飲食對人類的意義才有所改變。[9]

從人類大部分的歷史發展來看，我們出於本能的追尋大量油脂、糖、澱粉和蛋白質的行徑，完全符合我們生存和繁衍後代的利益原則。畢竟在過去，我們根本不需要去計算吃進了多少的熱量，或是為自己吃進了過多的食物感到罪惡。然而時過境遷，身處今日這個食物過度豐饒的世界，這些與我們祖先相同的本能反倒成了損害健康的絆腳石，甚至奪走了我們繁衍後代的能力。縱使我們總想要靠著理智壓制那股渴望過量飲食的衝動，但最終往往只能對那股衝動俯首稱臣。水能載舟，亦能覆舟。為了維持健康而驅使採獵民族大口吞下高熱量密度食物的那副大腦，也正是驅使我們在現代世界裡過量飲食的大腦。

## 起身追尋荒野中的雞塊

把最適攝食理論套用在採獵者的生存環境和我們身處的富裕世界上，會產生非常鮮明的對比結果。在採獵者的生存環境中，食物提供的熱量各有不同，但大部分的食物都必須耗費極大的時間和心力去取得、料理。因此，若以最適攝食理論的方程式計算，多數情況下，他們的整體能量報酬率相對偏低。換句話說，以能量的角度來看，採獵野生食物通常沒什麼賺頭，因為要得到它們，採獵者必須付出很大的「成本」。因此，誠如前面看到的例子，一旦採獵者有機會碰到容易取得、又具高熱量的食物，他們就會把握機會，大吃特吃。對他們來說，這些食物就是大有能量賺頭的食物，不但熱量高，還不用他們付出太多成本——採獵者很少會放棄這樣的大好機會。

反觀生活在富裕國家的我們，我們追尋的食物是家樂氏含糖麥穀片、紐奧良烤雞翅和雞塊，而不是水果、野牛和野禽。也就是說，我們的食物大多富含熱量，而且大幅降低了取得和料理食物所需付出的時間、力氣和金錢成本。假如我們把最適攝食理論套用在這個情況上，就會很清楚的發現，我們身處在一個充滿大量高價值食物的環境中——這些食物的能量報酬率超級高，因為它們能給予人體大量的熱量，但成本卻非常低。話說回來，即使我們與採獵者的生活環境非常不同，但我們的大腦仍然是非常偏愛高報酬率的食物。（你見識過免費披薩消失的速度有多快嗎？）問題是，採獵者只會偶爾碰上這種高報酬率的食物，而我們卻是每天都碰上這類食物好幾回。正是這樣的生活環境導致我們過量飲食，因為大腦不斷受到這些食物刺激，並在無意識的狀態下活化那些一直渴求高熱量食物的大腦迴路。

在第一章，我們曾經介紹過艾瑞克・拉福森的販賣機實驗，還記得嗎？他的團隊提供受試者各種高熱量、免費、幾乎不用花任何力氣料理的食物，而且全天候無限量供應。實驗中，受試者若想要吃東西，只需要走到隔壁放置販賣機的房間，然後輸入密碼就可以了。就最適攝食理論來看，拉福森的團隊在這個實驗中，無意間創造出了一個充滿大量極高價值食物的環境——把這些食物的能量報酬率發揮到了極致。誠如最適攝食理論所預測的，這種情境使受試者都出現了驚人的過量飲食行為，體重也急速向上竄升（拉福森把這種現象稱為「機會性貪食」）。

康乃爾大學的食物與品牌實驗室主持人布萊恩・汪辛克（Brian Wansink），他執行的一系列巧妙實驗，就清楚說明了付出成本對飲食行為的巨大影響。在某一個研究中，他招募了一些行政助理作為受試者，將他們隨機分為三組後，依據組別把裝有Hershey's Kisses巧克力的糖果盤放在三個不同的地方，分別是：辦公桌上、辦公桌最上層的抽屜裡，以及距離受試者座位接近兩公尺遠的文件櫃裡。也就是說，這三組人馬在吃巧克力的時候，必須付出的努力各有不同：辦公桌組的只需要稍稍移動手臂，抽屜組則要多加個拉開抽屜的動作，而文件櫃組必須起身走過辦公室。雖然每一組吃巧克力的屏障條件並沒有很大的難度，但每一項屏障確實都會稍稍降低巧克力對受試者的吸引力。

實驗結果出爐後，我們更可以清楚發現，這些看似微小的付出程度差異，卻對受試者的巧克力攝取量造成很大的不同。首先是辦公桌組，該組受試者平均每天吃了 9 顆巧克力；抽屜組的受試者平均每天吃了 6 顆巧克力；而文件櫃組的受試者則平均每天吃了 4 顆巧克力。汪辛克對此結果做了一個貼切的比喻：「就算可以大吃一頓芒果特餐，愛斯基摩人也不會想花大把力氣在冰天雪地找出芒果。」這麼說來，倘若每次我們想吃漢堡或薯條（或冰淇淋和披薩），都必須爬到將近五公里遠的樹上，我們的身形是不是就會變得比較精瘦？我想，十之八九是這樣。可是今天，我們取得食物的便利性實在是前所未見的高。

## 遠離零食

避免過量飲食的方法顯而易見，那就是：不要讓你自己太容易吃到東西。就算只是打開櫥櫃、扭開瓶蓋、撥開果皮，或扒開堅果殼這類降低進食便利性的小小屏障，都足以讓你的進食量從過量轉為適量。對我們大腦裡那些一直尋求高能量報酬率的區塊來說，老是把袋口大開的洋芋片或糖果這類誘人又方便食用的食物放在顯眼的位置，無疑是引誘著我們全吃進肚裡。

## 沉浸在便利食物溫柔鄉的大腦

　　如我在第四章所說，我們的飲食文化在上個世紀發生了巨大的轉變。那些轉變不僅僅是跟食物的獎勵性有關，也與我們大腦評判食物價值的食物成本有關，如時間、力氣和金錢。舉例來說，在 1929 年到 2012 年之間，美國人的伙食費比例，從占總收入的 23％降至 10％（請見圖 22）。光是這一點，就能讓今天的我們比祖父母們更容易取得高能量報酬率的食物。有句俗話說「飢餓是最好的調味料」，但我會說「便宜」也是非常好的調味料。

　　由於取得和料理食物所需付出的時間和力氣成本越來越少，我們攝取食物的便利性也越來越高。1920 年代起，超市開始在美國各地普及，提供了單一地點就能購足各種所需食物的便利性；也是從那時候起，超市的規模開始不斷擴張。除此之外，過

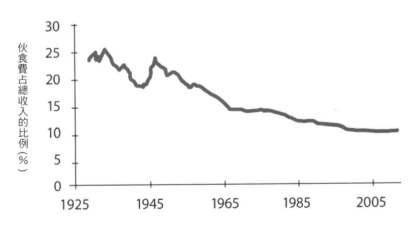

**圖 22　1929 年到 2012 年間，美國人的伙食費占總收入的比例**

數據來源：美國農業部經濟研究局。

去這些年，我們把越來越多料理食物的工作，都交給了餐廳或是食品加工業裡的專家處理。然後，就在過去五十年間，我們開始偏好這種把便利性發揮到極致的餐點：速食。大部分提供速食的餐廳的主打賣點都是以一手拿著就能吃，不必再使用綁手綁腳的餐具。甚至，我們根本不需要為了吃東西離開車子（或是停下車子）！（你可以在第四章的圖 17 看到美國人過去一百多年間，在家開伙、外食和到速食餐廳用餐的伙食費變化狀況。）

不僅如此，就連我們待在自家廚房的時間都逐年下降了。因應消費者不斷追求更便利食物的需求，食品工業持續創造出各種不必多花心力準備的即食餐點，人們輕易就能在超市購入，回家馬上享用。邁可‧摩斯在他的精采著作《糖、脂肪、鹽》中，就敘述了食品工業龍頭為了盡可能抓住消費者的目光，是如何精心設計這些產品。好比說，Lunchables 這種現成的午餐包，就是廠商針對忙碌父母設計的產品，能讓父母省下準備孩子午餐的時間和心力。Pop-Tarts 這種果醬吐司餅乾，則是一種取代早餐的替代品，食用前只需放入烤麵包機加熱一下就好。至於 TV dinners 這類微波即食的冷凍餐點，則是標榜能快速搞定伙食。總之，食品工業開發出的省時、省力創新產品多到不勝枚舉。我們可以說，是人類天生對能量報酬率的精打細算促成了這份需求，而食品工業也樂於發明各種便利性超高的產品來滿足這份需求。

就如我們設計了滿足自己先天食物偏好的食物一般，人類也將自己的食物環境，形塑成一個能滿足大腦天生對能量報酬率精打細算的狀態。綜合來看，攝取食物所需付出的時間、力氣和金錢等成本大幅降低，皆是造就現代食物變成超划算能量來源的原因。我們大腦精打細算的模式就跟哈扎人一樣，當哈扎人碰到高能量報酬率的食物，他們的大腦就會驅使他們大口吞下，而面臨相同的情境時，我們的大腦也會迫使我們過量飲食。然而，我們所處的生存環境卻與哈扎人有很大的不同，哈扎人只會偶爾碰上一些高能量報酬率的食物，但我們卻每天碰上這些食物好幾次。因此，儘管這些為我們量身打造的食品替我們省下了很多時間和金錢，讓我們有機會去做更多其他的事情，但同時也造就了我們日益粗大的腰圍，因為人腦精打細算的本性深受這些食物特性吸引。

不放過眼前具高能量報酬率的食物是我們與生俱來的本事，就算必須以腰圍作為代價。不過大腦究竟是怎麼辨別食物的報酬率高低，並促使我們展開行動的呢？

## 大腦內建的主觀價值計算器

卡米洛・帕多雅—夏奧帕（Camillo Padoa-Schioppa）是聖路易斯華盛頓大學的神經科學暨經濟學副教授，在他的實驗室裡，有一隻恆河猴正專注盯著電腦螢幕上的一個小黑點。突然之間，螢幕上出現了更多的圖形：左側出現了一個黃色方塊，右側則出現了一個藍色方塊，然後兩種顏色的方塊附近各自出現了一個黑點。那隻猴子把牠的目光轉向比較靠近黃色方塊的黑點，接著不到一秒鐘的時間，牠就從嘴裡的管子喝到了一滴葡萄汁。

帕多雅—夏奧帕的研究，是藉由讓猴子執行一些簡單的選擇性任務，來理解大腦計算成本利益抉擇的方法。在這個特別的試

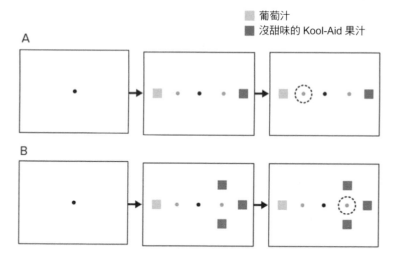

■ 葡萄汁
■ 沒甜味的 Kool-Aid 果汁

A

B

**圖 23　卡米洛‧帕多雅─夏奧帕的行為經濟學實驗**

在圖 A 的情境下，研究人員提供了猴子兩種選擇，分別是：一滴葡萄汁（左側），和一滴沒甜味的 Kool-Aid 果汁（右側）。在圖 B 的情境下，提供給猴子的兩種選擇則分別是：一滴葡萄汁（左側），和三滴沒甜味的 Kool-Aid 果汁（右側）。猴子只需將目光聚焦在靠近牠選擇的圓點上，即可做出選擇。

圖片引自：Padoa- Schioppa et al., *Nature* 441（2006）: 223。

驗中，研究人員給猴子的選擇有兩種，分別是：一滴葡萄汁（黃色方塊），和一滴沒甜味的 Kool-Aid 果汁（藍色方塊）。接受試驗的猴子要利用牠們的目光來做出選擇，通過反覆的練習，牠們已經習得把目光聚焦在靠近黃色方塊的黑點上，即可得到葡萄汁（請見圖 23-A）。大概是因為甜味的關係，在這個情境下，試驗中的恆河猴幾乎每次都選擇了葡萄汁。

　　在下一個試驗中，研究人員給恆河猴的選擇變得稍微複雜了一點。他們同樣提供給猴子兩種選擇，但一種是一滴葡萄汁（一個黃色方塊），另一種則是三滴沒甜味的 Kool- Aid 果汁（三個藍色方塊）（請見圖 23-B）。此刻，這場選擇裡同時存在著兩種變因。相對於第一場實驗，除了果汁的「種類」，在第二場實驗中，帕多雅—夏奧帕的研究團隊還要猴子同時對果汁的「分量」做出選擇。在這個情境下，猴子必須在做出決定前，收集有關這兩個變因的資訊，以做出整體上牠比較喜歡的選擇。好比說，如果受試的猴子有點渴，牠就會看著靠近三個藍色方塊的黑點，然後喝下三滴沒甜味的 Kool- Aid 果汁。

　　從第二個實驗開始，我們就可以隱約看出日常決策的複雜性。生活中，確實有一些決策非常容易，例如在一顆柳橙和兩顆柳橙之間做出選擇。在這種情況下，兩個選項之間存在著明顯的分量差異，所以決策者可以相對輕鬆地做出選擇。然而，萬一要你做出選擇的選項是，「一顆柳橙和一顆蘋果」或是「展示櫃裡的一塊糕點和你錢包裡的三美元」呢？我們常常必須在兩個性質迥異、無法用客觀條件比較的選項之間做出取捨。可是無論如何，我們還是能夠從中比出個高下，然後做出一個看似明智的決定。這是怎麼辦到的？我們怎麼能夠在一塊糕點和三美元這兩種毫無共同點的選項之間，比較出個高下？這之中肯定是我們的大腦裡有某個通用的比較單位，可以把所有的選項放在同一套標準上比較，而這個比較單位就是「**主觀價值**」（subjective value）。

　　主觀價值量化了每一個選項對生物體帶來的利益多寡，讓各種不同的選項得以用同一套標準進行比較。[10]「在選項性質迥異、無法用單一標準比較的情況下，主觀價值是唯一能夠比較它們的方法。」帕多雅—夏奧帕說。經濟學家和心理學家很久以前就知道，人類似乎會以主觀價值來進行決策，但一直到最近，神經科學家才開始了解大腦如何計算主觀價值。

在帕多雅─夏奧帕的猴子做出選擇的同時，他的團隊記錄到了牠們大腦某個區塊裡的單一神經元產生了電位活動（electrical activity），而這個大腦區塊就叫做「眼眶額葉皮質」（orbitofrontal cortex, OFC）。眼眶額葉皮質是前額葉皮質的一小部分，是與推理和判斷能力關係最密切的大腦區塊（請見圖24）。相較於大腦的其他區塊，前額葉皮質在靈長類動物的大腦中占了不小的比例，而人類的前額葉皮質又比其他物種要大上一些。帕多雅─夏奧帕發現，眼眶額葉皮質裡每一個神經元的電位活動程度，都反映出了特定選項的價值。[11] 舉例來說，給猴子一滴葡萄汁時，牠們腦中的某些神經元只會稍微產生一些電位活動，但給牠們四滴

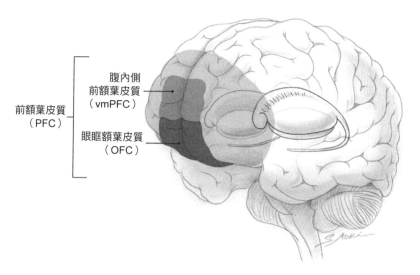

圖24　人腦的前額葉皮質，以及其內部的眼眶額葉皮質和腹內側前額葉皮質

的時候，同樣的神經元就會產生大幅度的電位活動。另外，也有其他神經元會對無甜味 Kool- Aid 果汁產生電位活動。值得注意的是，這些猴子的腦中，甚至還有某些神經元在牠們把目光移到目標前，就反映出牠們心中做出的選擇。

帕多雅—夏奧帕和其他研究學者發現，眼眶額葉皮質的神經元能夠整合各種成本利益資訊，例如果汁的種類、果汁數量、取得果汁的可能性，以及獲取果汁所需付出的時間和力氣成本等，並從中計算出每個選項的價值。值得注意的是，這些產生電位活動的神經元，似乎全方位把每一個選項編碼成了一份主觀價值——換句話說，它們反映了每一個選項對猴子的整體價值。人類的研究也指出，眼眶額葉皮質以及其附近一個叫做「腹內側前額葉皮質」（ventromedial prefrontal cortex, vmPFC）的大腦區塊，皆具備計算主觀價值的能力。事實上，這些大腦區塊的神經元活動程度，就是決定一塊糕點和三美元，分別對我們有多少價值的根本條件。

眼眶額葉皮質與基底核相互連結，這表示它或許就是一個選項生成者。[12] 接下來讓我們來回顧一下第二章討論過的概念。在此先提醒各位，基底核在接收到眾多選項生成者發出的競標聲後，只會從中揀選出最具價值的選項。這讓科學家推論出了以下的情況；雖然尚無研究直接證實這番推論的真實性，但目前我們所擁有的證據都支持這分為三階段的決策過程（如圖 25 所示）。

第一階段，眼眶額葉皮質會先用從其他腦區傳入的資訊，計算出每一個選項的潛在價值。[13] 也就是說，你會先各別計算糕點和錢包裡那三美元的價值。第二階段，眼眶額葉皮質將那兩個獨

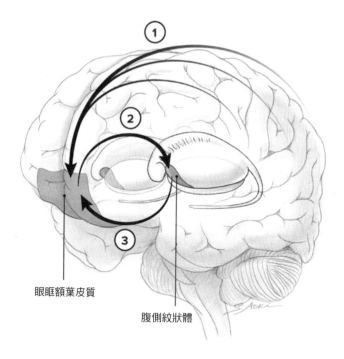

眼眶額葉皮質

腹側紋狀體

## 圖 25　大腦進行經濟抉擇的過程

第一階段，眼眶額葉皮質會用其他腦區傳入的資訊，計算出每一個選項的潛在價值。
第二階段，眼眶額葉皮質會將選項的競標聲發送到腹側紋狀體。第三階段，紋狀體會
選擇競標聲最大的選項，並回訊給眼眶額葉皮質（透過其他的大腦區塊）。

立的競標聲發送到基底核，讓紋狀體比較競標聲大小，並選出競
標聲最大的那一個選項。因此，在你看到展示櫃裡的誘人食物線
索時，你特別想要得到它，並覺得錢包裡那三美元對你沒有什麼
價值，因為你才剛剛領了薪水，所以在這個階段想吃糕餅的念頭
勝出了。第三階段，基底核會回訊給眼眶額葉皮質，告訴它哪一
個選項被選中了，這項決策也就到此告一段落。如你所知，之後

這個決定又會在大腦的認知和運動區塊引發一連串其他面向的決策過程，好讓決策者針對這項決定規畫出完善的計畫，並採取相關的行動（請見圖11和圖12）。最後，你會伸手去拿你的錢包，從裡頭掏出三美元買下糕點，盡情享用。

## 關鍵腦區的計算能力失靈

如果眼眶額葉皮質在計算價值方面真的扮演如此重要的角色，那麼一旦它的功能出了差錯，一定也會對整個決策過程造成一定程度的影響。不過，眼眶額葉皮質受損的人，應該還是能夠執行非常熟悉的老習慣，因為大腦不需要計算那些老習慣的價值。比方說，假如你每一次上完廁所都會沖馬桶，你的大腦就不會特別去計算沖馬桶和不沖馬桶的價值，因為早在你步入廁所前，就已經做出了這個決定。

然而，眼眶額葉皮質受損，照理說應該還是會降低一個人應對變動環境的決策能力，因為這必須仰賴大腦不斷地計算各個選項的價值。事實上，也確實如此。這一次，就讓我們以沖馬桶這件事當例子。對大部分人來說，當你一沖完馬桶，大腦就會接收到這個新資訊，然後馬上降低沖第二次馬桶這個動作的價值，所以你就不會再做這件事。但對某些計算能力出狀況，無法立即針對這個新資訊做出決策的人來說，他們很可能就會出於習慣的一再重複沖馬桶這個動作。這種現象叫做「言行重複症狀」（perseveration），患者會不斷反覆執行某個動作，即便該動作已不具有任何意義。一般來說，言行重複症狀大多是眼眶額葉皮質受損所致。[14]

眼眶額葉皮質受損最常造成的驚人後果就是過量飲食和變胖。乍看之下，這樣的結果或許有點弔詭。一個計算抽象價值的腦區受損，怎麼會對飲食造成這麼大的影響？答案可能在於，這使得大腦無法在用餐過程中，即時更新食物的價值。也就是說，你坐下來用餐時，吃進的第一口食物通常最具價值，因為此時你飢腸轆轆。隨著用餐過程的推進，你漸漸感到飽足，每口食物的價值也隨之下降。直到你吃下某一口食物的價值低於你去做其他事的價值（例如清理桌面），你就會停止進食的動作。這個過程需要你的大腦不斷更新餐盤上食物的價值，而這一點正是眼眶額葉皮質受損的人無法做到的事情。對一個眼眶額葉皮質受損的人而言，每一口食物對他的吸引力都跟第一口一樣，所以他們常常吃進過多的食物。這可能同時解釋了，為什麼他們在說自己已經飽到肚子快撐破之際，依舊不斷進食的原因；因為負責感覺飽足感的大腦區塊雖然正常運作，但礙於眼眶額葉皮質運作失靈，這份感覺便無法有效轉換成相對應的舉止。

## 世界上最懶的小鼠

現在我們知道大腦是怎麼計算價值了，但它發現一個划算的食物時，又是如何讓你產生去追求它的動機呢？在第二章，我們見識到了理查‧帕爾米特在華盛頓大學所創造出的多巴胺缺乏症小鼠。由於這些小鼠無法自行產生多巴胺，所以在研究人員沒有另外給予牠們多巴胺前，牠們幾乎只是一動也不動的待在籠子裡，不吃也不喝。我解釋過，這是因為多巴胺會降低各種行為被選中、活化的門檻；但在沒有多巴胺的情況下，這個門檻就會高到根本沒有任何動作能夠被選中、活化。

或許，我們也可以說，帕爾米特的小鼠非常懶。這一點，我們能藉由康乃狄克大學的心理學教授約翰·薩拉蒙（John Salamone）的研究更進一步推敲。其實，這些老鼠懶到連為了吃、喝，都不願在籠子裡走上幾步。我們怎麼知道？因為薩拉蒙的研究顯示，多巴胺在動機上扮演重要的角色。當他降低囓齒類動物腹側紋狀體裡的多巴胺信號強度，牠們就會變得比較不願意為獎勵而工作。牠們傾向選擇輕鬆的選項，捨棄辛苦的選項，即便辛苦的選項得到的回報大很多，且通常是比較好的選擇。換句話說，降低囓齒類動物的多巴胺信號強度，讓牠們變懶了。帕爾米特的小鼠沒有多巴胺，這很可能使牠們成了世界上最懶的小鼠。

多巴胺對人類的影響似乎也類似。利用安非他命增加人體的多巴胺濃度，會讓人比較願意為了獎賞去做事，就算是在獎賞很小，或是不確定能否獲得獎賞的情況下。簡單來說，多巴胺能使我們變成一個積極行動的人。

對多巴胺有了這番認識後，我們就可以非常合理的推論出，大腦釋放的多巴胺，會對飲食行為造成什麼樣的影響。透過反覆的學習，你的大腦已經學會將視覺、嗅覺、聽覺等各個面向的食物線索，與食物帶給你的獎勵感連結在一起。一旦你看到糖果區的巧克力棒，你的多巴胺濃度就會開始飆升。這股噴發的多巴胺會使你一把抓起巧克力棒，然後放入你的購物車。相對的，如果你看到的是冷凍四季豆，大腦噴發的多巴胺量就會少很多，你感受到的獎勵感也會比較小，此時你很可能直接走過。也就是說，多巴胺不僅會影響食物對你產生的獎勵感大小，還會藉此調控你對食物的動機強弱──而這一切都是在你毫無意識的情況下進行。

## 抵抗誘惑：未來自我的價值

如果大腦總是能夠合理的計算出各項事物的價值，恐怕就不會有這麼多人欠了一屁股卡債，也不會有任何人過量飲食。由此可知，我們常會做出一些不利己的決定，尤其這些決定與我們未來有關的時候。現實生活中，我們除了需要在蘋果和柳橙這類具體物件之間做出決定，也常常需要在現在自我和未來自我之間做出決定。證據顯示，面對後者的情況時，我們常做出虧待未來自我的決定，招來災難性的後果。

讓我們回到前面那個糕點和三美元的例子。大部分的人都喜歡糕點的滋味，但我們仍將其視為不健康的食物。若要說食用糕點會對我們產生什麼好處，那就是它為我們帶來的獎勵感，因為「我們想要它、我們喜歡它」。這一點是我們一口咬下糕點時，就能馬上體會到的好處。

另一方面，若要說食用糕點的「成本」，可就必須完全由你的未來自我承擔。對絕大多數人而言，我們「現在」吃下的那塊糕點，都會讓我們的未來離肥胖和不健康的身體狀態更近一些些。再者，下週如果你不再用那三美元買糕點，你能用那點錢做些什麼？你會用來償還一些你拖欠的房租或貸款嗎？

這是一場關乎無意識、直覺式思考與有意識、理性思考的爭奪戰。你那負責直覺式思考的大腦區塊，對「未來」沒有任何概念，也無法理解健康和財務這類抽象事物，所以美食當前，它只想要「立刻」一飽口福。至於負責理性思考的大腦區塊，則深知「未來」的價值，也能理解肥胖和金錢這類抽象事物所代表的意義，所以美食當前時，它只想盡可能讓你遠離直覺式思考的「及時行樂」行徑，好確保你未來能夠擁有精瘦的體態和健康、富裕的人生。

　　哪一方會占上風呢？基本上，這主要取決「延遲折現」（delay discounting）這項心理特質。1970 年，著名的「史丹佛棉花糖實驗」就清楚說明了這項心理特質。該實驗招募了一批孩童作為受試者，並在實驗中提供孩童兩種選擇，「立刻得到一顆棉花糖」，或是「先等個 15 分鐘，再得到兩顆棉花糖」。[15] 實驗中，就算受試孩童選擇了後者，研究人員依舊會先把一顆棉花糖放在桌上，然後讓孩子與桌上的棉花糖獨處 15 分鐘，此舉對孩子來說是個非常大的誘惑。在這段期間，有些孩子會用一些方法努力抵抗眼前的誘惑，像是自言自語，或搗住自己的雙眼。不過大部分的受試孩子在研究人員離開房間後，都會立刻將棉花糖塞進嘴裡。基本上，這個研究就是要實驗中的孩子，在即時性的小獎勵和未來性的大獎勵之間做出取捨，而左右他們最終選擇的一部分因素，就是他們對兩者價值「打折扣」的程度。[16] 換句話說，他們最終做出的選擇，可以反映出他們是比較看重現在自我還是未來自我。試驗終了，大部分的孩子都馬上吃掉了棉花糖，放棄了稍等片刻的更大獎勵，做出了虧待未來自我的決定。[17]

值得一提的是，一項追蹤性研究發現，這群接受棉花糖試驗的孩子中，比較善於等待的孩子，三十年後的身型也比較纖瘦。事實上，根據研究結果來看，孩子每晚一分鐘吃下眼前的棉花糖，他們成年後的身體質量指數數值就會多減少 0.2。這表示，晚十分鐘吃下棉花糖的延遲等待，竟影響了成年後的體重 15 磅左右的差距。這樣的結果很合理，因為比較看重未來自我的人，更重視長程目標，例如健康、精瘦的體態。對這類的人來說，等 15 分鐘得到兩顆棉花糖的價值，幾乎是馬上得到一顆棉花糖的兩倍；在明年夏天擁有勻稱身形的價值，或許也比眼前的糕餅高出許多。另一方面，對不太看重未來自我的人來說，他們或許會覺得，等上 15 分鐘獲得兩顆棉花糖的價值比不上馬上得到一顆棉花糖，在明年夏天擁有勻稱身形的價值也比不上眼前的糕餅。許多研究已經證實，那些會大幅低估未來性獎勵的價值的人，更容易擁有肥胖的身形。除此之外，他們也比較容易對毒品、酒精或香菸等物質成癮，賭博和背負卡債的機率也比較高；[18] 從本質來看，上述的這些行徑都屬於只貪圖眼前近利，不太顧慮未來後果的例子。

　　乍看之下，這種只貪圖近利的行事模式似乎有點荒謬。你或許無法理解，怎麼有人甘願為眼前的一點蠅頭小利（像是一塊糕餅或一場拉霸機遊戲），賠上自己的大好未來？然而，從演化的角度來看，這樣的行事風格卻相當合情合理；原因很簡單，因為未來充滿了不確定性。我們是從充滿變動的險惡環境演化而來，在過去大概只有 50％的人有機會活到 35 歲。如果你根本不確定自己是否活得到明年，那麼把眼前近利看得比長遠未來更重要，就是非常合理的事情。正是因為如此，我們的祖先為了在當時的環境生存下來，才會漸漸發展出一副比較看重現在自我的大腦。

## 對抗衝動，想像力是你最大的武器

　　我們可不可以做些什麼，來對抗這股老要虧待未來自我的衝動呢？當然可以。李歐納・艾普史汀等人的研究指出，透過一種叫做「未來情境思維」（episodic future thinking）的運動，即可激發理性大腦在決策上的影響力。雖然乍聽之下，你可能會覺得這個專有名詞有點艱深，但其實，執行這項運動的方法相當簡單：你只需要在做出決策前，好好想像未來的自己。面臨需要在現在自我和未來自我之間做出取捨的情況時（例如要不要吃下眼前的糕點），請先想像一下你在經歷未來某些正面事件的模樣（例如慶生或是度假）。盡可能栩栩如生的想像這些情境，越讓自己身歷其境、樂在其中，效果越好。

　　這個想像的過程會活化你的前額葉皮質，它是負責處理「未來」這類抽象概念的大腦區塊，因此，在決策過程中，你大腦就會本能地更加重視未來，並減弱「延遲折現」的心理特質影響。艾普史汀的研究就顯示，過重女性在採取未來情境思維後，減少了近三分之一的誘人、高熱量食物攝取量，而且這套方法對過重的孩童也能發揮功效。

可是，對今天生活在富裕國家的現代人來說，我們對未來的掌握度可以說是前所未見的高。現代人不只死亡率大大降低，壽命也比過去高出許多。身為富裕國家的國民，我們享有很多法律保障，所以把大筆金錢交給投資公司，讓這筆錢以極為緩慢的速度成長，是相當合理的舉動——即便我們在退休前都碰不到那筆錢！面對當今社會，我們理當把未來自我看得跟現在自我一樣重要，只是我們大腦中負責計算各個選項價值和決定動機的直覺式思考區塊，仍未跟上環境轉變的步伐。因此，即便我們都打算讓自己變得更好，還是很容易做出有損未來財務、健康和體重的選擇。這一點也大大說明了，為什麼我們老是不由自主過量飲食的原因。

## 注釋

1　哈扎族的男孩大約 3 歲開始練習射箭，到了 5、6 歲的時候，他們就各個精通箭術。他們的箭術技巧大概在 35 歲達到巔峰，但基本上他們一生都會擁有高超的射箭能力。典型的哈扎族弓，拉力大概有 70 磅這麼大，有些甚至高達 95 磅。至於現代反曲弓和長弓的拉力，一般都落在 30 到 60 磅之間。

2　對人類和某些動物而言，世代傳承的文化知識足以彌補先天基因的不足。

3　從最適攝食理論的這個基本前提出發，人類學家已經推導出許多描述其他特定採獵行為的方程式，例如某個民族在有許多選擇的情況下，會利用哪種食物來源；或某個民族一次會利用多少種不同的食物來源；抑或是，某個群體在採獵的收穫少到必須移居之前，會在某個定點生活多久等。

4　還是有報告指出，昆申人和哈扎人會食用野菜；但野菜並非是他們飲食中的主要食物來源。

5　希爾：「假如人類最在乎的是能量，那麼每個人都應該種植玉米或小麥，並以這些作物主導整個世界的經濟活動。然而，呈現在眼前的事實是，農人耕作其實都是為了獲得高蛋白質的食物來源——他們把農作的收成拿去餵養動物，以這種效率低到不可思議的方式取得肉類。為什麼人類甘願在農業時代還浪費自己的能量去畜養或捕獵動物，能解釋這個現象的理由大概只有一個，那就是肉類肯定存有某些植物性食物缺乏的重要營養素，且這個重要的營養素絕非能量。」

6　大家很容易理所當然地認為，他們本來就應該擁有精瘦的身形，因為他們的體能活動量非常高。然而，龐瑟針對哈扎人所做的詳細代謝研究，卻（驚人地）顯示，在考量到身體組成等相關因素後，哈扎人在 24 小時裡的能量消耗量，並沒有比一般久坐少動的西方人多。這項結果意味著，他們的身形之所以如此精瘦，其實是因為他們平均吃進的熱量比我們少，而非他們在追蹤獵物上燃燒掉比較多的熱量。

7　現在很流行一種概念，聲稱採獵者是以「採集」為主要的覓食方式，飲食非常接近素食，所以素食主義之類的飲食才是真正適合人類的天然飲食。不過，這種概念與大量的研究證據相牴觸。今日，已有研究完整分析了229 篇針對古、今採獵民族所做的研究結果，歸結出不曾有哪個已知的採獵民族吃素，同時，儘管各文化的飲食內容存在著很大的差異性，但絕大多數的民族還是以動物性食物為飲食中的主要食物來源。我訪談過的所有人類學家，也依據他們親身研究採獵民族的經驗，證實了這一點。

8　當然，萬一你超乎這個上限太多，這套邏輯就會失效，因為肥胖是造成不孕的主因。

9　考古發現大力支持這個想法，前人遺跡顯示，採獵民族和農耕民族在生長期間，幾乎人人都經歷過營養不良的時候（根據哈里斯線〔Harris line〕和琺瑯質發育不全〔enamel hypoplasia〕判斷）。營養不良是兒童死亡的主因，因為它會大幅抑制孩童的免疫功能，導致他們更容易感染上致命疾病。

10　或者我們可以說，主觀價值是大腦「認為」某個選項能對生物體帶來多少的好處。顯然，在現代人的生存環境中，這個主觀價值計算器有時候反而會使我們做出適得其反的決定。

11　請不要以為眼眶額葉皮質裡有一個「葡萄汁神經元」，專門對葡萄汁產生反應。每一個選項都會同時激發許多神經元產生反應。

12　這是位在大腦皮質的選項生成者的典型特徵，這些連結會通往紋狀體，待紋狀體判定選項的可行性後，基底核就會透過視丘將訊息傳回前額葉皮質。

13　譬如，藉由來自下視丘和腦幹的資訊，了解你有多餓，以及來自感覺皮質（sensory cortex）和腦幹的資訊，了解該項食物的外觀、氣味、滋味和質地。

14　眼眶額葉皮質受損多半是額顳葉失智症（frontotemporal dementia）或中風造成的。你或許會想到第二章「沒有想法的男人」所提到的那位患者，那名基底核受損的男性也曾出現言行重覆症狀。這是因為眼眶額葉皮質和基底核是一條相互連結的「環狀」結構，所以不論這個結構的哪一個部分受損，都會導致類似的缺陷。

15 還有許多其他研究用不同的獎勵品重現這套模式，像是椒鹽卷餅、甜餅乾或銅板。這些研究唯一不變的重點就是，研究人員一定會要求實驗中的孩子從「可以馬上得到，但獎勵比較少」或「晚一點得到，但獎勵比較多」的選項中，做出取捨。

16 棉花糖試驗其實不算是單純的「延遲折現」試驗，因為它還同步考驗了孩子在面臨誘惑時，靠意志力抑制欲念的能力，即所謂的「衝動控制」（impulse control）或「反應抑制」（response inhibition）能力。這類能力皆歸屬於「衝動」（impulsivity）這個大概念之下。

17 有些人對史丹佛棉花糖研究的論調頗有微詞，他們認為孩子馬上吃下棉花糖，說不定只是不相信研究人員真的會在 15 分鐘後，一次給他們兩顆棉花糖。雖然這項因素確實有可能影響到結果，但從後續更聚焦在延遲折現所做的眾多研究來看，大多數學者還是認為，「延遲折現」這項心理特質在個體上的差異性，對此研究結果有一定的影響力。

18 這些研究大多是「橫斷面研究」（cross- sectional study，即研究對象為已經有成癮問題的族群，再進一步檢視他們「延遲折現」的狀態）。你或許會好奇，到底是這些人大幅低估未來價值的特質導致了成癮，還是他們的成癮造就了他們大幅低估未來價值的特質。其實，以上兩種情況可能都成立，但珍妮・奧真 - 邁戈文（Janet Audrain- McGovern）和李歐納・艾普史汀等人所做的研究成果顯示，會大幅低估未來價值的非吸菸者，日後比較有可能會成為癮君子；這表示，大幅低估未來價值的特質，確實會增加成癮的風險。

# Chapter 6

# 舉足輕重的飽足因子

減肥並不是一件只要下定決心少吃多動，就能輕易達成的事情。因為飢餓反應是一種保護機制，從演化的角度來看，它對我們的生存有非常大的意義。

　　57 歲的愛麗莎‧穆瑟（Elisa Moser）因為一連串令人憂心的症狀，被送到德國烏茲堡的醫院。她的家人告訴醫師，過去三年間，她陸續出現了頭痛、記憶退化、視力變差和孩子般的舉止。最奇怪的是，在這段期間，穆瑟變成一個「非比尋常的超級大胖子」。

　　入院後，穆瑟的病況依然不斷惡化，並在住院四週後，不幸往生。大概是因為她的狀況太過特殊，因此當時一位名叫伯納德‧摩爾（Bernard Mohr）的教授，決定對她的屍體進行屍檢。屍檢報告中，他寫道：「穆瑟的『肚子非常大』，且含有『異常大量的脂肪』。」

　　後來摩爾又檢查了她的大腦。當他將她的大腦從顱骨取出，

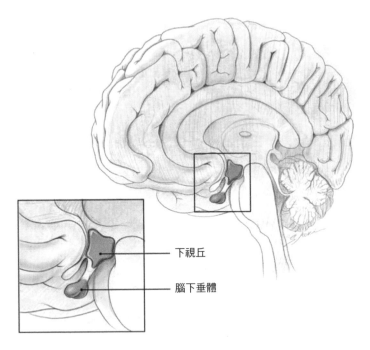

下視丘

腦下垂體

**圖 26　下視丘和腦下垂體**

翻過來檢視其底部外觀時，竟發現她的大腦底部長了一顆腫瘤，
而且這顆腫瘤已對她的腦下垂體（pituitary gland）和下視丘
（hypothalamus）造成傷害（請見圖 26）。這一年是 1839 年。

　　雖然摩爾當時並不曉得自己發現了多麼重要的東西，但他的
發現或許正是接下來一連串相關研究的起源；這些研究說明了為
什麼我們會過量飲食、為什麼有些人會比較胖，以及為什麼減重
是件充滿挑戰，且常常讓人無法持之以恆的事。

## 尋找飽足中樞

　　邁入二十世紀之際，其他研究學者也紛紛重現了摩爾的發現。1902 年，奧裔美國藥理學家阿弗瑞德·弗羅立克（Alfred Fröhlich），針對與摩爾描述位置相同的腦瘤，明確列出了一系列的症狀，包括肥胖和性功能障礙等。後來這一系列的症狀就成了今天的 Fröhlich 氏症候群（Fröhlich's syndrome）。

　　一開始，研究學者把 Fröhlich 氏症候群的肥胖歸因於腦下垂體受損，當時學界已經知道腦下垂體在生長發育上扮演很重要的角色。[1] 自弗羅立克的研究發表後，這個觀念就主導了學界三十個年頭，不過其實早在弗羅立克發表這項成果後沒多久，這套假說便出現了破綻。1904 年，奧地利病理學家雅各博·埃爾德（Jakob Erdheim）就指出，有些肥胖患者的下視丘雖然長有腫瘤（位在腦下垂體上方），但腦下垂體卻沒有任何明顯的損傷。當時又有好幾個研究團體藉由犬隻和大鼠實驗，證實了下視丘受損才是造成肥胖的原因，而非腦下垂體，這個論點也就此成為定論。此後，學者就將 Fröhlich 氏症候群的肥胖歸因於下視丘受損，而非腦下垂體。

　　這只不過是學界探索大腦與肥胖關係的一個開端。1940 年代，亞伯·哈瑟林頓（Albert Hetherington）和史蒂芬·藍森（Stephen Ranson）做了一系列的研究，為肥胖神經科學研究開創了一個全新的時代。他們的實驗都是利用一款叫做立體定位儀（stereotaxic apparatus）的精妙設備進行，該設備是二十世紀初的英國神經外科醫師發明。立體定位儀（請見圖 27）會將頭顱

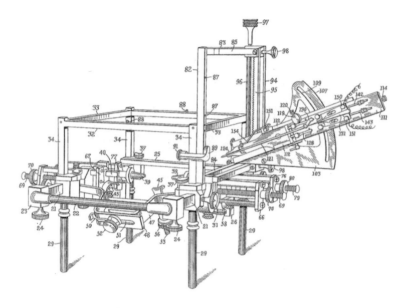

## 圖 27　早期的立體定位儀

由羅伯・克拉克（Robert Clarke）發明，並於 1914 年取得美國專利。該裝置會以雙耳和嘴巴為固定點，將接受手術者的頭顱固定在裝置的中央，而右側的探針則是用來進行手術的工具。專利編號 US1093112-8。

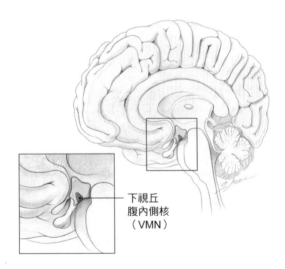

下視丘
腹內側核
（VMN）

## 圖 28　下視丘的腹內側核

固定在定點，讓研究人員（和神經外科醫師）得以用極為精準和可再現的手法，為接受手術者進行大腦手術，這也是為什麼這套方法仍沿用到今天的原因。哈瑟林頓和藍森把這套方法應用到大鼠身上，很快就發現造成肥胖的關鍵位置並非是整個下視丘，而是下視丘裡一個叫做下視丘腹內側核（ventromedial hypothalamic nucleus, VMN）的區塊。

如圖 29 所示，下視丘腹內側核受損的大鼠，其體型會極度肥胖，有些體重還會超過 2 磅。[2] 1940 年代初期，生理學家約翰‧布羅貝克（John Brobeck）便在耶魯大學攻讀醫學學位之際，透過餵養這些大鼠，仔細觀察牠們的飲食行為，是當時第一個做這

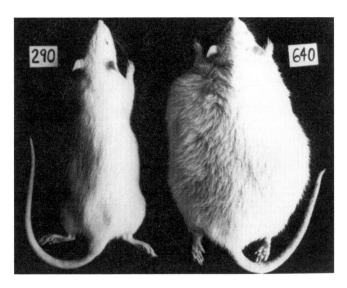

**圖 29　下視丘腹內側核受損大鼠（右）和正常大鼠（左）**

數字為兩者體重，單位為公克。

圖片引自：P. Teitelbaum, Proceedings of the American Philosophical Society 108(1964)：464，已獲得美國哲學會（American Philosophical Society）授權登載。

類研究的科學家。他說這些下視丘腹內側核受損的大鼠，吃東西的樣子就像個「餓死鬼」。牠們極度渴望吃東西，甚至在手術麻醉還沒完全消退前，就開始大吃大喝。最初這種暴食行為通常會不間斷地持續好幾個小時，到了下一個月，牠們則會繼續吃進正常食量 2 到 3 倍的食物量。另外，布羅貝克發現，牠們過量飲食的程度與發胖的幅度有密切的相關性；一旦限制這些大鼠的飲食，讓牠們只能攝取正常的食物量，即可大大預防牠們發胖的情況。因此這項研究做出了一個結論，認為過量飲食是導致這些下視丘腹內側核受損大鼠肥胖的主因。[3]

當時的研究學者將下視丘腹內側核封為「飽足中樞」（satiety center），因為中斷它的運作，似乎會使動物喪失感受到飽腹感的能力，並快速地將自己吃胖。愛麗莎‧穆瑟、弗羅立克的病人，以及哈瑟林頓和布羅貝克的大鼠，全是因為這個飽足中樞受損，導致肥胖。[4] 只不過，那時候的科學家僅確定了飽足中樞的所在之處，對它的運作方式仍一無所知。

## 尋找飽足因子

就在哈瑟林頓發表他極具開創性的下視丘腹內側核受損研究幾年後，1949 年，位在緬因州巴港的傑克森實驗室裡，一群研究人員正為一隻外表貌似懷孕的小鼠大傷腦筋。這隻小鼠讓他們傷腦筋的點是，牠從來沒有生過幼鼠，且經過仔細檢查後，他們還發現牠恰好是隻公鼠。後來事實證明，這隻小鼠是因為自發性的基因突變，才出現肥胖的情況，他們把它叫做「肥胖型小鼠」

（obese mouse）。這隻臃腫的小鼠，非常胖，還擁有一副和牠體型相稱的胃口（請見圖30）。以牠的體型來說，牠的能量消耗量很低，代謝紊亂的狀況也與人類肥胖時相似。研究人員認為，這隻小鼠的遺傳性肥胖都是由 ob 基因這個單一基因所造成。[5]

這一個發現只是肥胖遺傳學的萌芽。1961 年，洛伊絲・札克（Lois Zucker）和西奧多・札克（Theodore Zucker）也發現了一種帶有肥胖基因的大鼠品系，且造成這些大鼠遺傳性肥胖的原因也是 ob 基因。這些大鼠就跟肥胖型小鼠一樣，體型非常肥胖，且大部分（但非全部）都是因為牠們奇大無比的胃口發胖。事實上，牠們的情況跟下視丘腹內側核受損的大鼠非常相似，因為有些大鼠的體重也超過了 2 磅。後來，這種品系的大鼠被命名為「札克肥胖大鼠」（Zucker fatty rat）。自此之後的數十年間，研究學者又陸續發現了許多可用於肥胖遺傳學研究的囓齒類動物模

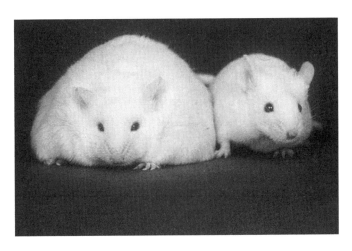

**圖 30　肥胖型小鼠，右側為正常小鼠**

組，例如糖尿病小鼠（*diabetes mice*）和刺鼠小鼠（*agouti mice*）。當初研究學者發現這些基因突變的小鼠時，並不曉得這些突變的基因有什麼作用，或是它們是否和其他問題有關。

1959 年，剛好在學者發現肥胖型小鼠的十年後，里茲大學（University of Leeds）的生理學家羅曼・赫維（Romaine Hervey）展開了一系列的研究，而這些研究的成果將慢慢揭開下視丘腹內側核受損大鼠、肥胖型小鼠和札克肥胖大鼠的肥胖原因。為此，他運用了「異種共生」（parabiosis）這種令人毛骨悚然的手術。在「異種共生」這種手術中，兩隻動物的側身會被縫合在一起，呈現連體嬰的狀態。[6] 異種共生這個手術所產生的重要特性就是，它會讓兩隻動物的循環系統緩慢交換彼此的血液，這樣一來，其中一隻動物分泌的某種激素就會影響到另一隻動物。這樣的研究方式可以讓研究人員確認，他們所感興趣的現象（如肥胖），是否與循環激素有關。

為了找出下視丘腹內側核受損所造成的肥胖，到底跟激素有沒有關係，赫維進行異體共生手術前，先破壞了其中一隻大鼠的下視丘腹內側核，才將牠與另一隻正常的同胎大鼠縫合在一起。實驗結果非常引人注目：預料中的結果是，下視丘腹內側核受損的大鼠變得很貪吃且迅速發胖；但出人意料的是，下視丘腹內側核沒有受損的同胎大鼠卻對食物失去了興趣，身形逐漸消瘦，且常常死於飢餓。[7] 屍檢時，下視丘腹內側核受損大鼠的體內充滿脂肪，但與其相連的正常同胎大鼠則幾乎沒什麼肉眼可見的脂肪。

對赫維來說，這個結果表示一定有個循環因子透過血流，從下視丘腹內側核受損大鼠身上傳到了牠同胎手足的體內，抑制了正常大鼠的胃口和體脂肪含量。於是赫維根據前不久高登‧肯尼迪（Gordon Kennedy）對肥胖提出的假說，提出了一套被後世稱為「**脂肪恆定**」（lipostat）的理論。赫維認為，脂肪組織會分泌一種叫做「**飽足因子**」（satiety factor）的激素，且這個因子在血液中的濃度可以反映出個體的體脂肪含量；比方說，脂肪組織越高的人，他血液中就有越多這種激素。這種激素之後會隨著血流來到大腦，作用於飽足中樞，達到抑制食欲和體脂肪生成的效果（請見圖 31）。簡單來說，這套理論的概念就是，體脂肪含量增加時，飽足因子的濃度就會增加，而此舉會抑制食欲並將體

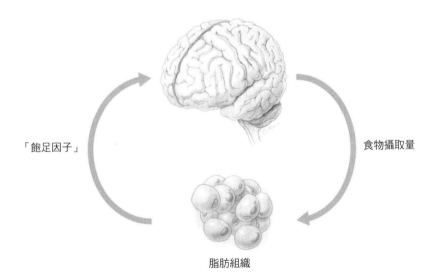

「飽足因子」　　　　　　　　　　　　　食物攝取量

脂肪組織

### 圖 31　羅曼‧赫維的脂肪恆定模式

脂肪組織會分泌一種飽足因子，該飽足因子作用於大腦後，會抑制個體的食欲和體脂肪生成量。

脂肪降至初始含量。相反的，體脂肪含量降低時，飽足因子的濃度就會降低，而此舉則會刺激食欲並將體脂肪升至初始含量。綜觀來看，赫維假設，這個飽足因子和下視丘腹內側核會形成一個回饋系統，藉以調節體內的脂肪含量，讓個體的體脂肪保持在恆定狀態。

異體共生實驗中，飽足中樞受損大鼠的大腦因為無法對飽足因子產生反應，才會讓牠的大腦誤以為牠正處於飢餓狀態，並驅使牠大吃大喝成一個大胖子。依照這個脈絡，赫維推論，雖然飽足因子對飽足中樞受損大鼠毫無用武之地，但牠身上的大量脂肪，還是分泌了大量的飽足因子。然而，正常大鼠的大腦依舊會對飽足因子產生反應，所以當異常胖大鼠體內高濃度的飽足因子透過血液循環流入牠體內，牠的飽足中樞就會在接收到這個信號後，中止進食行為，導致牠因為挨餓逐漸消瘦。

1970 年代初，傑克森實驗室裡一位叫做道格・柯爾曼（Doug Coleman）的研究員，開始針對實驗室在 1949 年發現的肥胖型小鼠，進行一項更深入的研究。他假設，肥胖型小鼠就跟下視丘腹內側核受損大鼠一樣，是脂肪恆定系統有所缺陷。為了證明他的假設是否成立，柯爾曼仿效了赫維的方法，利用異體共生手術，將肥胖型小鼠和正常小鼠連結在一起。不過，柯爾曼得到的結果卻與赫維完全不同。在柯爾曼的實驗中，正常小鼠依然正常進食，體重也保持在穩定的狀態，反而是與牠們相連的肥胖型小鼠出現了顯著的變化——牠們的食欲下降、不再發胖，與肥胖相關的代謝紊亂問題也獲得改善。[8] 於是，柯爾曼做出了這樣的結論：肥胖型小鼠體內缺乏某種令人難以捉摸的飽足因子，且這種飽足因子很可能就編碼在 ob 基因上，因為這些小鼠的 ob 基因都不正常；因此，將牠們與正常小鼠連結在一起時，正常小鼠分泌的飽足因子就可以彌補牠們的先天缺陷，讓牠們的食欲、體重和代謝恢復正常。柯爾曼在 1973 年發表了他的發現，但此時大家對 ob 基因的了解還是處於一知半解的狀態。

柯爾曼的發現是肥胖研究歷史上的一個重要里程碑，因為這些發現讓我們探討大腦調控食欲和體脂肪時，有了一個明確的切入點，即：肥胖型小鼠因為天生帶有突變的 ob 基因，所以無法產生飽足因子這種激素。假如研究人員可以定位這個基因，找出它生成的激素，以及這個激素運作的方式，或許就能解開困惑眾人許久的肥胖之謎。

之所以這麼說，是因為儘管赫維和柯爾曼的實驗分別顯示，大腦受損和基因突變的老鼠，其脂肪恆定系統會變得極度異常，影響到牠們的食物攝取量和體脂肪含量。但卻沒有任何人提出具說服力的具體證據，證明飽足因子調控了正常個體每日的食物攝取量和體脂肪含量。一直到 1980 年代初期，曾是赫維研究生的茹絲‧B‧哈里斯（Ruth B. Harris）才在喬治亞大學展開一連串的相關研究，逐步填補這方面知識的空缺。哈里斯和她的團隊成員用異體共生手術將兩隻正常大鼠縫合在一起，然後用管灌餵食的方式過量餵食其中一隻大鼠——就跟鵝農強行灌食鵝隻，使牠們長出鵝肝一樣。這項研究的想法是，如果飽足因子對正常動物有所作用，那麼被過度餵食的那隻動物變胖後，照理說會分泌比較多的飽足因子，而這些會隨血液循環傳遞的飽足因子，應該就會讓另一隻與牠異體共生、但沒被灌食的大鼠出現進食量降低和變瘦的狀況。實驗結果就如他們所料，被哈里斯團隊灌食的大鼠變胖後，另一隻與牠相連的大鼠就變瘦了。後來他們針對這樣的結果又做了進一步的實驗，發現那隻沒被灌食的大鼠除了變瘦，同時也出現食物攝取量小幅減少的狀況。這樣的結果再一次呼應了先前的「脂肪恆定」理論，即：脂肪組織（或某些與它相關的組織）會分泌具強大影響力的激素，抑制個體的食物攝取量和體脂肪生成含量。只不過透過哈里斯的實驗，眾人才終於明白，這種激素不單單是與腦部受損和基因突變的動物有關，更有可能是調控正常動物每日食物攝取量和體脂肪含量的重要角色。

漸漸地，研究學者彙整出了一個引人注目的結論，那就是：即便實驗動物的肥胖模式各有不同，但不論是因下視丘腹內側核受損、基因突變（肥胖型小鼠和札克肥胖大鼠）或灌食而肥胖的動物，牠們似乎都影響到了同一套脂肪調節系統。肥胖型小鼠是無法生成飽足因子；下視丘腹內側核受損動物和札克肥胖大鼠則是無法對飽足因子產生反應；至於被灌食的動物則會過量生成飽足因子。也就是說，這些獨立肥胖模式做出的研究成果，全都支持赫維 1959 年提出的「脂肪恆定」這個重要的基本概念。

不過縱使眾人彙整出了這番意義深遠的結論，哈里斯和其他研究學者仍然不曉得「飽足因子」到底是何方神聖，而且他們已經排除了當時所知的每一個可疑分子。[9] 因此在這個階段，大家只知道它是個激素，還是調控食欲和體脂肪的核心角色，除此之外，大家對它一點頭緒也沒有。

「我是小兒科醫師」一個想要了解嬰兒和兒童為什麼會肥

胖，並決定對此展開行動的小兒內分泌科醫師。我喜歡那套假設，而它正好是事實。」盧迪·利貝爾（Rudy Leibel）用略微沙啞的紐約腔說道。

利貝爾目前是哥倫比亞大學的小兒科教授暨肥胖研究學者。他在 1960 年代末至 1970 年代初接受醫學訓練時，肥胖研究還處於萌芽階段，所以在這方面知識極度貧乏的情況下，讓許多思慮不周的理論也有機會在學界蓬勃發展。當時肥胖常被歸因於代謝率緩慢和神祕的激素失衡。更糟糕的是，從當時的精神分析學角度來看，肥胖常常被視為一種「精神官能症」（neurosis）的生理症狀，所以那些人會發胖，充其量都只是自身貪吃或是意志力不足所致。

不過利貝爾就跟當時崛起的另一派學者一樣，對這些觀點頗有微詞。在麻省總醫院受訓的期間，他對肥胖型小鼠慢慢有所了解，發現造成這種小鼠過量飲食和發胖的原因，似乎與精神官能症和意志力不足沒什麼關係。另外，他熟讀了此領域學者在上個世紀積攢下的大量研究證據，注意到人體似乎會將體重調控在一個穩定的狀態。但當時學者尚未完全搞清楚這方面的機制。德國漢堡的生理學家魯道夫·紐曼（Rudolf Neumann），就是進行這方面研究的先驅之一：1895 年至 1897 年間，他宛如著魔般詳細測量和記錄自己的熱量攝取量和體重。結束這三年的紀錄後，紐曼發現，在這段期間，他的體重竟然一直保持在一個穩定的狀態，儘管他完全沒有刻意控制體重，每天的熱量攝取量也有上下波動。「這很可能是我第一次有了這個想法，我認為或許人體有一套非常複雜的調控機制，將體重維持或控制在一個穩定的狀態。」利貝爾回憶道。

他也對許多研究的成果印象深刻，因為這些研究表示，不論是在進食量太少或是進食量過多的情況下，人體皆會強力反抗短時間內造成的劇烈體重變動。第二次世界大戰過後不久，研究能量豐富的營養學家安塞爾‧凱斯（Ancel Keys）所做的「明尼蘇達飢餓實驗」（Minnesota Starvation Experiment），就是在這方面最具影響力的先驅研究之一。這項研究目的是想了解飢餓對人類身心狀態的影響。他以 36 名打從心底拒絕當兵的年輕男性為實驗對象，在歷經六個月的半飢餓狀態後，他們的體重都比一開始輕了四分之一左右。然而，這個實驗的看頭並不在於他們體重下降了多少，而是在於結束飲食限制後，他們體重上升的狀況。飲食限制剛結束時，他們胃口大開，體重和體脂肪含量快速回升，然後等到他們逐漸恢復到一般的食量時，他們的體重也神奇地恢復接近實驗前的體重。從這個結果看起來，人體似乎真的有一套強大的內部調控系統，調控著人的食欲和體脂肪含量。

不僅如此，從其他研究的結果來看，這套系統好像也能夠將短時間上升的體重拉回先前的狀態。1960 年代，肥胖研究學者伊森‧希姆斯（Ethan Sims）就以一群身形精瘦的囚犯為受試者，餵食他們大量食物，讓他們的體重在四到六個月內增加 25％。儘管在大量餵食這些男性囚犯後，雖沒有來到過重的標準，但希姆斯發現，實驗期間，他們的身體卻出現了強力反抗體重增加的現象。希姆斯發現，如果他要讓受試者在實驗中增加的體重不掉下來，必須每天給他們吃進高達 1 萬大卡的熱量才辦得到。對大多數成年男性而言，這幾乎是他們每日所需熱量的 4 倍。[10] 實驗結束後，絕大多數的受試者有好幾週的時間沒什麼胃口，且大部分人都在之後恢復到了實驗前的體重。也就是說，這個結果再次指出，人體有一套強大的內部調控系統，調控著我們的食欲和體脂肪含量。

利貝爾也對弗羅立克、哈瑟林頓、藍森、赫維和柯爾曼的研究瞭若指掌，這些研究都認為大腦對食欲和體脂肪含量有重大的影響力。因此在 1978 年那一年，他決定順從自己的渴望，到紐約市的洛克菲勒大學任職，打算在肥胖研究先驅朱爾斯‧赫許（Jules Hirsch）的指導下，好好解開飽足因子這個謎團。為了那個決定，利貝爾不僅放棄了哈佛大學助理教授的頭銜，還少了一半的薪水。

利貝爾花了好幾年的時間研究飽足因子的可能對象，卻沒什麼斬獲，[11] 就在這時，遺傳學研究技術的進步，讓科學家有望找出未知的致病性突變基因。對今天的科學家來說，這樣的精密技術早已見怪不怪，但對當時的科學家來說，這樣的科技就猶如神兵利器，讓成功不再遙不可及。知道柯爾曼在肥胖型小鼠身上的發現後，利貝爾說：「我開始思考，或許我們應該試著從小鼠的基因下手。」因為先前研究人員就已經從肥胖型小鼠的遺傳模式，確定了 ob 基因異常是牠們沒有飽足因子的原因。換句話說，肥胖型小鼠身上的這個基因缺陷，提供了科學家一個從分子層面探討肥胖的切入點；而透過這個切入點，眾研究學者有機會系統地揭開了人體調控食欲和體重的神祕生理機制。

只是利貝爾雖有這個想法和執行的動力，卻不具備操作這項技術的能力。因此，此時此刻，他需要一名能夠熟練操作這套分子生物學技術的高手協助他。[12] 這個人就是傑弗里‧弗里德曼（Jeff Friedman），他也任職於洛克菲勒大學，是一位聰明又充滿幹勁的助理教授。1986 年，利貝爾和弗里德曼聯手展開了「選殖」*ob* 基因的研究。簡單來說，就是定位出 *ob* 基因的位置，並排序出它的 DNA 序列。

接下來就是長達八年的艱苦研究，這段期間，他們團隊用了超過 4,000 隻的小鼠，做了多達一百人一年的工作量。所幸他們的辛苦並沒有白費，這項研究成果出爐後，不但徹底撼動了肥胖科學的根基，最終還重新將其打造成一門更成熟、更尖端的學科。

不過這項研究的最終成果並不是由利貝爾發表。就在利貝爾和弗里德曼的團隊，逐步鎖定 *ob* 基因可能的所在位置之際，弗里德曼也漸漸開始擔心，日後發現這個基因的功績會被利貝爾占去大部分的光彩，因為利貝爾的研究資歷比較資深。於是從那時候開始，弗里德曼就堅持實驗進行中，利貝爾不得進入實驗室，但當時利貝爾在整個計畫中仍是扮演領導者的角色。

1994 年 12 月 1 日，在利貝爾毫不知情的情況下，弗里德曼在《自然》（*Nature*）期刊上發表了找到 *ob* 基因的論文。他指出，這段基因編碼了一種由脂肪組織分泌、且會隨血液循環的小分子蛋白質激素。弗里德曼把這個激素命名為「瘦體素」，其英文「leptin」源於希臘語的「leptos」，是「瘦」的意思。另外，他表示，人類也帶有這種基因，並做出以下頗具遠見的結論：

找出 *ob* 基因後，日後研究學者就可以以它為切入點，探討調控體脂肪和體重的路徑，而這應該會讓大家對肥胖（的發展）有更全面的了解。

大家終於知道飽足因子是何方神聖了，而肥胖也逐漸跳脫心理因素的框架，成為一個生理性的問題。

這篇論文的作者群，除了沒有列出利貝爾的名字，也沒有列出在這個計畫中扮演關鍵角色的其他研究人員姓名，而且在這篇論文發表的前一天，弗里德曼就已經為瘦體素申請了專利。之後在各藥廠的激烈競標之下，安進（Amgen）以 2,000 萬美元的訂金買下了這個專利，取得了日後將瘦體素開發為終極減肥藥的權力。[13]

## 不可思議的飲食欲望

為了驗明「瘦體素」的真實面貌，在研究人員和藥廠之間掀起了一股狂潮，大家都爭相想要了解它的運作模式，並用它來開發減肥藥物。

要達成這些目標的第一步，就是要純化瘦體素，然後看看把它施用在囓齒類動物身上，會造成怎樣的影響。初步實驗的結果，呼應了柯爾曼異體共生實驗的發現，弗里德曼和他的合作者指出，注射瘦體素到暴食的肥胖型小鼠體內，確實能讓牠們如預期般的變瘦。也就是說，瘦體素精準地堵住了讓這些小鼠發胖的生理漏洞。最吸引人的是，在正常小鼠體內注入高劑量的瘦體素，竟然可以近乎 100％融解牠們的體脂肪，卻一點兒也不會影響到牠們身上原本的肌肉量。這一點更是格外吸引藥廠和大眾的目光。就如肯尼迪、赫維和柯爾曼在上半個世紀所預料的那樣，瘦體素的確是一種由脂肪組織生成的激素，且會作用於大腦，調控生物體的食量和體脂肪含量。

話雖如此，但這一切也僅在囓齒類動物身上實驗過，瘦體素對人體的實際意義仍處於曖昧未明的狀態。一直到 1996 年，劍橋大學的臨床生物化學暨醫學教授史蒂芬‧歐萊利（Stephen O'Rahilly），幸運地得到了一個非常重大的發現。歐萊利是研究糖尿病和肥胖遺傳學的專家，在進行這類實驗時，他必須先從患有這類疾病的無數病人中，篩選出那些適合作為研究對象的「臨床特例」，即可能是因為帶有基因突變，才會得到這類疾病的患者；透過研究這些患者，來揭開這類疾病的機制。

弗里德曼的團隊發表論文不久後，歐萊利就開始積極尋找帶有突變瘦體素基因的人，後來他找到了一組候選人：一對印度血統的堂姊妹。這對堂姊妹的父母都是近親通婚，而這一點正是增加下一代得到遺傳性疾病的重要原因。其中一位堂姊妹的體重，在 8 歲就高達 189 磅，必須坐在輪椅上才能行動。之前她曾經做過抽脂手術，想要改善她極度橫向發展的身形，但沒什麼成效。至於另一位堂姊妹的體重，則是在 2 歲就重達 64 磅。這兩個孩子都是從很小的年紀，就開始對食物表現出異於常人的狂熱，且食欲似乎永遠無法獲得滿足。對歐萊利來說，這絕對不是一般的肥胖，也跟心理因素無關。他認為，這兩個孩子會這樣失控發胖，一定是生理功能異常所致。

這是薩達芙‧法魯奇（Sadaf Farooqi）到歐萊利實驗室當臨

床研究人員的第一個月，而她接下的第一個任務，就是要檢測這一對堂姊妹體內的瘦體素含量。但，她測不到。她懷疑自己可能是在操作上出了差錯，所以又重新為她們做了一次檢測。只不過第二次的檢測結果仍顯示，這兩個孩子體內的瘦體素含量低到無法檢出。換句話說，歐萊利和法魯奇在首次出擊的時候，就幸運找到了跟肥胖型小鼠條件類似的人類肥胖者。

最後，法魯奇和歐萊利證實了，這兩個孩子如無底洞般的胃口和異於常人的肥胖身形，都是基因序列上少了一個鳥糞嘌呤核苷酸（它是人體 32 億個基因編碼裡的其中一個編碼）所致，而這個小缺失正是瘦體素基因無法活化的原因。法魯奇說：「這真的是有史以來，第一個證明，單一人類基因缺陷會導致肥胖的證據。同時，它也是第一個證明，缺乏瘦體素有可能導致人體肥胖的證據。」

至此之後，法魯奇和歐萊利就廣泛地研究缺乏瘦體素的人類，不過這樣的研究對象非常稀少。「通常，他們的出生體重都很正常，然後從出生後的頭幾週或頭幾個月開始，他們就會老是覺得非常非常餓。」法魯奇解釋。一歲的時候，他們就會擁有一副肥胖的身形；兩歲的時候，他們的體重則會來到 55 到 65 磅左右，接下來，他們的體重只會加速向上爬升。正常孩童的體脂肪量大概是 25％上下，普通肥胖孩童的體脂肪量則是 40％上下，可是缺乏瘦體素孩童的體脂肪量卻可高達「60％」。法魯奇解釋，缺乏瘦體素的孩子會發胖，主要是因為他們有「一股不可思議的飲食欲望」，所以他們才會不斷吃進非常超量的熱量。[14] 除此之外，看到高熱量、高獎勵性食物的圖片時，他們大腦中負責獎勵感的區塊會出現非常大的反應。缺乏瘦體素的孩子幾乎總是覺得餓、總是想吃東西，就連剛吃完飯沒多久也是一樣。他們對食物的欲望大得誇張，所以你幾乎不可能要求他們節食。如果他們的飲食受到約束，他們會想盡辦法從別的管道弄到吃的，好比說從垃圾桶翻出一小塊腐爛的食物，或是直接啃食剛從冰箱冷凍庫裡拿出來的魚柳。總之，他們會為了填飽肚子不顧一切。

不僅如此，缺乏瘦體素的孩子對食物具有很強烈的情緒和認知連結。「他們非常喜歡食物，如果你給他們食物，不管是什麼食物，他們都會超級開心。」法魯奇解釋道。即便是大家聞之色變的「醫院餐」，他們也來者不拒、欣然接受。相反的，如果讓他們看不見食物，即便時間相當短暫，他們便會備感痛苦；萬一遲遲得不到食物，他們就會開始大吵大鬧、又哭又叫，要求其他人拿東西給他們吃。

到了青少年階段，那些缺乏瘦體素的孩子也不會像正常孩子那樣，對電影、約會或其他青少年喜歡的事物感興趣，他們想談的話題，只有食物和食譜。「他們所做、所想、所說的每一件事，都必須和食物有關。」法魯奇說。這表示，脂肪恆定機制所做的事，可不單單是調控食欲這麼簡單。它在大腦裡的勢力實在太龐大，所以有辦法挾持大腦裡的許多功能（例如情緒和認知能力），讓它們為尋找食物勤奮工作。

另一種情況也會造成類似的行為，那就是「飢餓」（starvation）。且讓我們再次把目光放到「明尼蘇達飢餓實驗」這個研究上片刻，但這次我們要討論的重點，著重受試者的心理反應。凱斯發現，這些受試者在體重下降的過程中，對食物產生了極大的迷戀感。整個實驗中，除了無可避免的惱人飢餓感，他們的談話、思考、幻想和夢想全都繞著食物和飲食打轉。凱斯把這個現象稱為「半飢餓精神官能症」（semistarvation neurosis）。他們開始幻想食譜和烹飪書，有的人還會開始蒐集炊具。就跟缺乏瘦體素的青少年一樣，他們的心智狀態漸漸開始繞著食物打轉。同時，還有一點也跟缺乏瘦體素的青少年一樣，那就是在半飢餓狀態下，他們的瘦體素含量也非常低。[15]

　　缺乏瘦體素和飢餓之間的驚人相似性暗指，瘦體素含量低或許就是激發人腦對飢餓產生反應的原因，這些反應包括感受到飢餓感、老想著食物、活化負責獎勵感的大腦區塊，以及我們很快就會看到的，降低代謝率。這樣看來，缺乏瘦體素的孩子，他們的大腦似乎無法「看見」身上的脂肪，所以才會在他們極度肥胖的情況下，依然指使身體做出激烈的飢餓反應。

　　或許這個現象看起來有一點矛盾，因為人體竟然會在體脂肪含量如此充裕的情況下，同時出現激烈的飢餓反應；然而，這個現象對盧迪・利貝爾和朱爾斯・赫許來說，卻再熟悉不過。1984年，他們發表了一篇充滿開創性的論文，指出普通的肥胖者在減肥期間，都會出現飢餓反應的證據。該研究的受試者共有26人，實驗開始前，所有受試者的平均體重為336磅，而實驗中利貝爾和赫許打算用嚴格的低熱量飲食，讓他們瘦到220磅。雖然減去116磅不是個小數字，但在實驗結束後，這些受試者的身形依舊會被歸類為肥胖。引人注目的是，減重過後，這些受試者瘦下來的身形，只需要以往身形所需熱量的四分之三，可是他們的飢餓感比以往更強烈。也就是說，他們變瘦時，身體某些機制降低了代謝率,並提高他們的食欲,好讓體重不要往下掉——即便他們還是很胖。

　　為了持續追蹤這個令人費解的發現,利貝爾和赫許投注了大把的職涯時間在這上面。在後續更進一步的一連串研究中,他們發現,不論是身形精瘦或是肥胖的人,只要體重變輕,就會同時引發一系列強大的生理和心理反應,要將他們的體重拉回到先前的水準。為了達到這個目的,大腦會縮減交感神經系統的活動度,並減少甲狀腺激素的含量;這兩個情況都會降低人體的代謝率,所以有些人在減肥之後,才會出現畏寒和懶散的感覺。不僅如此,大腦還會削減肌肉收縮時燃燒的熱量,以減少體能活動消耗的熱量。最重要的是,大腦會提升減肥者的飢餓感和對食物線索的反應,讓他們更敏銳地感受到高熱量、高獎勵性食物發出的信號。減肥前,你也許還能自在地在冰淇淋區裡閒晃,但減肥後,在那裡閒晃,你可能滿腦子都會因為想買、想吃,而陷入天人交戰。事實上,不管你的身形是瘦、是過重還是肥胖,只要體重有大幅度的下降,就會引發人體的飢餓反應,而且這個反應會一直持續到你的脂肪長回來為止。

　　如果你從來沒有對抗這種飢餓反應的經驗,傑弗里・弗里德曼提供了一個有助你想像這種狀態的類比:

　　有些人可能會質疑基本欲望的影響力,然而,每個人大概都知道,我們雖然可以憋氣,但這個靠意識控制的舉動,很快就會因為想呼吸的欲望破功。飢餓感造成的欲望很強烈,就算不及呼吸欲望那般強烈,但並不亞於口渴想要喝水的欲望。這種感覺,就是肥胖者在減下大量體重後，必須奮力抵抗的感受。

　　弗里德曼的類比非常重要，因為它可讓人明白，減肥並不是一件只要下定決心少吃多動，就能輕易達成的事情。人類的大腦是在具高度競爭的天擇環境下鍛造而成，所以它並不會把體重變輕這件事當作一件小事。「（飢餓反應）是一種保護機制，從演化的角度來看，它對我們的生存有非常大的意義。」利貝爾說。

　　值得一提的是，利貝爾和赫許發現，在他們為受試者注射了少量的瘦體素後（剛好足以讓他們體內的瘦體素含量維持在減肥前水準的量），這個飢餓反應就幾乎徹底消失了。這表示，體重減輕所造成的瘦體素下降，是引發飢餓反應的關鍵信號。雖然在演化過程中，這個強大的自我保護機制可以幫助我們存活和繁衍後代，但在現代世界的富裕環境下，這個反應似乎常常會造成反效果，因為在現代的環境下，比起飢餓，過量體脂肪對人體的威脅性更大。

　　利貝爾、赫許、弗里德曼、歐萊利、法魯奇和許多其他研究學者的發現，都讓我們理解到，食欲和體脂肪含量是一種由大腦主導的生物現象，而且有很大一部分是大腦在我們無意識的情況下操控。他們的研究洗刷了過去學界對肥胖的誤解，讓眾人清楚了解到，我們的食物攝取量和體脂肪含量高低，其實不全是受自由意識左右。不過接下來，科學家也會透過研究認清瘦體素另一面令人沮喪的事實。

## 偵測缺乏狀態的瘦體素

歐萊利和法魯奇的病人無法認知到自己身上儲存了大量脂肪的事實，引發激烈的飢餓反應，都是因為基因出現微小的缺陷，破壞了瘦體素基因的表現所致。對這些孩子來說，再大量的食物都無法滿足他們，因為他們的大腦認為自己正處在一個最致命的飢餓狀態裡。

所幸，在治療那對缺乏瘦體素的堂姊妹時，歐萊利和法魯奇獲得了批准，得以用純化的瘦體素針劑為她們治療。治療的成效立竿見影。接受瘦體素治療前，再多的食物都無法滿足她們，但在接受四天的治療後，她們的食量開始降低了，對食物的迷戀感也消退了，而且她們的大腦也不會再因為誘人的食物出現誇張的反應。她們甩掉了身上大量的脂肪，幾年之後，她們的外表和行為舉止更變得跟一般孩子沒有兩樣。

這時候，大家就會提出這個價值 2,000 萬美元的問題：我們何不都靠瘦體素來減肥？

事實證明，一般非罕見基因突變所造成的肥胖者，他們體內的瘦體素含量本來就很高了。況且，研究學者也發現，瘦體素並非是擺脫肥胖的萬靈丹，儘管藥廠對它寄予厚望。瘦體素療法確實可以讓人體減少一定程度的脂肪，但要達到這個效果，需要使用到非常大量的瘦體素（最大的用量會高達正常血液含量的 40 倍）。再者，它對個體造成的反應程度相當不一樣；有的人會因此瘦了 30 幾磅，有的人卻只會體重微微下降、甚至完全不變。由此可知，瘦體素對人類的燃脂效果，與嚙齒類動物大不相同。

正因為如此，這個曾被視為減肥萬靈丹的新星，才從未進入一般的減肥藥市場。[16]

　　這個令人沮喪的事實，逼得學術界和製藥界不得不正視一個揪心的可能性：瘦體素系統雖然會頑強對抗體重變輕這件事，但對於發胖這件事它倒不太在意。利貝爾表示：「我一直認為並堅信，瘦體素這個激素的真正功能是為了偵測缺乏狀態，而非過量狀態。」換句話說，瘦體素的功能本來就不在於削減體脂肪的含量，因為在野外中應該很少有過胖的問題。現在許多研究學者都認為，儘管瘦體素含量低，會引發人體強烈的飢餓反應，促進體脂肪上升；但瘦體素含量高，卻不會引發同樣強烈的反應，促進體脂肪含量下降。

　　照這樣來看，妨礙人體快速發胖的因子似乎另有其人，所以前述的伊森・希姆斯大量餵食研究（和其他研究）才會顯示出那樣的結果。雖說瘦體素一定是守住體脂肪含量下限的關鍵角色，但眾學者認為，守住體脂肪含量上限的關鍵角色，應該是另一個還沒被大家發現的因子，且這個因子在人體的含量多寡，同樣會因人而異。這個部份我們會在下一章好好討論。接下來，就讓我們來看看這個脂肪調控系統是怎麼運作的，以及這套系統又可能對想要減肥或保持精瘦身形的人造成哪些影響。

## 脂肪恆定系統

　　瘦體素系統的運作原則，就像你家的恆溫空調系統一樣。家裡的恆溫空調系統會把感測到的居家溫度，與你對系統設定的溫度進行比較。如果它感測到室內溫度比設定值低很多,便會啟動家中的暖氣系統;如果室內的溫度太高,它則會啟動冷氣系統。靠著這套回饋系統的調節,使室內溫度保持在穩定或「恆定」(homeostasis)的狀態。[17]

人體有許多生理狀態會保持在恆定的狀態,例如體溫、血壓、血液酸鹼度、呼吸速率和脈搏速率等;而這些生理狀態的變化之所以受到調控,都是因為它們對生存極為重要。

因此,如同居家空調恆溫系統,你的大腦也會透過感測肌膚和核心身體的溫度,採取必要的升溫或降溫手段,以保持體溫的恆定(請見圖 32)。這些升、降溫手段涵蓋了各種生理和行為反應,像是皮膚血管收縮以減少熱能耗損量,或舒張以增加散熱

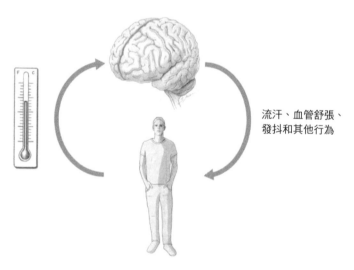

流汗、血管舒張、發抖和其他行為

**圖 32　體溫恆定系統**

大腦(上方)會用人體內、外部的溫度感測器(左方)評估體溫高低,並利用各種生理和行為反應來調控體溫(右方)。

量；加速棕色脂肪（brown fat）這種特殊產熱組織的運轉；讓你發抖產熱；或是促使你穿上毛衣，或到陰涼處喝杯冰水。這種調節策略非常有效，不論天氣如何，它都能成功讓你核心體溫的波動保持在華氏 1 度以內。

　　正如相關研究所示，主宰人體恆溫系統運作的老大就是下視丘。下視丘從身體的感測器（sensor）接收到溫度的資訊後，就會採取必要的生理和行為反應，以維持理想體溫。同樣的，下視丘（以及少部分的其他大腦區塊）也是主宰人體脂肪恆定系統運作的老大，調控人體的食欲和體脂肪含量。下視丘接收到能反映出體脂肪存量多寡的信號（如瘦體素）後，就會採取必要的生理和行為反應，以維持體脂肪含量（請見圖 33）。如同利貝爾和赫許在他們的減肥研究中所觀察到的現象，當一個人變瘦時，脂

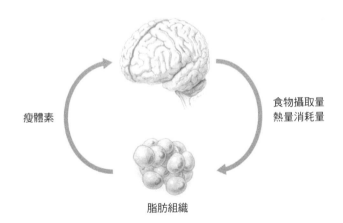

**圖 33　脂肪恆定系統**

大腦（上方）會用瘦體素和其他信號（左方）評估體脂肪含量多寡，並利用各種會影響食物攝取量和能量消耗量的生理和行為反應（右方），來調控體脂肪含量。以人類來說，食物攝取量是大腦調控人體體脂肪含量的主要手段。

肪恆定系統就會引發一連串的反應，讓人的能量攝取量增加、能量消耗量減少，使其重新把減掉的脂肪長回來。這與法魯奇和歐萊利在缺乏瘦體素孩童身上發現的飢餓反應相同，只不過它的反應程度比較溫和。不過以恆溫空調系統來類比脂肪恆定系統，並不是非常貼切，因為：以人類的情況來看，脂肪恆定系統並不太能有效防堵體重上升的狀況。這就好像是，你家溫度下降時，恆溫空調的暖氣系統能非常有效地把室內溫度拉回；但溫度上升時，冷氣系統卻無法把溫度降下來。你或許會注意到，我們現在對脂肪恆定系統的理解，與羅曼．赫維在 1959 年提出的概念非常相似（請見圖 31）。

　　利貝爾和赫許的發現指出，普通的肥胖並不會打破人體這套脂肪恆定系統的運作模式，只是讓這套系統用比較高的「設定值」調控你的體脂肪含量——概念就像你把家裡的恆溫空調系統的設定值調高。[18] 如果體脂肪含量的設定值變高，想要抑制大腦引發飢餓反應，就需要動用更多的瘦體素，而就長遠來看，人體要產生更多瘦體素的方法就只有長出更多的脂肪。換句話說，對肥胖者的大腦來說，它會把肥胖者現在的肥胖狀態視為「新的瘦子標準」。研究學者把這個現象叫做「瘦體素阻抗」（leptin resistance），因為此時大腦似乎不太對正常含量的瘦體素產生反應。

　　這會對我們造成哪些影響？第一個影響是，人一旦胖起來一段時日，就會進入自持狀態（self-sustaining state），此時這個人想要在用餐時感受到跟他瘦的時候相同的滿足感，就「非得要過量飲食」才辦得到。照這樣看來，基本上，只要我們一變胖，脂肪恆定系統就會成了我們不斷過量飲食的主因，讓我們無法擁有心目中的精瘦、健康身體。

第二個重大的影響是，這讓減肥變得困難重重，因為我們必須極力對抗想吃東西的原始衝動。各種飲食的長期試驗成果都指出，下視丘的確相當擅長破壞我們的減重大計。不論這些減肥者是採取哪種最受歡迎的飲食，如分量控制、低脂飲食或低碳水化合物飲食等，最終他們全會飽受復胖的折磨。超受歡迎的實境節目《超級減肥王》（*The Biggest Loser*）正是最好的例子。在這個實境秀中，所有的肥胖參賽者都必須接受非常極端的飲食和運動規範，在當季節目結束時，減掉最大比例體重的人，就可以贏得 25 萬美元的獎金。許多參賽者在節目期間都瘦了超過 100 磅，愛麗・文森（Ali Vincent）也不例外。2008 年，愛麗・文森在第五季的節目中瘦了 112 磅，並贏得了當季的冠軍獎金。然而，現在她的體重已經從她奪冠時的最低點 122 磅，又胖到了和她減肥前差不多的體重。「我覺得自己真是個失敗者。」文森說，她會有這樣挫敗的感受情有可原，因為在這段期間下視丘一直讓她的減重成果節節敗退。她的經驗絕非特例。2005 年在第二季節目中瘦了 90 磅的蘇然・曼登薩（Suzanne Mendonca）就曾開玩笑說：「美國國家廣播公司（NBC）絕不會為這個節目辦回娘家的活動。為什麼？因為我們都胖回來了。」

下視丘才不在乎你明年夏天穿泳裝的樣子好不好看，也不在乎你十年內得到糖尿病的風險有多高。下視丘的工作，就是讓你的能量平衡保持在有餘裕的狀態，而且它非常認真看待這項任務，因為在過去，這是攸關遠祖能否生存和繁衍後代的關鍵要素。為了達成這個目的，它會軟硬兼施用許多方法逼你就範，例如讓你感到飢餓、增加食物對你的獎勵感，以及減緩你的代謝率等。因此，每回下視丘與理性大腦交鋒，通常是下視丘取得最後的勝利。話雖如此，但這並不表示注意飲食一點勝算也沒有，只是如果你想要靠它成功取得最終勝利，一定要先清楚了解和正視你的敵人。好消息是，目前研究學者發現，飲食和生活方式對大腦發出的信號，亦可影響脂肪恆定系統的表現，我們大可好好利用這項優勢。

## 讓減肥不再因脂肪恆定系統破功

如果大腦真的會讓體脂肪含量保持在恆定狀態，那麼人又怎麼會由瘦轉胖？我們有可能逆轉這個過程嗎？我們知道在每一種恆定系統中，例如心跳速率、體溫和體脂肪含量等，身體會透過各種方法來保護設定值不受變動，但這並不表示，這些設定值沒有半點的變動空間。舉例來說，你的體溫設定值就可能在受到感染時上升，這種現象即我們所說的「發燒」。你會發燒，並不是大腦的恆溫系統失靈，事實上，它刻意調高你的恆溫系統設定值，是為了幫助你對抗感染。同樣的，脂肪恆定系統的設定值也可以上調，且某些研究的成果指出，它的設定值亦可下修。

利貝爾和赫許的多項嚴謹減肥研究成果，讓學術界得到了一個如常識般的結論，即：體脂肪含量的設定值會因人而異。精瘦者的體脂肪設定值比較低，而脂肪恆定系統會避免其體脂肪含量低於設定值；從演化的角度來看，這非常合理，因為精瘦者的體脂肪不能掉太多。不過若把這套反應套用在肥胖者身上，就有點讓人搞不清楚它的意義何在了，因為肥胖者的體脂肪設定值都偏高，為什麼脂肪恆定系統還要盡可能避免他們的體脂肪含量低於設定值？基於某種原因，下視丘彷彿「吃了秤砣，鐵了心」，一心想要讓肥胖者保持在原本的噸位，不願讓他們擁有精瘦的身形——就算這個肥胖者已經胖到不行，根本不會面臨飢餓和無法生育後代的危機。事實上，從現代醫學的觀點來看，脂肪恆定系統對肥胖者做出的反應，甚至有點扯後腿的意味，因為體脂肪含量過高，正是造成富裕國家人民不孕和早亡的「主因」。

許多研究學者，包括我自己在內，都推測脂肪恆定系統的表現會如此異常，是因為它被放到了一個不熟悉的環境中：下視丘的調節能力，是為了讓我們在野生的環境中保持健康和生育力，但早在很久以前，我們就不生活在這種環境中了。今天，我們生活的環境和過去大不相同，不僅美味的精製高熱量食物唾手可得，體能活動量也大大降低，但脂肪恆定系統還是按照以往的模式被不當操控，所以現在才會有這麼多人無法克制地過量飲食和發胖。只不過有些人不論做了什麼，依舊保有精瘦身形，下一章我們會再回過頭來討論這個主題。

脂肪恆定系統的設定值不只會因人而異，就算是同一個人，他的設定值也可能因時間的推移出現變化。大部分生活在富裕國家的人，其一生的體重都會隨年齡不斷增長；這表示，脂肪恆定系統的體脂肪含量設定值會不斷上調，逐步拉高我們感到自在的體重下限。這樣的展延性（malleability）說明了，曾在十九世紀以瘦子居多的美國，是怎麼變成如今這個充滿過重大隻佬的國度;而且在這幾個世代之間,我們的基因並沒有發生任何重大的變化。由此可知,我們的體重並不是完全取決於我們的基因。就跟體溫的設定值一樣,體脂肪含量的設定值也會隨生活條件出現變動。

2000 年,羅格斯大學的肥胖暨糖尿病研究學者巴里·萊文(Barry Levin)發表了一篇論文,該論文以大鼠為實驗對象,清楚證明了生活條件對體脂肪設定值的影響力。一開始萊文是用基因具多樣性的大鼠品種做實驗,並給予兩組大鼠不同的飲食;一組是吃普通大鼠飼料,另一組則是吃以高熱量、美味食物組成的飲食。在美味食物組,有幾隻大鼠變胖了,但其他的大鼠都沒有。萊文的團隊把這幾隻變胖的老鼠特別隔離出來,繼續給牠們吃美味的飲食,但限制了牠們的飲食攝取量,此舉成功讓這些大鼠的體重和脂肪量減了下來。截至目前為止,實驗發生的結果或許都在你的預料之中,可是接下來他們發現的結果可就令人眼睛一亮:當他們解除了對這些大鼠的熱量限制,再次讓牠們隨心所欲的進食時,這些大鼠的體重不僅逐漸攀升,還快速回歸到牠們先前任意享用這些美味食物增加的體重,而且之後的實驗期間,體重也是一路向上成長。萊文的這些發現表示,脂肪恆定系統「想要」動物維持一定的體重,並保護這個體重不受變動;至於這個體重的數值高低,則是由動物的先天基因和後天飲食方式決定。

為了更進一步研究,萊文的團隊後來又用一種易胖的大鼠品種做實驗。這次萊文將這些大鼠分為三組,並給予牠們三種不同的飲食。第一組吃的是普通大鼠飼料,第二組吃的是和前一項實驗相同配方的美味飲食,而第三組吃的則是可口度極高的奶昔代餐飲品「安素」（Ensure），而且是巧克力口味。[19] 就如大家預期的那樣，美味食物組和安素組的大鼠在實驗開始後，就不斷大吃，體重和脂肪量也不停上升。事實上，安素組的大鼠，在為期10週的實驗期間，體重幾乎增加了一倍。這是相當驚人的成果。

不過，當萊文的團隊讓各組大鼠交換飲食時，他們卻發現大鼠的體重似乎會根據最近的飲食，保持在非常不一樣的狀態。比方說，當牠們的飲食從安素轉為普通大鼠飼料時，牠們的食物攝取量會大幅下降，並快速變瘦，等到牠們的體重瘦到跟先前一直吃飼料的大鼠差不多時，牠們的體重才不會再往下降。可是，一旦研究人員把同一批大鼠的飲食再轉回安素，牠們又會開始狼吞虎嚥，並快速回升到之前一直吃安素的體重。這個實驗的結果再一次顯示了，飲食似乎並不只是變胖過程中的一個被動角色，它其實也會主導脂肪恆定系統的設定值高低。萊文認為造成這個結果的原因，主要是跟可口度有關，因為這些大鼠只有在吃巧克力口味的安素時，會出現暴食和變胖的狀況，香草和草莓口味的安素都不會造成這種結果！[20]

目前還沒有特別針對這方面進行的人體研究，但從過去的一些相關人體研究中，還是可以看出一些吊人胃口的端倪。就讓我們再來討論一下第三章提過的那項「機器餵食」研究；該研究讓自願參與實驗的肥胖者，透過一台接有吸管的機器，盡情攝取研究人員提供的清淡液態飲食，且這些受試者都因此快速地瘦了下來。雖然事前已告知受試者可以隨意享用這台機器提供的飲食，但這些受試者一接受這套飲食後，就不自覺地少攝取了很多熱量，因為他們根本不覺得餓（這並非是這種液體飲食會把肚子灌飽的關係，因為另一組接受相同實驗的精瘦者，都吃進了與平常所需熱量相等的液態飲食）。在他們體重迅速下降的這段過程中，似乎沒有出現任何飢餓反應。這樣的結果表示，這份清淡飲食有某種特性，讓這些肥胖者的身體能坦然接受自己變輕的事實；再搭配上萊文的大鼠實驗結果，我們可以推斷出，低獎勵性的飲食或許是降低體脂肪含量設定值的關鍵。

就在機器餵食研究的五年後，加拿大拉瓦爾大學的生理學研究學者米歇爾·卡巴納克（Michel Cabanac），發表了另一篇支持和詳述這些發現的研究。卡巴納克的團隊招募了一群受試者，請他們盡情享用三週的清淡液態飲食；這群受試者不僅自發性的吃進較少的熱量，實驗結束後更瘦了大概 7 磅左右。之後研究人員又招募了第二批受試者，他們讓這群受試者在相同的時間內，瘦下跟第一批受試者一樣的體重，不過這批受試者吃的不是清淡飲食，而是針對正常的飲食進行分量控制。卡巴納克發現，分量控制組在減重期間出現了預期中的飢餓反應，但清淡飲食組卻沒有。他指出清淡飲食組的受試者「自發性的減少了攝取量，而且精神狀態一直很好」，但分量控制組的受試者「就必須一直和飢餓感抗戰，連夜裡都會夢到食物」。於是卡巴納克做出了這樣的結論：飲食的可口度會影響人類脂肪恆定系統的設定值。

現在讓我們再次把討論的焦點放到大腦上，我們知道下視丘和負責獎勵感的大腦區塊之間存在著重要的連結（例如腹側紋狀體），因為飢餓感會放大我們的食物獎勵反應。這恰好呼應了那句俗話：「飢餓是最好的調味料」。但我們卻還不曉得，這條連結若逆向操作又會引發哪些機制，即：食物獎勵作用有可能透過哪些方法，影響大腦裡負責食慾和體脂肪含量的區塊。

　　儘管如此，我們還是可以從現有的資訊中，彙整出一些實用的結論。第一，高熱量、高獎勵性的食物可能會助長我們過量飲食和發胖的情況，因為它們不單單會讓我們吃進過多的熱量，更會調高我們脂肪恆定系統的設定值。這或許就是常吃垃圾食物的動物和人類，快速走向肥胖的原因。第二，把飲食重點放在攝取獎勵性較低的食物上，或許能讓減重變得比較輕鬆，也比較不容易復胖，因為脂肪恆定系統不會對這類飲食做出激烈的反應。這可能解釋了為什麼所有的減重飲食或多或少都能發揮一定功效的原因——即便是飲食原則迥異的低脂飲食、低碳水化合物飲食、原始人飲食法和素食飲食等——每一種飲食都會排除飲食中的某些主要獎勵因子，讓我們的體脂肪設定值有機會因此下修。

　　還有其他方法能使減肥不再因脂肪恆定系統破功嗎？研究學者注意到，常運動的人，其體重隨時間增長的幅度比較小。對此，我們似乎可以提出一個非常直接了當的解釋，即：他們燃燒掉比較多的熱量，所以能量保持在比較平衡的狀態。這大概說中了部分的原因，但就如巴里·萊文的研究成果所示，這背後或許暗藏了更多的故事。首先，萊文在研究中毫無意外地發現，在提供大鼠易胖飲食的情況下，[21] 運動可以降低牠們變胖的速度。不過萊文的研究資料也顯示，身形原本就比較精實的大鼠，並不會因為運動就變得更瘦——相較於攝取相同飲食，但原本不太活動的大鼠，這些精實大鼠的身體似乎會極力避免體脂肪含量往下掉。這個現象其實和人體研究的結果具有一致性，在過量飲食的情況

# 限制食物獎勵作用

高獎勵性食物通常比較容易增加食物攝取量和體脂肪含量，至於低獎勵性食物則相反。這表示，管理體重時有一個「訣竅」，但幾乎所有的飲食書都沒有明說這點：吃簡樸的食物。原則上，飲食書之所以很少明說這一點，是因為低獎勵性食物沒什麼吸引力。它不僅提不起讀者執行的幹勁，也無法讓這些書熱銷。能在享用美味食物之餘，同時達到減重的效果，才是我們想聽到的話，而減重產業也非常樂於滿足我們這般喜好。事實上，儘管市面上的減重方式有百百種，但其實每一種飲食的效果都差不多。因此如果你真的有心要好好控制你的食欲和體脂肪含量，最有效的方法就是盡可能降低飲食的獎勵性。除此之外，就跟執行所有的飲食一樣，你還必須持之以恆，因為低獎勵性的飲食固然可以降低你的設定值，但一旦你回歸到之前的飲食習慣，它就有可能馬上讓你的設定值又回升到之前的水平。換句話說，想要成功的減重，你的飲食計畫必須要能融入你的生活，讓你長久執行。對大多數的人來說，我先前提到的那些「清淡液態飲食」並不是一個可以長久執行的減重方案，但盡量少碰額外添加油、糖、鹽和高熱量的高獎勵性食物，應該是人人都可長久奉行的減重方針。

下，身形精實的人比較不容易發胖。如此看來，運動似乎能讓脂肪恆定系統的設定值甘於保持在較低的狀態。

但是許多研究也指出，運動並不算是人類減重時的神隊友，而且還提出大量的數據佐證。好比說，如果你建議受試者在家規律運動，大部分的人都無法減掉半點體重。乍看之下，人體實驗和動物實驗的結果似乎存有極大的差異性，但在我深入探討後，我認為，造成這份差異的原因並非表面上所看到的。許多的人體實驗出現上述的狀況，都是因為研究人員只提供受試者運動建議，卻沒有採取任何手段強制這些受試者按表操課，甚至有些研究根本沒有準確評估受試者實際做了多少運動。

相對的，如果只把那些有明確規範、並監督受試者運動狀況的研究納入考量，就會發現一個全然不同的畫面。在這些研究中，受試者的體重往往會大幅下降，而且下降幅度還會隨著運動的強度和持續時間增加。由此可知，顯然許多學者（包括我自己在內）都誤判了運動對減肥的幫助：它真的能有效幫助人類減肥。

只不過運動能幫助減肥這件事，又存在著一些細微的個體差異。里茲大學的心理生物學教授約翰・布來德爾（John Blundell）的研究就顯示，並不是每個人都能透過運動減掉相同的重量。之前就已有研究發現，每個人對運動的反應並不一樣，所以這次布來德爾的團隊召募了 35 位過重和肥胖的久坐男女，執行為期 12 週、每週運動 5 次的實驗。他們每次運動都必須燃燒掉 500 大卡的熱量，而且研究人員會在一旁監督他們的運動狀況，以確保他們達到標準。12 週過後，受試者們平均減掉了 8 磅多的體重。只不過，這個平均值隱匿了一個非常有趣的資訊，那就是：每位受試者的體重變化值存在著非常大的差異性，因為在這段期間，有的人瘦了 21 磅，有的人卻反而「胖了」6 磅！坦白說，這 35 位受試者中，只有 1 位變胖，雖然我們並不清楚這個人的生活在實驗期間是否有其他的轉變，但這樣的結果確實顯示出，就算採取激烈的運動計畫還是有可能讓人發胖。另外，還有 2 名受試者瘦不到 1 磅——以他們如此大的運動量來看，這樣的降幅實在是少得可憐。

在每週額外消耗了 2,500 大卡的情況下，體重怎麼可能會不減反增呢？要回答這個答案，就必須再次搬出我們在第一章提過的能量平衡方程式。要在熱量消耗量增加的情況下長肉，唯一的方法，就是吃進比消耗量更多的熱量。而這一點正是布來德爾的團隊所觀察到的狀況。當他們評估受試者的熱量攝取量時，發現那些減重成效不如預期的受試者，在實驗期間的熱量攝取量都有不經意地因運動增加。這個發現並沒有令人太意外，因為絕大部分的人大概都有過運動後或勞動後「胃口大開」的經驗。反倒是那些減重成效超乎預期的受試者，在熱量攝取量方面產生了比較令人驚訝的變化：他們的熱量攝取量竟然都因為這個運動計畫「減少」了。最終，布來德爾的團隊統整出，實驗中約有一半的受試者因運動吃得更多，另一半則沒有。

照這樣看來，如同萊文的大鼠研究結果，這項研究也反映出運動的確對脂肪恆定系統有影響。就運動來說，一方面，消耗體脂肪存量時，也會同時喚醒脂肪恆定系統的危機感，導致我們食欲增加；另一方面，若我們身上帶有大量的脂肪，則它也可能會降低體內的體脂肪含量設定值，導致我們的食欲降低並促進脂肪流失。這兩股對立力量的消長因人而異，哪一方的力量占了上風，就決定了運動會對食欲造成怎樣的淨變化量（net change）。因此，雖然運動能助人大量甩油，但對每一個人的功效還是有強弱之分。

另一項常會被輕忽的事實是，減重和減脂之間的差異性。我們努力要瘦下來的時候，心中想的目標通常不是減輕重量，而是想要甩去身上的油。事實證明，在減重期間運動，確實能有效保持減重者的肌肉量。雖然體重機上顯示的緩慢進展或許令人心灰意冷，但站在鏡子前，你就會發現運動對曲線和健康帶來了不小的變化，而比起體重機上的數字，這樣的變化才更為重要。[22]

最後，研究證據表示，如果你能一直保持高水平的體能活動狀態，多半能成功達到避免身體發胖、加速減脂和不再復胖等目標。但這些好處都只有你真正將運動落實在生活中，才有可能辦到；至於你到底可以靠運動甩掉多少肥油，還是得取決於大腦的反應，因為在你靠運動消耗熱量之際，它也可能會增加你的食欲來彌補這份熱量耗損。

低碳水化合物飲食是全世界最熱門的減肥飲食之一，而且許多研究也都表示，它雖然不是擺脫肥胖的特效藥，但比起傳統的低脂分量控制飲食，以執行一年左右的成效來看，它的減肥成效確實比較好。這是件大事，因為它扭轉了過去半個世紀來，大部分人對減肥飲食的觀念，即：吃油補油，所以甩油的最好方法就是少吃油。事實上，許多人都指出，低碳水化合物飲食能抑制食欲和嘴饞念頭，不少研究也支持這個說法。進行低碳水化合物飲食的人，會自發性的大量減少熱量攝取量，更重要的是，飲食期間他們通常都沒有刻意少吃。

為什麼會這樣？你或許已經注意到了，低碳水化合物飲食所產生的影響力，跟體脂肪設定值下降的狀況非常相似。如果我們更仔細地去探究低碳水化合物飲食者的飲食，就會發現他們在減少碳水化合物攝取量的同時，大多會增加蛋白質的攝取量。後來其他研究證實，胺基酸（建構蛋白質的基本單位）能直接作用於下視丘，影響脂肪恆定系統的運作。雖然目前大部分直接性的證據都是來自嚙齒類動物研究，但還是有大量間接性證據指出，攝取豐富的蛋白質或許也能降低人類的體脂肪設定值。

2005 年，華盛頓大學的研究學者史考特・威格爾（Scott Weigle）和他的團隊，一起清楚闡述了高蛋白飲食在這方面的驚人影響力。威格爾的團隊召募了 19 名受試者，並事先評估了每個人平常的熱量攝取量，然後展開為期 12 週的實驗。過程中，研究人員會給予受試者高蛋白飲食（蛋白質占總熱量的 30%），並嚴格監控受試者的整體狀況。儘管這並不是一個減重研究，也沒有人要求受試者少吃，但在高蛋白飲食的條件下，這群受試者不但自發性的減少了熱量攝取量，平均每天少吃了 441 大卡，體重也下降了近 11 磅。不僅如此，這些受試者的瘦體素含量雖然如研究人員所預料的變低了，但他們的身體似乎從未啟動飢餓反應。這個成果不能歸功於碳水化合物的攝取量減少，因為威格爾的團隊並未減少飲食中的碳水化合物比例，而是靠著減少脂肪比例，來增加蛋白質在飲食中所占的熱量比例。

無獨有偶，馬斯垂克大學的研究學者克萊斯・威斯德特德佩

（Klaas Westerterp）和瑪格麗特‧威斯特德佩－普蘭登加
（Margriet Westerterp-Plantenga），也做出了一個支持這個想法
的研究成果。他們的研究顯示，常破壞減重成效的飢餓反應，可
透過高蛋白飲食降低反應強度；因為比起用其他手段減肥的人，
食用高蛋白飲食的人感受到的飢餓感確實比較少，而額外攝取蛋
白質也能大大預防節食期間所造成的代謝率下降。他們的發現還
顯示，如果只單純限制碳水化合物，卻沒提升蛋白質的攝取量，
其減重成效並不會跟一般蛋白質攝取量略增的低碳水化合物飲食
相同；這樣的結果暗指，限制碳水化合物攝取量這件事本身，其
實並非是低碳水化合物飲食的關鍵。[23] 或者應該說，大家在採取
低碳水化合物飲食後，之所以能得到不錯的減重效果，是因為大
家自然而然地增加飲食中的蛋白質比例，並減少高獎勵性食物的
攝取量所致。

　　1839 年伯納德‧摩爾無意間揭開了後人對脂肪恆定系統的
探討，並讓我們發現這套在無意識下運作、調節食物攝取量和體
脂肪含量的機制，正是我們常常過量飲食的關鍵。這套機制也說
明了為什麼減重如此困難，以及為什麼飲食和生活中的線索會影
響我們的食物攝取量和腰圍。隨著我們對脂肪恆定系統的運作機
制有更深的了解，越發現仍有許多奧祕等著我們揭曉。下一章，
我們會探討到遺傳學是怎樣影響脂肪恆定系統、為什麼有的人可
以怎麼吃都吃不胖，以及腦幹系統是如何影響你每餐的熱量攝取
量。

# 注釋

1 透過腦下垂體分泌的生長激素（growth hormone）和促性腺激素（gonado-tropin）。現在我們知道，腦下垂體分泌的激素都由下視丘調控。

2 就跟大腦的許多區塊一樣，下視丘腹內側核其實也有兩個，一個在右側，另一個則在左側。要導致明顯的肥胖需要兩側都有損傷。

3 有些早期證據表示，這類因下視丘腹內側核受損造成的肥胖症候群，需在胰島素飆升的情況下才會發生。不過，布魯斯‧金（Bruce King）等人後來做的精密追蹤研究顯示，胰島素增加並不是造成下視丘腹內側核受損大鼠發胖的必備條件。

4 今天，大家已廣為接受這個概念，認為下視丘的腫瘤常會導致人類過量飲食和肥胖。因此，現代醫學都將這個情況稱為「下視丘性肥胖」（hypothalamic obesity）。

5 隱性遺傳模式，意指只有在父、母雙方都給了子代這個突變基因的情況下，子代才會表現出這個基因所代表的特徵。

6 必須以近親繁殖的動物來進行這種手術，牠們的免疫系統才不會互相排斥。

7 你或許會想問：攝取的熱量要從消化道運送到組織，也需要透過血液來運輸，所以如果牠的循環系統和一隻吃進大量食物，又不斷發胖的大鼠連在一起，怎麼可能會餓死？這個問題的答案要考量到異體共生的細節。由於這種手術只能讓兩個個體緩慢的交換部分的血液，所以只有半衰期長的強力物質，才有辦法影響到另一個共生個體。因此，熱量的部分，這兩隻動物其實是完全不會互通有無的。

8 血糖和胰島素濃度降至正常值。

9 哈里斯在 2012 年發表的文獻回顧中，寫道：「為了從已知激素中找到或排除，可能是『飽足因子』的候選人，我們檢驗了與灌食大鼠共生、但身形變瘦大鼠的多項生化指標，包括甲狀腺激素、胰島素、皮質酮（corticosterone）、生長激素、游離脂肪酸或酮體等項目，但皆未發現牠們的數值與對照組有任何顯著差異。」其他的研究則是排除了膽囊收縮素（cholecystokinin，與飽足感有關的激素）和甘油（glycerol，脂肪衍生物）的可能性。

10 有些人對這個 1 萬大卡的數值提出質疑，而希姆斯在後續的研究中也以謹慎的態度回應了這個問題。但不管這個數值是否準確，這些受試者在實驗中，確實都必須吃進比預期中高出許多的熱量，才能讓實驗中增加的體重不會掉下來。

11 脂肪酸、甘油和兩者的比例。

12 對利貝爾而言，在眾多分子生物科技中，又以「定位選殖」（positional cloning）這項技術最重要，因為它能定位出未知基因的位置，並排序出該段基因的序列。

13 由於弗里德曼是那篇《自然》論文的作者，又單方面申請了瘦體素的專利，所以外界認為，學校（專利持有人）將大部分的獲利都分給了他的研究團隊。艾倫‧魯佩爾‧雪爾（Ellen Ruppel Shell）的出色著作《飢餓的基因》（*The Hungry Gene*），非常詳細介紹了這個充滿爭議的事件。

14 他們的能量消耗量可能也很低，但這部分很難證明。

15 特此說明，當時凱斯並未檢測他們的瘦體素含量，因為那時候大家還不知道瘦體素的存在。但從日後的研究我們可以看出，半飢餓狀態和變瘦確實會大幅降低瘦體素的含量。

16 儘管如此，它依舊是一種醫療級的減肥用藥。目前美國食品藥物管理局（FDA）就核准用它來治療與脂肪代謝有關的代謝性疾病，如脂質營養不良症（lipodystrophy），該罕見疾病會讓人無法正常生成體脂肪、瘦體素含量暴跌，引發多種代謝性問題。

17 這個例子的回饋系統屬於「負回饋」（negative feedback），即當狀態偏離原來的設定值時，系統會透過與偏差走向相反的反應，將整體的狀態導回原來的設定值。

18 至今，學術界依舊對這個論點爭論不休，不確定人體脂肪恆定系統的設定值是否真的會單純因人的胖、瘦變動。雖然就我們討論的目的而言，這一點並不重要，但我還是想花點時間讓各位知道，目前學界對這方面仍存有歧見。

19 沒錯，就是那款為無法吃進足夠營養的老人家，設計的營養補充品。

20 如果你好奇這三種口味的安素營養成分是否相同，我可以告訴你，它們的營養成分一模一樣，三者唯一不同的地方就只有口味。

21 比正常大鼠飼料添加更多油脂和糖的精製飲食。

22 體能活動也能透過改變身體組成，個別地改善健康狀態，就算你沒有因為運動增加肌肉量或減掉脂肪，它仍有益你的健康。

23 這句話或許不適用於「生酮飲食」這種更嚴格的低碳水化合物飲食，這種飲食對碳水化合物的限制極度苛刻，迫使人體進入一種獨特的代謝狀態。有些研究顯示，這類飲食抑制食欲的機制，可能不同於增加蛋白質攝取量的飲食。

# Chapter 7

# 使你飢腸轆轆的神經細胞

「假如你有肥胖基因，這輩子就注定要當個胖子。」你接受這樣的結論嗎？

　　「我在 1987 年到華盛頓大學接受專科研究的訓練，一到那裡就受到了脂肪恆定系統這個觀念的洗禮。」肥胖研究學者麥克・施華茲（Mike Schwartz）憶起當年往事。他在這段期間參與了一項非常特別的研究計畫，這項研究是由肥胖和糖尿病學家丹・波特（Dan Porte）和史蒂夫・伍茲（Steve Woods）主導。施華茲接著說，「那時候這方面的研究還不是主流，當時每一個人都覺得肥胖就是吃太多惹的禍，只要肥胖者可以掌控好自己的飲食、正常進食，那麼肥胖就不會找上門。」

　　雖然當時還是有些科學家認為，人體的體脂肪含量是受到某套機制調節，但大部分科學家都不這麼認為。施華茲參與這項研究計畫的時候，利貝爾和弗里德曼尚未找出瘦體素，研究學者對脂肪恆定系統的了解也很少。施華茲的目標是讓更多人知道肥胖其實是一種生理性的問題，而且希望透過治療這些生理狀況改善肥胖。要達成這兩個目標的唯一方法，就是了解在幕後操控這一切的大腦系統。施華茲的研究，以及其他學者的研究，最終都將清楚告訴我們，大腦是如何調控體脂肪、脂肪恆定系統在肥胖者的大腦裡會出現怎樣的變化，以及為什麼有些人特別容易過量飲食和發胖的原因。

在施華茲參與這項研究計畫的三年前，一位叫做沙地亞・卡爾拉（Satya Kalra）的研究學者發現，如果把一種叫做神經胜肽Y（neuropeptide Y, NPY）的小分子蛋白注入大鼠腦中，會導致牠們嚴重過量飲食。不僅如此，研究學者還發現，弓狀核（arcuate nucleus，是一個靠近下視丘腹內側核飽足中樞的小小區塊）裡的神經元本來就會生成神經胜肽Y，而且在禁食過後，它的生成量更為豐沛，所以眾人推測，神經胜肽Y應該與飢餓感有關（請見圖34）。在這些資料的支持下，施華茲、波特和伍茲假設，神經胜肽Y可能是協助大腦調節飲食和體脂肪含量的物質。

當時，施華茲把研究的重點放在胰島素上，這個激素在調控血糖和血脂含量方面，扮演非常重要的角色。[1] 由於我們過量飲食和變胖的時候，血中的胰島素含量會增加；少吃和變瘦的時候，血中的胰島素含量又會下降，所以施華茲認為胰島素可能是一種信號，能告訴大腦如何調節體脂肪含量。團隊實驗成果顯示，把胰島素注入大鼠的腦中，不但能降低牠們下視丘的神經胜肽Y生成量，還能降低牠們的食物攝取量。這是第一次有人描繪出了這幅生理路徑圖的全貌：從食物攝取量到血液中的激素含

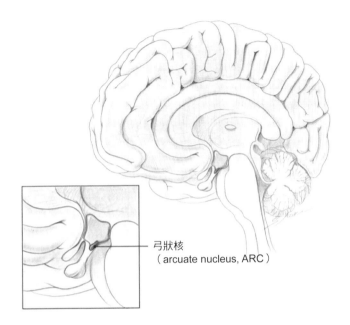

弓狀核
（arcuate nucleus, ARC）

**圖 34　位在下視丘的弓狀核**

量，再從血液中的激素含量到大腦迴路，最後才又從大腦迴路回到了食物攝取量。

　　不過施華茲說：「我們知道胰島素並不足以完整解釋這一切。」他們非常清楚柯爾曼以肥胖型小鼠為研究對象，所得到的異體共生實驗結果，也明白胰島素並不能解釋他的發現。除了胰島素，一定還有其他影響力更大的東西，左右著大腦對食欲和體脂肪的調控。

　　等弗里德曼的團隊發表了找到 *ob* 基因的論文，施華茲、波特和伍茲馬上就意識到，瘦體素或許就是他們正苦苦找尋的那段失落環節。施華茲回想道，「我們合理推測，瘦體素可能也具備某種跟胰島素相似的功能，能抑制會刺激食欲的神經元活性。」歷經四個月的辛苦研究後，他們終於在數千片的顯微切片中證實了這項推論：瘦體素確實會藉由降低大腦中助長飢餓感的神經胜肽 Y 含量，控制個體的（部分）食物攝取量。施華茲的這項發現，也讓眾人開始對脂肪恆定系統的運作方式有比較具體的了解。

施華茲將他團隊的發現呈遞給《科學》（Science）期刊，希望能將這個成果刊登在這份世界最具影響力的科學期刊上。施華茲說，「那時候我才剛開始助理教授生涯，根本沒有人知道我是誰，這對我來說是一個重要的機會。」呈遞論文的一個月後，他收到了《科學》期刊編輯的來信，信中的內容至今仍深深烙印在他的腦海中：「我們發現有其他期刊已經刊登了與你主題相似的論文，這大大減損了你的研究成果新穎性。」原來禮來（Eli Lilly）製藥公司由馬克·海曼（Mark Heiman）所領軍的研究團隊，已搶先一步發表了。於是最後施華茲團隊的研究成果是登載在《糖尿病》期刊（Diabetes）上，它是個不錯的期刊，但知名度沒像《科學》期刊那麼高。這次的挫折並未讓施華茲的團隊灰心，反倒讓他們燃起更強烈的鬥志。「我們一直以來都對這方面的研究不遺餘力，就算知道接下來必須為此展開一連串的競逐，我們也從未退縮。事實證明，最終我們還是搶得了大部分的發表先機，因為我們早已掌握了核心脈絡。」

至此之後，施華茲、波特、伍茲、伍茲的新博士後研究員蘭迪·斯萊（Randy Seeley），以及其他數個競爭團隊紛紛發表了大量這方面的數據。就在發表神經胜肽 Y 研究後不久，施華茲又發表了一篇論文，指出下視丘，特別是弓狀核的部分，含有大量瘦體素的受體。另一個更加吸睛的發現是，有越來越多的證據顯示，大腦裡還有另一組叫做「黑素皮質素」（melanocortin）的蛋白質，其發揮的功能與神經胜肽 Y 相反：當研究人員把黑素皮質素注入囓齒類動物的腦中，它就會強烈抑制牠們的食物攝取量。[2] 就跟神經胜肽 Y 一樣，生成黑素皮質素的神經元也位在弓狀核，叫做「POMC 神經元」，是以黑素皮質素的前驅物 POMC 蛋白命名。施華茲的團隊指出，黑素皮質素的含量也受到瘦體素的調控——不過調控的方向和神經胜肽 Y 相反。換句話說，瘦體素要指使大腦調控食物攝取量和體脂肪含量，神經胜肽 Y 和黑素皮質素是重要的細胞路徑。

這些如雨後春筍般大量出現的研究數據，也清楚勾勒出了瘦體素調控脂肪恆定系統的方式，即：它會抑制促進食欲的神經元，並活化抑制食欲的神經元。因此，當瘦體素的含量下降時，促進食欲的神經元就會活化，抑制食欲的神經元則會降低活性，導致個體的食欲大增。這種「拖拉式」（push-pull）的調節系統雖然有點費事，但運作的效能卻奇佳無比，除非是信號路徑中的主要節點受到破壞，否則不太會受到其他因素干擾。

還記得我們稍早在上一章提過的亞伯·哈瑟林頓和史蒂芬·藍森大鼠研究嗎？那些大鼠受損的「飽足中樞」下視丘腹內側核就是這條信號路徑上的主要節點之一。「下視丘腹內側核」含有許多會刺激 POMC 神經元活性的神經元，所以當它受損時，POMC 神經元的活性就會變得比較差，無法有效抑制食欲。如哈瑟林頓和藍森的研究成果所示，此狀況確實會使大鼠瘋狂地暴食，並發胖到一個令人印象深刻的程度。只不過就算你的大腦沒有受損，這條信號路徑的主要節點還是有可能受到其他因素破壞，比方說，缺乏瘦體素；誠如我們剛剛所看到的，缺乏瘦體素對個體帶來的後果就跟飽足中樞受損一樣。

今天，雖然我們對脂肪恆定系統的運作方式已有更多的了解，但在時間的考驗下，施華茲提出的瘦體素運作理論依舊屹立不搖，而神經胜肽 Y 和 POMC 神經元也一直是眾人研究的核心對象。舉例來說，後來科學家又發現，位在弓狀核的神經胜肽 Y 神經元並非只會分泌神經胜肽 Y，它們還會分泌至少兩種能刺激食欲的其他物質。[3] 由於這些具協同作用（synergy）的促食欲物質，還會釋放到大腦下游的其他區塊，影響個體的整體食欲，所以神經胜肽 Y 神經元才會被學界視為最強大的促食欲因素。如果真的有所謂讓人打從心底感到「飢腸轆轆的神經細胞」，那它一定非神經胜肽 Y 神經元莫屬。[4]

美國國家衛生研究院珍利亞農場研究園區（Janelia research campus）的神經科學研究學者史考特・史丹森（Scott Sternson）對此了解甚深。他的團隊是第一個對活體小鼠展開神經胜肽 Y 神經元研究的先驅，而且實驗過程中，牠們依舊保有清醒的神智和正常的行為能力。[5] 當他們活化神經胜肽 Y 神經元時，這些小鼠便開始吃東西，而且吃非常多。我自己也曾照著同樣方式做過這實驗，它所帶來的結果確實相當驚人。一開啟刺激神經胜肽 Y 神經元的開關，那隻受到刺激的小鼠就會立刻把臉埋到附近的任何食物裡——用比平常快十倍的速度，吃進大量食物。

不僅如此，史丹森的研究成果還顯示，在小鼠找到東西吃之前，活化的神經胜肽 Y 神經元會一直讓小鼠「心情不好」，藉這股「心情不好」的感受驅使小鼠不斷尋找食物。[6]就跟人類一樣，小鼠也不喜歡餓肚子的感覺，想要舒緩這股煩躁感，就必須透過進食——或者，就史丹森的狀況來說，必須關閉刺激神經胜肽 Y 神經元的開關——而進食行為本身就是一種獎勵。倘若我們把這一切和第三章討論過的內容結合在一塊兒，就會清楚看出，進食這個舉動會透過兩種截然不同、但相互加分的方式振奮我們的心情，即：關閉令人不悅的飢餓神經元，以及活化食物獎勵神經元。

本書多次提及的華盛頓大學神經科學研究員理查·帕爾米特，這時候也使出了他的壓箱寶實驗技術：他可以在不傷害周邊其他神經元的情況下，精準地破壞大腦裡的任何一種神經元。[7]他利用這個技術破壞了肥胖型小鼠的神經胜肽 Y 神經元後，牠們的食欲正常了、體重下降了，最終，牠們看起來簡直就跟正常小鼠一模一樣。「牠們的主要症狀都被矯正回來了。」帕爾米特解釋。這個結果意味著，這些肥胖型小鼠會過量飲食又變得超級胖的主因，就是牠們的神經胜肽 Y 神經元一直處於暴走的狀態，因為牠們體內根本就沒有任何瘦體素可抑制它們的活性。因此，在擺脫了暴走的神經胜肽 Y 神經元後，雖然這些小鼠體內沒有瘦體素，但全都順利瘦下來了。由此我們又可以看出，這個結果背後還隱含著另一個更為重要的涵義，即：許多節食者、飢餓者或天生沒有瘦體素者，之所以老是感到飢餓或對食物產生迷戀感（並引發一連串我們所看到的生理和心理變化），大多都是神經胜肽 Y 神經元過度活躍所致，而這一小群神經元的體積其實也只不過跟大頭針的針頭一樣大。

目前，學界已經有滿坑滿谷的研究，在探討大腦調控食欲和體脂肪含量的機制，內容豐富到我無法在這本書中全部囊括。雖然學界陸續又發現了許多參與這套系統的其他激素和神經元，但想要對脂肪恆定系統有基本的了解，你並非一定要知道那些細節。透過沙漏狀的圖像式思考，你便能清楚知道整套機制的運作流程（請見圖 35）。首先將神經胜肽 Y 和 POMC 神經元放在沙漏的中心位置，然後把可以告訴大腦身體最新能量狀態的信號放

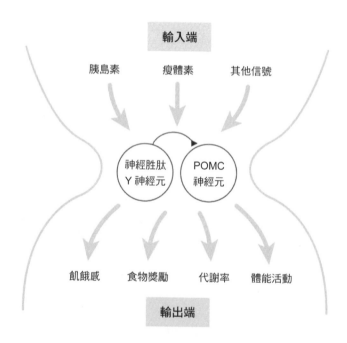

## 圖 35　弓狀核裡的神經元調控體脂肪的路徑

最上方為輸入神經胜肽 Y 和 POMC 神經元的信號；最下方為神經胜肽 Y 和 POMC 神經元輸出的反應。如圖所示，神經胜肽 Y 神經元和 POMC 神經元之間有個連結，一旦前者活化了，就會抑制後者的活性，讓人體的主要飽足機制無法發揮作用。

在沙漏上端。這些信號涵蓋了瘦體素和胰島素等激素，它們主要經由各條間接的路徑匯聚在神經胜肽 Y 和 POMC 神經元上，並共同決定這些神經元的活性。

沙漏底部則放上神經胜肽 Y 和 POMC 神經元產出的反應。這些反應有飢餓感、食物獎勵、代謝率和體能活動等，大腦能利用它們調控身體的能量狀態。

據我們現在所知，在大腦調控體脂肪的路徑中，神經胜肽 Y 和 POMC 神經元是輸入端和輸出端之間最重要的交會點，正因為如此，這兩種神經元才會吸引學界人士的極大關注。許多研究學者，包括史丹森、帕爾米特以及哈佛醫學院的神經科學研究學者布拉德・羅爾（Brad Lowell），都致力於破解這些肩負輸入端和輸出端角色的神經元奧祕，而現在他們紛紛獲得了顯著的進展。「如果能釐清每一種神經元的功能，並利用這些資訊繪製出神經網絡運作的電路圖，最終必定可以將這個領域的研究推升到另一個境界。」施華茲說。

從許多面向來看，此刻我們在這個領域的研究，已經提升到了施華茲口中所說的那一個境界。事實上，在齧齒類動物身上，我們早已成功擊退了肥胖無數次。今日，強大的基因工程技術，幾乎能讓我們隨心所欲操控任何物種的基因表現；只要把我們想要的基因片段插入小鼠的基因序列中，牠們的大腦就會表現出特定細胞的特性，進而影響到食物攝取量、體脂肪含量和許多其他東西。簡單來說，小鼠就像是我們的傀儡，因為我們可以精準地活化、關閉，或甚至是消滅小鼠腦中的特定神經元，達到控制食欲和體脂肪含量的目的。總之，現代的神經科學已經到達了一個不同以往的境界，若是數十年前的研究學者看到眼前的景況，恐怕會覺得這一切猶如科幻小說般不可思議。

從摩爾、利貝爾、弗里德曼、歐萊利、法魯奇和許多其他學者的研究成果來看，我們知道在調控食欲和體脂肪含量方面，囓齒類動物的大腦迴路運作方式與人類非常相似。因此，假以時日，未來肯定會將我說過的那些技術都應用到人體身上。不過老實說，其實目前我們早有能力把這些技術應用到人體上，只是基於「道德」的問題，才遲遲沒有這麼做。換言之，雖然我們已經具備精良的基因工程能力，有機會利用它直接操控人腦中負責調控飲食的迴路，但目前大眾並不認為這件事符合道德標準。這背後牽扯到許多立意良善的原因，其中一項就是我們還無法證明這套技術的安全性。

至於藥物的部分，由於沒有道德上的顧慮，因此已經有研究學者研發出多款可影響大腦迴路的減重藥物。遺憾的是，對於大腦這種精密的器官，藥物可說是一種非常不靈光的治療手段。因為不論是以口服或是注射的方式投藥，都會讓用藥者的整顆大腦浸在藥物裡；這之中涵蓋了 860 億個神經元以及高達數萬億條的神經連結，而它們共同執行的功能更是不計其數。除了這項挑戰外，大部分調控食欲和體脂肪含量的化學信號，也會為了其他的目的作用在大腦和人體的其他部位上。這一點更是會讓藥物很難精準地對症下藥，因為在這種前提下，這些藥物或多或少也會影響到人體其他功能的運作狀況。這種情況就好像，你想要把小小的釘子敲進牆壁裡，卻拿了一支長柄大鐵鎚；某些時候你或許可以用這支巨大的槌子，如願把幾根小釘子打進牆裡，但在此同時，牆面恐怕也會出現一些不必要的孔洞。就是因為這個原因，大部分能影響食欲的藥物，都會產生令人無法接受的副作用，我們在第三章提過的減肥藥物利莫那班（反向大麻）就是一例。截至目前為止，不會產生強烈副作用的減肥藥還是相當少見，而少數幾款副作用比較溫和的減肥藥，其藥效也無法成為我們心目中的減肥妙藥。儘管如此，科學家依舊持續在這個領域耕耘，一心想找到一款符合大家期望的減肥妙藥，而以現在知識蓬勃發展的速度，我相信這一天遲早會來臨。

從眼前的景況來看，施華茲認為這個領域的研究成果已經達成了他心目中的其中一個目標，即：讓更多人知道肥胖其實是一種生理性的問題，而且還證明這與人體能量恆定的機制有關。現在很少研究學者會質疑這個理論，甚至許多醫師都大表贊同，認同食欲和體脂肪含量是一種受到大腦調控的生理性問題，而且這一切都是在我們無意識的狀態下進行。至於施華茲的第二個目標「透過治療這些生理狀況改善肥胖」，雖然尚未達成，但我想，要達成這個預防和逆轉人類肥胖的目標指日可待。只不過施華茲或許並不這麼認為，因為他說：「當年發現神經胜肽 Y 時，我也以為自己離這個目標不遠了。」

雖然上述的研究成果解釋了很多脂肪恆定系統在正常條件下的運作方式，但它並沒有告訴我們哪些變化會導致肥胖者的大腦不願降低體脂肪含量，又或者我們能如何扭轉這些變化。因此，科學家想要搞清楚這些問題，勢必需要從其他的面向下手。

## 飲食對大腦的駭人影響

　　2000 年代早期，巴西坎皮納斯大學的肥胖研究學者利西歐・維洛索（Licio Velloso），下定決心要了解肥胖是否會讓大腦出現什麼轉變。而他決定用一個全新的方法來探討這個問題，希望從一個完全不同的面向來理解大腦裡發生了什麼事情。於是，他選擇了 RNA 微陣列（RNA microarray）這項技術作為他的研究工具。RNA 微陣列可以告訴研究人員，受測者體內有哪些基因被活化，又有哪些基因被關閉，以及那些基因的活化程度。透過觀察這些基因表現的模式，我們就可以一窺細胞內部的運作方式，並對這些細胞當下的運作狀態有一定程度的了解。

　　維洛索想要找出的答案很簡單，那就是：動物變成大胖子時，下視丘的細胞到底都做了些什麼？為此，他用 RNA 微陣列技術比較了精瘦大鼠、以及因飲食發胖大鼠的下視丘基因表現狀態。然而，就在維洛索的團隊分析完 RNA 微陣列的原始數據後，他們發現了一個顯著的趨勢，即：許多在肥胖小鼠下視丘活化程度比較高的基因，都跟免疫系統有關，其中又以「發炎」（inflammation）這種免疫反應的活化程度最高。這個結果完全支持維洛索 2005 年在論文中提出的推論。先前的研究就已經指出，胰島素阻抗（insulin resistance，肝臟和肌肉的組織對控制血糖的胰島素，比較難產生反應）和慢性發炎關係密切，並認為這個過程與糖尿病風險增加有關。不過，正因為學界對此早有一定的了解，所以光是發現下視丘發炎可能造成瘦體素阻抗和胰島素阻抗，並導致體脂肪的設定值上調和肥胖風險增加的可能性，並不算是個非常重大的發現。

　　為了更進一步驗證這個理論的細節，維洛索的團隊阻斷了肥胖大鼠腦中的主要發炎路徑。[8]他們推斷，如果下視丘發炎真的會導致肥胖，那麼阻斷這條發炎路徑就應該會降低食物攝取量和體重。而他們確實觀察到了這樣的現象。自從維洛索發現了這個現象後，其他的研究學者也紛紛投入這方面的研究，證實了下視丘發炎的確會阻斷瘦體素的信號傳遞，導致動物出現瘦體素阻抗和變胖。[9]

　　然而，這些肥胖囓齒類動物的下視丘可不是只有發炎的問題。2012 年，我和共事的喬許・賽勒（Josh Thaler）和麥克・施華茲一起發表了一份研究成果；觀察個體在發胖期間，下視丘細胞的變化，是我們那份研究的重點。[10]那個時候，大多數研究都把研究的重心，放在星狀細胞（astrocytes）和微膠細胞（microglia）這兩種大腦細胞身上。雖然大腦裡負責訊息處理的主要細胞是神經元，但星狀細胞和微膠細胞在這方面也發揮了相當重要的輔助功能，因為它們能讓精巧的神經元保持在良好的工作狀態——幫助神經元遠離威脅、治癒損傷、獲得能量，並清理老廢細胞殘骸。[11]也就是說，一旦大腦受到傷害，這些細胞就會急速產生反應，將自己的體積變大、數量變多，好抵禦大腦面臨的威脅並加速修復的速度。賽勒解釋，「很多情況都會損害大腦，例如創傷、中風、神經退化疾病，甚至是感染達到一定的程度，都會引發這個效應。」

　　在健康的大腦中，星狀細胞是一種體積很小的細胞，各細胞會以自己為中心，向外散射出絲狀的突起（process），以便監控附近細胞的狀態，此時這些星狀細胞的突起並不會相互重疊。在受傷的大腦中，星狀細胞的數量和體積則會同步加倍成長，而且各細胞之間的突起也會相互重疊（請見圖 36）。微膠細胞在大腦受損時，也會出現跟星狀細胞類似的變化。由於星狀細胞和微膠細胞的型態變化是判斷大腦是否受損的常見指標，加上在顯微鏡下就可清晰判別它們的型態，所以我們決定看看那些肥胖大鼠和小鼠的下視丘裡出現了怎樣的變化。

然後我們發現了：不論是肥胖大鼠或小鼠的下視丘裡，我們都看到了變大的星狀細胞，它們的突起纏繞交疊成一片厚厚的毯子。微膠細胞的狀況也一樣，它們的體積變大，數量也變多了。但只有在神經胜肽 Y 神經元和 POMC 神經元所處的弓狀核裡看

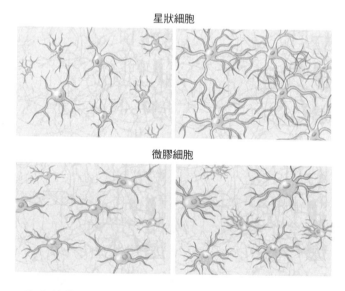

**圖 36　休息狀態（左）和活化狀態（右）的星狀細胞和微膠細胞**

到這個變化。從我們的研究結果來看，我們推測肥胖囓齒類動物的大腦可能都有輕微的損傷，而且這個受損的區塊恰好握有調控食物攝取量和體脂肪含量的大權。不僅如此，我們還發現，從剛開始餵食動物易胖飲食的階段，這些大腦受損引發的反應和發炎，就會陸續發生。所以我們認為，這種腦損情況應該也是使動物發胖的原因之一。

如果你是一隻大鼠，這些發現肯定會讓你大感興趣，但我們是人，這些發現是否也能套用在人類身上呢？為了釐清肥胖者的下視丘是否也會出現損傷，我們請了另一位同事艾倫·舒爾（Ellen Schur）來幫助我們進行這方面的研究。艾倫·舒爾也是華盛頓大學的肥胖研究學者，但她主要是以核磁共振造影（magnetic resonance imaging, MRI）這項技術來進行研究；這項技術能讓研究人員和醫師在不傷害個體的情況下，仔細觀察活體生物的組織結構，就有點像是可以清楚看到軟組織細部結構的 X 光。

中風和外力創傷等因素造成的腦部損傷，都是醫師使用核磁共振造影技術來診斷、追蹤病況的情況。這是因為大腦只要一受到了傷害，星狀細胞就會立刻活化，支援相關的修復工作，而最終傷口復原時，它們會在傷處留下一道疤痕，需要很長一段時間才會消失在核磁共振造影的掃描影像上。這就跟你皮膚上的刀傷癒合後，會長出疤痕組織的道理類似。

雖然我們並不預期能在肥胖者的下視丘裡，看到猶如中風造成的明顯變化，但我們還是想要看看，能不能找到一些輕微的疤痕——就像先前在大鼠和小鼠腦中找到的。結果我們真的看到了。舒爾的分析顯示，如果受測者的下視丘有越多的受損跡象，則此人越有可能變成大胖子。更重要的是，這些肥胖者下視丘受損的位置，又再一次集中在神經胜肽 Y 神經元和 POMC 神經元。舒爾說道，「最糟的情況是，這表示我們所吃的食物，可能會對我們大腦的某些區塊造成傷害，而這些區塊不僅調控了我們的體重和食欲，也調控了我們的血糖和生育力。」[12] 就如愛麗莎·穆瑟因下視丘的腫瘤變胖那樣，輕微的腦損傷也有可能會導致我們的腰圍變大。

在此我們先做個小結，統整一下目前學界對肥胖神經科學有多少了解。首先我們依舊還不知道到底是大腦的這些改變導致肥胖，還是肥胖造成了這些改變，抑或是這些變化只是隨著發胖過程自然衍生的現象。想要確認這些，我們勢必還需要做更多的研究。不過，可以肯定的是，我們發胖時，下視丘的功能一定會受到肥胖脅迫，而這一切很可能（至少有部分原因）就是我們吃進的不健康食物所造成。為了應付這個困境，下視丘會大規模的活化細胞壓力反應路徑（cellular stress response pathway），但這當中的某些反應，有可能會抑制瘦體素的信號傳遞，導致生物體發胖。[13] 另外，這些反應很可能還會與上一章提到的食物獎勵和蛋白質攝取量聯手，一起改變我們體內的體脂肪設定值。

「大腦受損」是一個令人望而生畏的詞彙，對想要減重的人來說，這樣的說法可能會讓他們覺得自己一輩子都瘦不下來。不過好消息是，我們的研究成果也發現，這個過程是可逆的——至少在小鼠身上是如此。當我們將小鼠的飲食從易胖飲食轉回嚴格的健康飲食，即使是在不限制熱量攝取量的情況下，牠們也會自然而然地變瘦，而且星狀細胞和微膠細胞的型態也會回歸正常。重點是，這套方法在已經胖了很長一段時間的小鼠身上也行得通。因此，儘管我們尚不清楚人類是否會產生相同的轉變，但這樣的發現確實為我們帶來了莫大的希望。

我們在研究中是用什麼樣的飲食讓囓齒類動物發胖，且這些飲食又是怎麼讓牠們的下視丘受損的？其實從很多面向來看，我們給這些動物吃的東西就跟富裕國家人民吃的飲食很像；比方說，涵蓋了多種精製的成分，熱量很高、獎勵性很高（對囓齒類動物而言）、富含脂肪且常常含有不少糖分。我和施華茲選用的研究飼料是一款外觀呈淡藍色顆粒狀的高脂飼料，它的質地就跟油滋滋的小西餅一樣。[14] 相較於正常、無精製成分的低脂食物，囓齒類動物非常喜歡這款飼料，當放任牠們盡情食用這些飼料時，在頭一週左右，牠們都對這些飼料大快朵頤。

許多研究學者都想找出「食物改變下視丘和肥胖狀態」的機制，他們提出了各種假設，以及各種可以證明他們假設的證據，試圖具體描繪出這套機制的可能運作方式。有些研究學者認為，纖維素含量不足的飲食會促使發炎反應和肥胖的發生，因為對腸道菌叢產生不好的影響。其他研究學者則認為，飽和脂肪才是引發這一連串機制的主要原因，而像橄欖油這種不飽和脂肪就比較不會造成這方面的結果。當然也有另一派研究學者認為，過量飲食本身就是造成這些負面結果的罪魁禍首，因為血液和細胞裡有過多的油脂和糖分都會造成發炎，而這些反應都可能影響到下視丘的運作，並導致體脂肪設定值逐漸上調。最後事實證明，這些機制可能全部一起促成肥胖。雖然我們還沒搞清楚所有的細節，但我們已經掌握到了一個大方向，那就是精製、高熱量和高獎勵性的食物，確實使我們發胖，並悄悄地改變許多物種的脂肪恆定系統設定值，而人類亦是其中一員。除此之外，可以提供我們豐富感官體驗的飲食，更是會讓這套機制展現出更強的影響力，我們在第一章提過的超易胖「吃到飽飲食」，就是一個很好的例子。

就我個人之見，我認為在上調體脂肪設定值的這個過程中，過量飲食很可能就扮演了一個很重要的角色。換句話說，反覆大量飲食不單單會讓我們變胖，它還會讓身體想要「保持」在肥胖的狀態。基本上，這跟我們在美國看到的現象完全一致；大部分美國人每年都會在感恩節到新年這段假期發胖，但結束這六週充滿大魚大肉的佳節後，在這段期間長出的肥肉通常仍然緊巴著我們不放。感恩節的晚餐肯定是過量飲食的典範，至於聖誕夜、聖誕節和跨年夜的盛宴恐怕也好不到哪裡去。除了假期中的這幾頓大餐外，這段期間親朋好友總是熱情的款待各種餅乾、派餅，或是其他可口又高熱量的點心；也就是說，在這段假期裡，我們多半總是有吃不完的美食。

由於食物的質與量對我們的脂肪恆定系統具一定程度的影響力，所以在每一年這波假期過後，有不少人的體脂肪設定值都會因此微幅上調，日積月累下來就會讓我們身上累積出大量的肥肉。不過，我們可不是只有在假期過後才會變胖，多數人的體重在平常日子裡，也會以緩慢的速度向上攀升；這表示，除了長假期間的連續性過量飲食，平日時不時的大餐，很可能也會導致體脂肪的設定值上調。

　　這一切是怎麼發生的呢？目前我們還不是非常確定，但包括傑弗里‧弗里德曼在內的研究學者提出了一個可能的解釋，即：過量的瘦體素可能就是導致瘦體素阻抗的原因。為了讓你理解這個機制是怎麼運作的，我必須再告訴你一些有關瘦體素的資訊：瘦體素不只與體脂肪的含量有關，也會針對熱量攝取量的短期變化做出反應。因此，就算你的體脂肪含量沒什麼變化，但只要你連續好幾天都過量飲食，你的瘦體素含量也會大增（等之後你的熱量攝取量回歸正常，你的瘦體素含量就會回歸正常）。飆升的瘦體素含量會導致瘦體素阻抗，這就跟你音樂聽太大聲要面對的情況相似。一開始，你可能會覺得樂音震耳欲聾，但最後，你的聽力受損，你感受到的音量自然就下降了。同樣的，當我們過量飲食好幾天，急速增加的瘦體素含量可能就會開始降低大腦迴路對瘦體素的敏感度。只不過，盧迪‧利貝爾的團隊也指出，光是下視丘的瘦體素含量大增，並不足以上調脂肪恆定系統的設定值，還必須同時搭配「第二項因素」才能達成這個目標。這第二項因素可能就是我們，以及其他研究學者，在肥胖囓齒類動物和人類身上發現的腦損傷過程。

　　好了，說到這裡，就先針對我說過的內容，來做個重點整理。我們會過量飲食，是因為我們身處在一個充滿誘人、高熱量食物的環境中。這些食物的高獎勵性會上調脂肪恆定系統的設定值（但不一定是永久性的），並進一步促進過量飲食的行為。同時，過量飲食本身會刺激瘦體素飆升，並透過我們尚未確定的機制傷害下視丘（這方面的機制除了跟飲食的「量」有關，可能也跟飲食的「質」脫不了關係）。這兩項因素同時夾攻，就會導致下視丘對瘦體素的敏感度下降；也就是說，下視丘需要更多的瘦體素才能發揮同等的功能，因此身體就必須產生更多的體脂肪，以中止驅使我們過量飲食的飢餓反應。到了這個時候，你的設定值就會永久性的調高，或者說，就會變得很難降低。我們感到自在的體重下限就是這樣逐步攀升。

不過坦白說，在我們可以拍板定論之前，這仍是一套需要各方進一步驗證的假說。雖然現在我們依舊還沒有找出導致肥胖和難以減重的確切原因，但學界每一年產出的研究成果都帶領我們更靠近這個答案一點。

## 管理過量飲食的有效方法

這項研究背後隱藏了一個實用的資訊，那就是如果你想要長久的管控體重，把心力投注在這為期六週的假期上，絕對能讓你得到最大的回報。比方說，不要在廚房裡囤積大量的過節零食，以及用比較清爽的方式烹調傳統料理等。總之，就長遠來看，要長期抗戰隨著歲月而不斷增長的體脂肪，這或許就是抑制這股趨勢最省事、有效的方法。

## 飢餓的大腦

　　時間是下午四點，早餐過後，我就沒有再吃過任何東西，而且我還騎了一個多小時的腳踏車才抵達位在西雅圖的華盛頓大學。當我來到「健康科學樓」宛如迷宮般的地下室，躺在核磁共振造影掃描儀裡，看著垃圾食物的照片時，不由得覺得自己身處在一個很超現實的空間中。我躺在 Philips Achieva 3.0T 機型的掃描儀裡，它的外型就像是一個巨大的甜甜圈。我的頭被充氣式的頭套，固定在這個巨大甜甜圈的中心位置，耳朵裡則塞著耳塞，以確保機器發出的龐大噪音不會傷害我的聽力。掃描期間，我必須努力讓自己保持不動。

　　研究學者和醫生不只會用核磁共振造影檢視大腦的結構特徵，也會利用它評估大腦的活動狀態。[15] 這項技術叫做功能性核磁共振造影，英文簡稱 fMRI。我的同事艾倫‧舒爾和她的團隊，運用功能性核磁共振造影來了解負責飢餓感和飽足感的大腦區塊，希望藉此找出大腦影響食量的脈絡。

　　在這個特別的實驗中，我會看到三類不同的圖像，分別是：（一）高獎勵性的高熱量食物，如糕點、披薩和洋芋片；（二）低熱量的健康食物，如草莓、芹菜和蘋果；以（三）非食物物件，如鞋子或車子。在我看這些圖像的時候，功能性核磁共振造影掃描儀會以比一般冰箱磁鐵強 600 倍的磁場，檢測我的大腦活動狀態。之後艾倫的團隊只要比較我的大腦對這三類圖像的反應，就可以知道這些圖像分別活化大腦的哪些區塊。

　　做完掃描一週後，我跑到舒爾的辦公室串門子，想要順道看看我的大腦影像透露出了什麼玄機。舒爾和另一位研究人員蘇珊‧梅爾霍恩（Susan Melhorn），把那些影像拉到了電腦螢幕上。首先，我們看到的影像是，我的大腦看到高熱量食物所做出的反應；她們已經排除了我看到一般圖像（即非食物圖像）時，大腦所產生的基本反應，所以從這個影像可以清楚看出，我因為看到高熱量食物產生的大腦變化。

「你的反應非常典型。」舒爾說。她的手指向我的腹側被蓋區。如果你還記得第二章和第三章的內容，就知道腹側被蓋區裡有負責提供多巴胺給腹側紋狀體的神經元。腹側被蓋區和腹側紋狀體，皆是產生動機和強化作用的核心角色；舉例來說，我們聞到剛出爐的布朗尼香氣，心中燃起的那股渴望感，就是大腦的這兩個區塊活化所致。「我的腹側被蓋區亮起來了！」我情不自禁地驚呼。電腦螢幕上，我的腹側被蓋區就像一滴明亮的彩色斑點，這表示高熱量食物的圖像讓我大腦裡的多巴胺系統非常興奮。你可以在圖 37 看到我的黑白版大腦影像圖，左上圖就是我看到高熱量食物圖像的大腦反應。

接著，我們看向了我的腹側紋狀體，由於它會接收來自腹側被蓋區的信號，所以照理說它應該也要活化。我的腹側紋狀體確實亮起來了，而且這一次，我們看到的亮點甚至更大了，請見圖 37 的右上圖。「這太誇張了！」舒爾大喊。

「這是我目前為止，看過最大的腹側紋狀體反應。」梅爾霍恩在一旁說。

她們向我解釋，因為我受測前沒吃午餐又騎腳踏車到醫學中心，體內的熱量缺口比一般受試者高出許多，所以我的大腦反應才會比她們之前看過的受試者大這麼多。

　　下一個看到的區塊是眼眶額葉皮質，它是在決策過程中，負責計算選項價值的大腦區塊。這個區塊也有一部分被彩色的亮點籠罩（請見圖 37 的右上圖）。「你需要做出決定，從這裡可以看出，你之後會啟動一套獲取食物的計畫。」舒爾看著畫面做出解釋，第四個檢視的區塊是我的腦島皮質（insular cortex），它

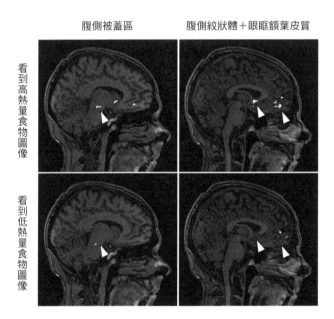

腹側被蓋區　　　　腹側紋狀體＋眼眶額葉皮質

看到高熱量食物圖像

看到低熱量食物圖像

**圖 37　作者看到高熱量和低熱量食物圖像，所產生的大腦反應**

四張影像都已經排除了作者看到一般圖像（即非食物圖像）時，大腦所產生的基本反應。白色代表活化的區塊；箭頭所指位置則分別是：腹側被蓋區（左欄）、腹側紋狀體和眼眶額葉皮質（右欄）。從圖中可以清楚看見，作者看到高熱量食物圖像時，這些區塊活化的程度比較高。另外，為了凸顯我們感興趣的大腦區塊，我們把其他不相關區塊的活化亮點都遮掉了。

特此感謝艾倫・舒爾、蘇珊・梅爾霍恩、瑪莉・K・阿斯克倫（Mary K. Askren）和華盛頓大學診斷影像科學中心的鼎力相助。

是大腦裡負責處理味覺訊息的區塊。這個區塊也被彩色的亮點籠罩。我對這個結果感到疑惑，因為我根本沒嚐到那些圖片裡的食物，但舒爾告訴我，通常光是看著食物就足以活化腦島皮質，這就跟我們想著某些動作時，也會促使運動皮質活化的狀況類似。「我們會用做那些動作的部分神經元，來思考那些動作。」舒爾解釋。顯然，我的大腦正想著進食這個動作——在腦中演練著大口塞進披薩的那個歡快時刻（真是可憐了我的腦島皮質，只能望梅止渴）。

診斷的結果很明確：我飢餓的大腦渴望食物，而且是大量食物。低熱量的食物並不能滿足它的渴望，因為我盯著水果和蔬菜看時，相同的區塊幾乎沒有活化（請見圖37）。舒爾對此說明，「我們飢腸轆轆的時候，身體並不會想要吃健康的食物。」相反的，此時大腦會出於強烈的本能，驅使我們去吃那些能快速、輕易取得大量熱量的食物。「這就是我們所有人在減肥時要面對的大敵。」

我的功能性核磁共振造影結果與舒爾的研究結果一致。受測者肚子餓的時候，他們的大腦都對高熱量食物產生非常大的反應。[16] 不過，在進食過後，他們大腦對這些食物線索的反應就會消退。舒爾解釋：「到了用餐尾聲，你會發現這些食物對你的吸引力不再，因為它們嚐起來已經不像之前那樣美味，所以你會看著盤子說：『喔，我再也吃不下了。』」換言之，在我們的用餐過程中，大腦裡的某個區塊會持續接收到飲食資訊，並陸續關閉那些會讓我們想吃更多食物的大腦迴路。但這一切是怎麼運作的？我們有機會利用它來遏止那股想要過量飲食的衝動嗎？

# 飽足中樞另有其人嗎？

　　賓州大學的神經科學家哈維・葛利爾（Harvey Grill）是研究腦幹的專家。腦幹與脊髓相連，是一個複雜的腦部區塊；從演化的角度來看，它也是腦部最古老的結構，掌管了許多深層的、本能性的、不需我們刻意思考的功能，例如消化、呼吸和基本的動作模式（請見圖 38）。除此之外，從葛利爾過去四十多年來的研究成果來看，腦幹更是腦中掌控飽足感的重要區塊。

　　「1974 年的時候，我開始跟著拉夫・諾冠（Ralph Norgren）在洛克菲勒大學的前身洛克菲勒研究院（Rockefeller Institute）做博士後研究，當時根本沒有人做這方面的基礎研究，只有一點想法。」葛利爾說。那個時候大家普遍認為，下視丘是大腦裡唯一一個跟調控食物攝取量有關的大腦區塊。不過葛利爾和諾冠知道，我們進食時，腦幹不僅能扮演輸入端的角色，接收許多來自腸道和口腔的信號，還會同時扮演輸出端的角色，調控一些與飲食有關的動作，例如咀嚼等。葛利爾回想當年的情況，「問題是，這些跟我們的飲食行為到底有多大的關聯性？」

　　為了展開這方面的研究，葛利爾先花了一年的時間去調整研究的技術，以確保實驗過程中，他們團隊能完美的鈍化大鼠大腦裡的所有功能，只保留下牠腦幹和其週邊結構的功能性。換句話說，這些「去大腦」（decerebrate）大鼠無法活化大腦裡的大部分迴路，就連下視丘也不例外。只是出人意料的是，當葛利爾的團隊把食物放到牠們的口腔前端時，牠們竟然還是能夠正常地咀嚼並吞下。更令人印象深刻的是，如果持續把食物放進牠們的口

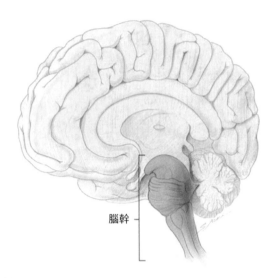

腦幹

圖 38　腦幹

中，這些去大腦大鼠每餐還是會吃進跟正常大鼠一樣的食物量，但是一旦超過這個食量，牠們就會突然拒絕再食用任何食物。「牠們還是會吃飯！」葛利爾大聲說，即便已經過了四十年，再提起這項創新的發現仍然令他情緒高昂。

　　這些去大腦大鼠與正常大鼠之間的相似性還不僅僅如此，牠們也跟正常大鼠一樣，對各種與飽足感有關的信號產生反應。比方說，如果葛利爾先給牠們吃過「點心」，正餐時牠們就會吃比較少；牠們之所以在正餐吃比較少，是因為牠們還是會對飽足感激素產生反應，而這類激素一般都是我們進食時，由腸道生成。無庸置疑，葛利爾的研究成果清楚地證明了，腦幹確實能夠一手監控腸道的狀態，並支使腸道產生終止進食行為的飽足反應。[17]

　　多虧葛利爾和許多其他科學家的研究，現在我們才能清楚知道這一切是如何運作。當你進食時，食物會進入你的胃，把胃撐開。在消化部分食物後，你的胃才會慢慢把食物釋放到小腸中。這個時候，小腸內襯上的特化細胞就會偵測到你吃進了哪些營養成分，例如碳水化合物、油脂和蛋白質的分量。這些來自消化道的伸展和營養素信號，主要透過迷走神經（vagus nerve）傳遞到大腦，在腸腦連結的雙向溝通中，迷走神經扮演很重要的角色（請見圖39）。同時，進入腸道的營養素還會刺激腸道和胰臟釋放大量的激素，這些激素不僅會活化迷走神經，還可能直接作用在大腦上。

這些可以反映出你飲食質與量的信號，都會匯聚到一個叫「孤束核」（nucleus tractus solitarius, NTS）的大腦區塊，它是迷走神經和腦幹之間的交界點。孤束核會整合各種來自消化道的

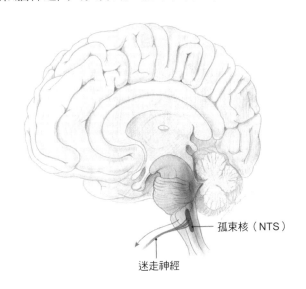

孤束核（NTS）

迷走神經

**圖 39　孤束核和迷走神經**

上行信號，並針對你所吃進的食物產生適當的飽足感。這整個複雜的計算過程都會在你不知情的狀態下進行，你唯一會察覺到的，只有最後產生的飽足感。

　　儘管下視丘腹內側核曾被封為「飽足中樞」，瘦體素則被封為「飽足因子」，但現在我們認為，腦幹才是真正直接調控我們每餐飽足感的主要大腦區塊，而瘦體素和下視丘主要調控的，則是我們的長期能量平衡和體脂肪狀態。葛利爾的研究顯示，雖然去大腦大鼠每餐還是能吃進跟正常大鼠一樣的食物量，可是如果他們有幾餐故意不餵飽牠們，牠們在之後幾餐也不會靠多吃一點，來補足先前不足的熱量。換句話說，牠們的飽足系統運作良好，但脂肪恆定系統卻呈現大罷工的狀態；這一點也再次意味著，下視丘是執行這項功能的必備條件。照這樣看來，更精準來說，我們或許應該稱下視丘是「體脂肪中樞」（adiposity center），而瘦體素則是「體脂肪因子」（adiposity factor）。然而，它們之間的關係也不是完全井水不犯河水，因為葛利爾的研究顯示：腦幹還是會參與體脂肪的調控，而下視丘亦可能會參與每餐食量的調控。

　　有的時候，這些來自腦幹和下視丘的訊息，也必須傳送到大腦裡負責決策工作的迴路，告訴大腦是否要吃東西。只是目前我們只知道下視丘和腦幹有多條通往基底核的連結，但這些連結究竟是如何影響飲食相關的決策，我們仍然不太清楚。不過，帕爾米特和羅爾的研究確實讓學者漸漸注意到腦幹裡的一個小區塊，這個小區塊叫做「臂旁核」（parabrachial nucleus），它能（直接和間接）接收來自神經胜肽 Y 神經元、POMC 神經元和孤束核神經元的信號。說不定有一天，科學家就會發現，臂旁核在飢餓感和飽足感的調節上扮演關鍵角色，因為它能把這些輸入端的信號傳送到大腦裡負責決策工作的迴路——但這一切還有待觀察。[18]

　　話說回來，你每天到底會吃進多少熱量，又會不會隨著時間發胖，其實跟你每餐的食量大有關聯。至於你進食時，腦幹產生的飽足感，則是決定你每餐食量大小的一部分原因，因為最終它會讓你對眼前的餐食失去興趣。另外，我們也知道，改變食物攝取量正是下視丘影響體脂肪含量的主要方法。所以這一切是怎麼運作的？整體來看就是：下視丘會影響腦幹的飽足迴路，以因應體脂肪含量的長期變化。換句話說，如果你在節食而且變瘦了，下視丘一定會抑制你的飽足感，讓你每餐都要吃進比變瘦前更多的食物才覺得飽，而且在你還沒有吃進足以長回那些肥肉的熱量前，你都不會滿足。這就是節食者常常像是有個無底洞的胃，永遠吃不飽的原因。相反的，如果你大吃大喝還長胖了，你的大腦就會增進你對飽足感的感覺，所以有一陣子你每餐都會吃比較少。以上就是目前為止，學界認為下視丘和腦幹共同調控食欲和體脂肪含量的運作方式。

　　有鑑於下視丘會影響到腦幹的飽足迴路，所以瘦體素系統只要出了任何的差錯，都會讓個體必須吃進更多的食物才能感受到飽足感。這正是研究人員在肥胖者身上發現的狀況，與「肥胖者有瘦體素阻抗」的想法相符。相較於精瘦者，肥胖者吃東西的時候，其大腦對食物線索的抵抗力比較低；因為他大腦裡掌控飢餓感和進食動機的區塊會一直處於活化狀態，驅策他做出過量飲食的行為。這情況或許看起來有點難纏，但我們還是可以用一些方法減輕它對我們飲食行為的影響力。

　　坦白說，負責掌控飽足感的腸腦連結系統，並不能很精準地告訴大腦，我們每餐到底吃進了多少熱量。換句話說，即便是在熱量相等的情況下，某些食物其實會帶給我們比較大的飽足感。因此，如果能好好利用飽足系統的這項特性，就可以讓我們在毫無痛苦的情況下，自然而然地降低（或增加）熱量攝取量。

　　1995 年，蘇珊娜・赫特（Susanna Holt）和她的同事發表了一篇突破性的論文，這篇論文讓我們深刻了解到，我們如何運用食物來「瞞騙」大腦，讓我們在吃進比較少熱量的情況下，依舊感到飽足。這個想法背後的原理很簡單。赫特和她的團隊招募了受試者，並以每份 240 大卡的分量，準備了 38 種常見食物給受試者食用，例如麵包、燕麥粥、牛肉、花生、糖果和葡萄等。然後接下來的兩個小時，這些受試者每 15 分鐘就要記錄一次他們的飽足程度。實驗結束後，赫特的團隊利用這些數據計算出了每樣食物的「飽足指數」（satiety index）──即「該食物每大卡可產生多大的飽足感」。之後，他們又根據這份數據，全面分析哪一些食物特性與飽足感最具關聯性。

　　一如預期，相較於其他食物，白麵包的飽足指數很低，也就是說，白麵包每大卡熱量所能提供的飽足感很少。相對的，全穀類麵包的飽足指數就明顯高出許多。在整個受測食物當中，飽足指數最低的食物就屬高熱量的糕點，例如蛋糕、可頌和甜甜圈等；水果、肉類和豆類等食物，則大多屬於飽足指數較高的前段班。

比較出人意表的是，馬鈴薯的飽足指數竟然名列前茅——原汁原味烹調的馬鈴薯，產生的飽足感遠比其他食物高出許多。因此，赫特和她的同事在論文中特別提到：「在所有受測食物中，簡單料理的『原型』食物，例如水果、馬鈴薯、牛排和魚肉等，是最能產生飽足感的食物。」

赫特團隊的後續分析還發現，有幾項食物特性主導了食物的飽足能力。第一項是「**熱量密度**」，也就是，提供每大卡熱量需要的食物體積。[19] 舉例來說，燕麥粥裡大部分都是水，所以它的熱量密度就會比提供相同營養成分、但含水量低的蘇打餅乾低很多。由此可知，熱量密度越低的食物，每大卡熱量就能產生越多的飽足感。這非常合理，因為胃部的擴張程度，就是孤束核在調控飽足感時其中一項重要信號。即便你吃進的食物，熱量並沒有比較高，但只要它在你胃裡占了比較大的體積，你就會覺得比較飽。不過這項食物特性的影響力有限，所以可別奢望用一肚子滿滿的生菜來瞞騙大腦的飽足系統。

第二項影響食物飽足能力的特性，是我們先前提過的「**可口度**」，它跟熱量密度的影響力不相上下；越可口的食物，其飽足效果越差。這點同樣很合理。大腦本來就會直覺性的把可口的食物視為高價值食物，所以在食用這類食物時，它多半會排除萬難的讓我們多吃一點。而現在，我們甚至知道它如何排除這些「萬難」。首先我們要先看到下視丘裡，一個叫做「外側下視丘」（lateral hypothalamus, LH）的區域，它是把能量平衡和食物獎勵等功能連結在一起的核心。研究學者已經知道，長時間刺激外側下視丘，會導致動物暴食，而中止刺激外側下視丘，則會讓牠們變瘦。其他的研究成果也證實，可口的食物會活化外側下視丘裡的神經元。不僅如此，從外側下視丘發出的纖維會通往腦幹的孤束核，並抑制孤束核裡與飽足感有關的神經元活性——所以我們理當可以合理推斷，食用可口的食物或許能抑制孤束核裡那些負責讓我們有飽足感的神經元。這可能也是我們面對可口食物容易過量飲食，以及神奇地長出「第二個胃」吃甜點的原因。所以，想在沒有飢餓感的情況下，降低熱量的攝取量，飲食中多選用簡單的食物也是一個好方法。

再來看到赫特團隊認為對食物飽足能力最具影響力的第三項因素，那就是「**食物的油脂含量**」。食物的油脂含量越多，其每大卡熱量能提供的飽足感就越少。大家在聽到這一點時，常覺得不太合理，因為他們吃進含有大量油脂的食物時，通常會覺得非常飽。要理解這個道理，你必須記住，現在我們在討論的飽足感是以熱量為單位，即「每大卡食物可產生多大的飽足感」。比方說，吃下了一條奶油，可能會讓你覺得很飽，但同時你也吃進了超過 800 大卡的熱量——相當於 2.5 大顆烤馬鈴薯的熱量。到目前為止，人類飲食中熱量密度最高的物質，就是我們從食物中特別分離出來的動、植物性油脂。因為每公克的油脂就含有 9 大卡的熱量，但每公克的碳水化合物或蛋白質則只含有 4 大卡的熱量。此外，分離出的油脂也會增加食物的可口度。基於這些原因，你就可以知道，如果你想在不增加飽足感的情況下，增加熱量的攝取量，在食物中添加油脂是非常好的方法；換言之，如果你想在不犧牲飽足感的情況下，減少熱量的攝取量，限制食物中的油脂添加量也能達到很好的效果。

話雖如此，但如果你想要控制熱量的攝取量，基本上並不一定要對油脂避之唯恐不及。研究已經顯示，添加油脂的食物之所以會讓我們吃比較多，是因為它會強化熱量密度和可口度這兩大特性。不過，如果我們吃進的高脂食物並沒有同時兼具「熱量密度高」或是「可口度高」的特性，這類食物每大卡熱量可提供給我們的飽足感倒也跟高碳水化合物食物一樣。也就是說，倘若我們飲食的油脂是來自非精製的易飽食物，例如肉、魚、蛋、奶、堅果和酪梨等，那麼即便我們飲食的油脂攝取量偏高，也能順利地瘦下來。因為雖然這些食物富含油脂，但它們並不像洋芋片和小西餅等高脂加工食品那樣，同時兼具高熱量和高可口度的特性。

　　第四項影響飽足感的關鍵因素是「**纖維素**」。食物的纖維素含量越高，其飽足效果越好。這說明了為什麼全穀類麵包比白麵包更具飽足感，即使兩者的熱量密度非常相似。

　　最後，赫特團隊認為，食物的蛋白質含量是影響飽足感的主要因素。有大量的研究數據都支持這個論點，相較於含有相同熱量的碳水化合物或油脂，蛋白質確實能提供比較大的飽足感。小腸內襯和胰臟都具有偵測飲食蛋白質含量的能力，並將這個信號傳送給孤束核。就目前的研究成果來看，這個蛋白質信號在飽足系統中似乎占有非比尋常的影響力，但詳細原因眾學者還未有定論。我們在上一章也討論過，蛋白質對脂肪恆定系統具有不小的影響力，所以這或許也是高蛋白飲食能讓我們在不餓肚子的情況下，同時達到少吃和減肥效果的理由。

　　赫特的結果大大解釋了兩個現象的原因：一個是為什麼大鼠和人類在吃「吃到飽飲食」時，都會出現驚人的過量飲食行為；

另一個則是在日常生活中，為什麼我們總是不由自主地吃進過量的食物。因為大腦會在我們無意識的狀態下，透過孤束核等大腦區塊調控我們的飽足感，並對特定的食物特性做出反應，例如食物的體積、蛋白質、纖維素和可口度等。相較於傳統的原型食物，現代許多加工食品都不太會刺激我們的飽足迴路，例如披薩、冰淇淋、蛋糕、汽水和洋芋片等。這些食物有個共通的特色，那就是它們所擁有的食物特性，皆減少它們每大卡熱量能提供的飽足感。由於大多數人都習慣用飽足感來當作停止進食的信號，所以這些食物往往會讓我們在不知情的情況下吃進超乎我們所需的熱量——可是我們甚至不會意識到自己吃進了過量的食物，因為我們在用完餐後，根本不覺得比較飽了。

來自各個不同文化的傳統飲食則擁有完全相反的特性：它們的熱量密度和可口度都比較低，纖維素含量則比較高（蛋白質含量則不一定比較高）。這當中又以「原始人飲食法」和現代垃圾食物的特性最為對立，它的飲食概念是發想自我們採獵時期祖先的飲食。這個以原型食物為主的飲食，兼具許多促進飽足感的食物特性，像是高蛋白、高纖維、低熱量密度和適當的可口度。很多人都誤以為原始人飲食法是肉食主義，但其實這種飲食既非全肉飲食（很抱歉，採獵者並不會吃培根肉），飲食中的碳水化合物含量也不一定很低，還含有大量的天然植物性食物。研究證實，滿足上述特性的原始人飲食法，不僅飽足感高，還能自然降低食用者的熱量攝取量。臨床試驗中，不論是減重或是提升代謝率，原始人飲食法的功效多半比傳統飲食優異許多，這也說明了它為何廣受大眾歡迎。

## 有飽足感的飲食

如果你的飲食目標是在不餓肚子的情況下，減少熱量的攝取量，那麼高飽足感的食物可以幫你完成心願。這類食物具備熱量低、可口度適中、蛋白質含量高，以及（或）纖維素含量高等食物特性，例如豆類、扁豆、新鮮水果、蔬菜、馬鈴薯和地瓜、新鮮肉類和海鮮、燕麥粥、酪梨、優格和蛋等。我們在第三章提過的「馬鈴薯飲食」，之所以可以成功達到減重的效果，馬鈴薯的高飽足感肯定有所貢獻。不過，如果你在料理馬鈴薯的時候，添加了其他高熱量的調味品，例如奶油和起司，或是把它炸成薯條，就會抹煞掉馬鈴薯有利減肥的全部條件。

在這篇論文的最後，赫特等人做出了這樣的結論：「這些研究成果指出，比起以往或低開發國家的飲食，『現代』西式飲食裡可口度高、纖維素含量低的便利性食品，往往不太具有飽足感。」多虧赫特的這番發現，才讓我們有機會對現代的飲食環境擬定一些對策，避免落入過量飲食的陷阱。

不過，並非每一個人都對現代的飲食環境產生相同的反應。儘管在這樣的環境中，大部分的人因此過量飲食和發胖，但還是有些人的食量沒有受到影響，甚至還有一些幸運的人，即使吃了超級大量的食物也不會發胖。那麼又是什麼原因造就了這之間的差異？

## 與生俱來的易胖體質

1976 年，瑞典隆德大學的研究學者麥特茲・波耶森（Mats Börjeson），發表了一篇震撼學界的論文——而且即便是今日，他的理論依然深深挑戰著眾人對肥胖的許多看法。波耶森想要了解一個當時從未有人正式探討過的問題，即：基因對人體的胖瘦到底有多大的影響力。為了找出這個問題的答案，波耶森想到了用雙胞胎作為研究對象的點子。事實上，雙胞胎又分為同卵雙胞胎和異卵雙胞胎，前者擁有一模一樣的基因，但後者則有相異的基因組合。不過，無論是哪一種雙胞胎，都是在相同的子宮裡發育，在相同的時間誕生，並在相同的家庭環境成長，兩種雙胞胎之間唯一的差異性，就是基因的相似程度。

利用這個原則，研究人員就可以了解有多少的人體特徵會受到基因左右。舉例來說，同卵雙胞胎的膚色比異卵雙胞胎的膚色更為相近，這就意味著，膚色受到基因左右。這很合理，因為兩個人的親屬關係越低，他們的相似度往往也越低。依照這個常理推斷，膚色一定深受遺傳基因的影響。

於是，波耶森召募了 40 對同卵雙胞胎和 61 對異卵雙胞胎。秤量了他們的體重後，波耶森發現，同卵雙胞胎的體重大多非常相近，但異卵雙胞胎的體重就存在比較大的分歧。「基因因素，顯然對肥胖有著決定性的影響力。」他做出結論。

自波耶森的研究之後，陸續又有許多研究證明了基因對體脂肪含量的強大影響力。實際上，在美國這類富裕的現代化國家，個體之間的體重差異性，大約有70％都取決於基因。除此之外，基因也對我們的諸多飲食行為有重大影響，譬如我們每餐會吃多少食物、對飽足感的反應為何，以及食物獎勵作用對我們的食物攝取量造成多大的影響等。也就是說，在今天的飲食環境中，一個人的胖瘦與否，跟意志力、或貪不貪吃，沒那麼大的關係，反而是跟他天生的基因比較有關。[20] 因此，如果你想要當個瘦子，慎選父母是最有效的策略。

　　基因也說明了，為什麼有的人大吃大喝、又不運動，卻還是可以保持精瘦身形的原因。潘寧頓生物醫學研究中心的基因研究員克勞德・布夏爾（Claude Bouchard）的研究就顯示，就算是在過量飲食的情況下，仍然有些人由於基因的影響，比較不容易發胖。布夏爾的團隊招募了12對同卵雙胞胎，給他們每人每天多吃進了1,000大卡的熱量，連續執行100天。換句話說，整個實驗過程中，每一位受試者都在研究人員的監控下，吃進了等質、等量的超量食物。

　　假如過量飲食對每一個人的影響力都一樣，那麼，這些受試者應該要長出等量的體重。可是布夏爾觀察到，這些受試者發胖的程度存有相當大的差異性，因為有人只胖了9磅，有人卻胖了29磅！布夏爾發現，同卵雙胞胎的體重和體脂肪增長幅度通常很相近，但如果將沒有親屬關係的受試者放在一起比較，則變化幅度就會有很大的不同。另外，布夏爾還發現，同卵雙胞胎不僅長出差不多重量的脂肪，就連長出脂肪的位置都會一樣。比方說，如果有個受試者多長出的脂肪都集中在腹腔（這是最有害健康的發胖位置），那麼他的雙胞胎通常也會有相同的情況。總之，布夏爾的實驗不僅證實了基因會左右每個人容易過量飲食的程度，也證實了就算是在過量飲食的情況下，仍有些人因為基因的影響，比較不容易發胖。但，這些人的基因到底是怎麼讓他們不容易發胖的？內分泌學家詹姆斯・里文（James Levine）的研究或許可以提供我們一些線索。

詹姆斯・里文是梅約診所暨亞利桑納州立大學的研究學者，為了找出有些人不容易發胖的原因，他的團隊精心設計了一套實驗。實驗中，他讓每一位受試者都吃進過量的食物，並密切監控這些受試者的狀態。他的團隊發現，在過量飲食的狀態下，有些人之所以比較不容易胖，主要是因為他們會增強人體新陳代謝系統中的「非運動性熱量消耗」（non-exercise activity thermogenesis, NEAT）的運作功率。「非運動性熱量消耗」是什麼？基本上它指的就是一個人「靜不下來」時所消耗的熱量。某些人在過量飲食之後，他們的大腦就會促使他們做出一些小動作，好讓他們多消耗掉一些熱量，例如坐著或站著的時候動來動去、不時變換身體的姿勢，或是其他諸如此類的非必要性小動作。這一切都是在當事者不知情的情況下發生，而且里文的資料顯示，這些小動作最高可以讓當事人每天多消耗近 700 大卡的熱量！在這為期 8 週、每天多吃進 1,000 大卡的過量飲食實驗中，「最有這方面天賦」的受試者，只多長出了不到 1 磅的體脂肪，但「最沒這方面天賦」的受試者，則長出超過了 9 磅的體脂肪──因為後者的「非運動性熱量消耗」完全沒有增加，所以多吃進的熱量全被轉為脂肪組織囤積在身上。對里文而言，這項研究凸顯了全天性輕度活動的重要性，並給了他發明跑步機辦公桌的靈感。[21]

概括來看，這些研究全都清清楚楚地證實了，基因對肥胖有著重要的影響力，也打破了肥胖主要是因為後天心理特質所造成的想法。不過，這些研究還是沒有告訴我們，個體在飲食行為和肥胖表現上的差異，究竟與哪些基因有關。為了搞清楚這一點，研究學者肯定還需要利用其他的方法。

史蒂芬‧歐萊利和薩達芙‧法魯奇在發現了欠缺瘦體素的病人後，並未就此停下研究的腳步，之後他們又陸續發現了許多會造成重度肥的突變基因。後來的研究也證實，這些突變基因幾乎全與瘦體素的信號傳導路徑有關；瘦體素本身的結構、瘦體素的受體，還有傳達瘦體素指令的下游信號路徑，都可能因這些突變的基因無法正常運作。更重要的是，現在研究學者已經在嚙齒類動物身上，建立了多種因單一基因突變所造成的肥胖動物模式，並發現這些基因也全跟瘦體素的信號傳遞路徑有關。在科學界，多方領域的相關研究成果都直指同一個方向的情況，可不是天天上演；因此，當今學者都齊聲表示「瘦體素在大腦中的信號傳遞狀況，是造成肥胖的關鍵生理因素」。

歐萊利和法魯奇把研究的重心放在過度肥胖的孩童身上。這些孩童的肥胖程度，讓人一看就覺得有哪裡出了大問題，所以，他們合理假設這些孩子可能是基因上出現了重大的缺陷。事實證明，這些病人當中，有7%有這方面的基因問題。其中，又以黑素皮質素-4受體（melanocortin-4 receptor）的基因突變最為常見，它是大腦中接收黑素皮質素（POMC 神經元所釋放的物質）、引發抑制食慾效應的主要受體。由於這些孩子的受體出了狀況，他們血液循環中因瘦體素刺激而釋放的黑素皮質素就無法有效發揮作用——抑制食慾，所以他們才會吃進比一般孩子多出許多的食物。不過，根據法魯奇的說法，臨床上的成人肥胖大約只有 1% 是基因突變所致。也就是說，我們並不能將現代肥胖的盛行算到基因突變頭上，但法魯奇也沒把話說死，因為她又補上了一句：「我們認為這背後還有很多未知的神祕待探討。」

　　大部分的研究學者都認為，這種有害個體健康的單一基因突變，只不過是造成過量飲食和肥胖的其中一小部分原因。然而，在此同時，我們也知道基因解釋了很多個體之間的差異，像是飲食行為以及體脂肪含量。除了突變的基因之外，還有哪些基因會造成這方面的個體差異嗎？要了解這部分，我們必須去看看另一種類型的基因研究，把探討的重點放在常見的基因變異（gene variation），而不是相對罕見、會破壞整個信號傳遞路徑的基因突變（gene mutation）。


　　生物體的基因變異主要是來自等位基因（allele），它們是成就生物體呈現不同面貌的重要因素。這些等位基因雖然都對應基因上的特定功能，但在 DNA 排序上會有些微的不同，有時這些排序上的差異，就會影響該功能的表現。比方說，我們的眼睛顏色和血型就是一個很好的例子，在對應這兩項功能的基因上，就有許多不同的等位基因，而每一種等位基因都會影響我們眼睛顏色和血型的表現。這種常見的基因變異也說明了，為什麼每個人在外觀和行為表現上會有如此大的差異性。

為了找出有哪些基因的等位基因會影響個體的體重表現，研究學者也在這方面費盡了心思。這些研究的重點與歐萊利和法魯奇不同，他們研究的對象不是那些過度肥胖的特殊個案，而是一般大眾，因為這些學者想要找出的，是左右每個人體脂肪含量多寡的基因因素。

　　備受矚目的是，現今的研究成果確實表示，有許多基因都會影響人體的體脂肪含量表現，但基本上每一種基因的影響力都不大。截至目前為止，研究學者已經找到了近 100 種會影響體脂肪含量的基因——可是這些基因對人體胖瘦程度的影響力卻不到 3%。由此可知，科學家在這方面還有許多要努力的空間。但從目前找出的基因就可客觀看出（這些基因會先被科學家發現，是因為它們對體重的影響力最為顯著），即便是普通肥胖，也都與生理性因素脫不了關係。[22] 看到這裡，你應該已經猜到這些基因通常會影響到哪一個器官的表現，答案就是「大腦」。雖然在這近 100 種的基因當中，還是有部分的基因會影響到脂肪代謝之類的其他功能，但大部分的基因都是影響到大腦迴路，尤其是那些調控食物攝取量和體脂肪含量的相關迴路（例如 POMC 神經元和其下游目標）。這樣的發現也意味著，有些人之所以有所謂的易胖體質，主要正是這些大腦功能的基因變異所致。

　　嗯哼，所以根據上述的研究成果，我應該做出這樣的結論嗎？「假如你有肥胖基因，這輩子就注定要當個胖子。」你接受這樣的結論嗎？回顧一百年前的美國，那時候的美國人身上跟我們有著相同的的基因，卻鮮少有人為肥胖所苦。今日肥胖之所以如此普遍，並不是因為我們的基因有所改變，而是因為我們的「**生活環境**」變了——我們的食物、車子、工作，全跟以往大不相同。因此，科學家對肥胖基因下了一個重要的結論：絕大多數的情況下，肥胖基因都不會讓我們變成胖子，只會讓我們比較容易因環境而發胖。也就是說，在欠缺發胖條件的生活環境下，這些基因多半不會導致我們發胖。就如美國國家衛生研究院人類基因計畫主持人暨遺傳學家法蘭西斯・柯林斯（Francis Collins）所言：「基因就像是一把上了膛的槍，生活環境才是真正扣下扳機的那隻手。」除非你不幸拿到了一把壞掉的槍（但這機率非常低），否則只要你沒有扣下扳機，子彈就不會射出。

　　的確有些人天生因為基因的關係，擁有一副在任何環境下都吃不胖的體質，也有人天生因為基因的關係，擁有一副在很健康環境下也容易發胖的體質；但就整體來看，大多數人的體重主要深受我們所處的環境左右。

## 注釋

1 某些低碳水化合物提倡者主張，胰島素的主要角色是調控脂肪組織中的脂肪存量，而吃碳水化合物食物會增加血中的胰島素含量，讓脂肪在脂肪細胞中囤積，並導致發胖。雖然這個簡單的說法相當具說服力，但若從現代科學的角度來看，這樣的理論恐怕與我們對胰島素和能量平衡的了解不太相符。胰島素確實可以在我們進食時，調控脂肪進出脂肪細胞裡的狀況，但這個功能似乎並不會影響到一整天下來，儲存在身上的體脂肪總量。況且，有研究發現，就算是在高胰島素的狀態，肥胖者將脂肪細胞的脂肪釋放到血液中的比例還是比精瘦者高；因此他們推斷，造成脂肪在脂肪細胞中囤積的原因既不是胰島素，也不是其他物質。再者，假如胰島素真會使我們變胖，那麼胰島素含量較高的人，其發胖速度應該就會比含量低的人快，但情況通常並非如此。事實上，我們的體脂肪含量高低，主要並不是由脂肪組織調控——大腦才是真正的幕後操盤者，脂肪組織只不過是聽命於它的一個小嘍囉。

2 其中又以一種叫做「$\alpha$ - 促黑色素細胞激素」（$\alpha$ - melanocyte- stimulating hormone, $\alpha$ - MSH）的黑素皮質素效果最為顯著。

3 第一種是刺鼠肽基因相關蛋白（agouti-related peptide, AgRP），它能阻斷黑素皮質素活化 POMC 神經元的能力。第二種則是 $\gamma$ - 氨基丁酸（gamma-aminobutyric acid, GABA），它是大腦的主要抑制性神經傳導物質。

4 在學術界，這些神經元更常被稱做「刺鼠肽基因相關蛋白神經元」（AgRP neuron）或「神經胜肽 Y ／刺鼠肽基因相關蛋白神經元」（NPY/AgRP neuron），因為神經胜肽 Y 也會出現在弓狀核以外、且與調節體脂肪含量無關的神經元裡，但刺鼠肽基因相關蛋白神經元不會。在這裡我會把它們稱做神經胜肽 Y 神經元，則是為了方便大家理解。

5 他們是運用在第三章看過的「光遺傳學」技術，進行這項實驗。

6 我用「心情不好」這個詞來形容牠們的狀態似乎有點不科學，因為我們根本不曉得這些小鼠的「感受」到底是怎樣。不過我們的確知道，活化飢餓和神經胜肽 Y ／刺鼠肽基因相關蛋白神經元的舉動，是小鼠的負增強物（negative reinforcer，即小鼠會透過學習避免讓自己處於這兩種情況中）。

7 首先，他利用基因工程技術讓小鼠的神經胜肽 Y（或者，更準確的說法是「刺鼠肽基因相關蛋白」）神經元表現出白喉毒素受體（diphtheria toxin receptor），本來小鼠並沒有這種受體。然後，他會再對這些小鼠注射白喉毒素，就可在不傷害其他神經元的情況下，殺死表現出白喉毒素受體的神經元。

8 c-Jun 氨基末端激酶（C-Jun N-terminal kinase）。

9 發炎會造成這個現象，有很大一部分的原因可能是因為它活化了 SOCS3 這種蛋白質，這種蛋白質會抑制瘦體素受體的活性。換句話說，對那些不會在大腦發動正常發炎反應，或是缺乏 SOCS3 的小鼠來說，牠們天生就擁有一副吃不胖的體質，即便你餵牠們易胖的飲食，牠們也很難胖起來。

10 那個時候我在施華茲實驗室當博士後研究員，賽勒則是這篇論文的第一作者。

11 部分研究星狀細胞的學者可能會對此番理論深表不滿，因為在某些情況下，星狀細胞似乎也具備處理訊息的能力。但就算如此，大腦裡負責訊息處理的主要細胞顯然還是神經元。

12 生育力和血糖調節的運作狀況，深受大腦的能量恆定系統影響。當一個人（特別是女性）無法獲得足夠的能量存量，大腦就會關閉他的情欲和生育力。至於能量恆定系統與血糖調節之間的關聯性，或許正是導致肥胖和糖尿病常常同時發生的主要原因。

13 內質網壓力（Endoplasmic reticulum stress）也是其中一項壓力反應路徑。與此同時，幹細胞也會持續生成新的細胞，補足下視丘流失的神經元。

14 這款研究飼料的代號是 D12492。

15 功能性核磁共振造影掃描儀能測量大腦的血氧變化量，這可以反映出神經元的活動狀態。

16 你或許會好奇：我們之前不是說下視丘與熱量平衡有關，但為什麼在些影像中，下視丘卻沒有顯現亮點呢？事實上，我們確實有看到我的下視丘出現亮點，但因為像下視丘和腦幹這類的能量恆定中樞，都是由一小群涵蓋了各種功能的特化細胞組成，礙於目前功能性核磁共振造影在技術上的限制，我們很難清楚標示出它因食物影像所產生的亮點位置。

17 在科學文獻中，「飽食感」（satiation）是一種會讓人停止進食行為的飽腹感，而飽足感（satiety）則是一種會讓你在餐後比較不想再吃東西的狀態。不過由於它們都具有降低進食動機的特性，運作的機制也相似，所以在正文，我就不再特別去區分這兩者的差異性。另外，為了降低討論上的複雜度，不論是發生在餐間或餐後，我都會統一使用「飽足感」這個字眼，來代表飽腹感和對食物失去興趣的狀態。

18 臂旁核發出的纖維會通往視丘的層內核（intralaminar nucleus），層內核是將臂旁核的信號輸入基底核的輸入端。這表示，層內核可以是一個選項生成者。或者，它也可以把信號送往眼眶額葉皮質和腹內側前額葉皮質，告訴負責計算主觀價值的大腦區塊目前個體的能量狀態為何，幫助基底核做出適當的行動選擇。

19 嚴格來說，熱量密度所指的通常是每大卡熱量需要的食物重量，而非體積，但用體積這個字眼比較直觀，而且你的胃也是用食物的體積來評估食物的分量。

20 雖然像意志力和自制力這方面的認知特徵，也是有可能受到基因的影響。

21 雖然這個想法聽起來有點荒謬，但就健康和體重管理的觀點來看，這不失為一個非常棒的點子。我由衷希望日後能看到更多研究，探討跑步機辦公桌對職場健康的影響。

22 基因之所以能讓我們從客觀角度來看待肥胖，是因為我們在找到這些基因之前，並沒有對這些基因的位置或功能預設任何立場。

# Chapter 8

# 生理時鐘

並非所有睡眠都能帶來同等的價值。為什麼在對的時間睡覺比較能恢復身體的整體狀態？因為大腦有一套系統，甚至能讓我們在不增加熱量攝取量的情況下，變得更胖。

　　瑪麗皮耶・聖安琪（Marie-Pierre St-Onge）隨機將她的受試者分為兩組，她是哥倫比亞大學紐約肥胖研究中心（New York Obesity Research Center）的助理教授。在實驗中，連續 5 晚，第一組受試者每晚都可以在床上睡足 9 個小時，但第二組受試者則被迫只能睡 4 個小時（到了實驗的第二個階段，兩組受試者的睡眠時數會互換[1]）。實驗期間，兩組受試者都必須在實驗室睡覺和進食，以確保研究人員能密切掌控他們的生理變化。每晚的睡覺期間，受試者亦必須配戴繁雜的電極和線路在身上，隨時監控腦波和其他睡眠指標。[2]

　　了解睡眠對食物攝取量和大腦活動的影響，是這項研究的目的；而這個主題也是近年許多研究學者關注的焦點，有機會解釋現代人過量飲食的原因。

　　當聖安琪的研究來到了第五天，受試者的作息就可以不必再受控於研究人員，隨心所欲地吃一整天。他們唯一需要遵守的規則是，在他們大啖美食之際，必須先讓研究人員秤量和記錄他們所挑選的每一樣食物。實驗終了，聖安琪的團隊分析了所有的數據，並得到了一個驚人的結論，即：與睡眠充足時的熱量攝取量相比，受試者在缺乏睡眠的情況下，每天會多吃將近 300 大卡的熱量。「從我們的實驗可以看出一個再簡單不過的結果，那就是缺乏睡眠會增加食物的攝取量。」聖安琪說。

## 無法克制的睡意

　　想要知道睡眠不足如何導致我們過量飲食，以及我們可以對它採取什麼行動，我們必須先初步了解一下睡眠的生理機制。1916 年，維也納的神經科學家康斯坦丁・馮伊克諾莫（Constantin von Economo）就是第一個探討睡眠生理機制的學者。當時他發現，有些罹患未知腦部疾病的患者會一直睡覺，且幾乎沒有時間從事其他的活動，因為他們一天的睡眠時間可高達 20 個小時。馮伊克諾莫將這種腦部疾病叫做「嗜睡性腦炎」（Encephalitis lethargica），而就如他所命名的那樣，二十世紀初，這個疾病橫掃了歐洲和北美洲，染病人數多達百萬人。大部分罹患此病的人都會死亡，或是因這個疾病造成的腦損傷出現永久性的失能。不過如同此病倏然爆發的流行，到了 1928 年，這個疾病又突然在人群間銷聲匿跡了，自此之後只有一些零星的個案。即便是今日，我們還是不太確定到底是什麼原因促成了這種疾病，但許多人認為，它是因致病原（infectious agent）感染病患所致。

　　想當然，馮伊克諾莫對嗜睡性腦炎的生理機制一定充滿好奇，所以他對好幾位因這個疾病而死的患者大腦進行了屍檢。從這些屍檢中，他發現了一個引人注目的結果：這些嗜睡性腦炎的患者都有腦損傷的情況，而且受損的位置就落在腦幹上側和前腦下側的交界處，如圖 40 所示。[3] 這些發現讓他認為，嗜睡性腦炎感染的大腦區塊裡，應該涵蓋了一個喚醒系統（arousal system），在正常情況下，可以讓大腦在非睡眠的時間保持清醒。

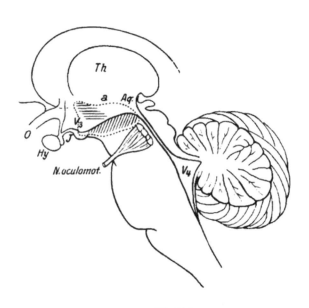

**圖 40　嗜睡性腦炎患者腦部的受損區塊**

該圖為馮伊克諾莫於 1926 年繪製，轉載自 Triarhou et al., Brain Research Bulletin 69(2006): 244。虛線框起處為引起馮伊克諾莫興趣的區塊，而虛線內的斜線陰影區塊，則是昏睡患者腦部的受損位置。

在接下來的一個世紀裡，我們對睡眠的生理機制有了更多的了解，而時間也證明了馮伊克諾莫當時的假設確實成立。在這個大腦區塊裡確實有一個喚醒系統，它會讓人保持在清醒和警覺的狀態，而這個系統的部分區塊剛好就落在馮伊克諾莫當年標示的那個範圍內。[4] 我們現在都知道喚醒系統是由好幾個腦區組成，且絕大部分分布在腦幹和下視丘的位置（請見圖 41）。這些區塊

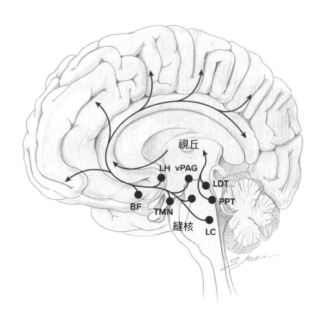

**圖 41 喚醒系統**

腦幹和下視丘裡的神經核會對大腦的多個區塊投射神經傳導物質，增加個體的清醒程度。BF，基底前腦（basal forebrain）；LH，外側下視丘（lateral hypothalamus）；TMN，結節乳突神經核（tuberomammillary nucleus）；vPAG，腹側中腦導水管周圍灰質（ventral periaqueductal gray）；LDT，外背側被蓋區（laterodorsal tegmentum）；PPT，腳橋被蓋區（pedunculopontine tegmentum）；LC，藍斑核（locus coeruleus）。
圖片引自：Saper et al., Nature 437（2005）: 1257。

會在大腦裡形成大片的信號傳遞網絡,釋放和傳遞多巴胺、血清素、正腎上腺素(norepinephrine)和乙醯膽鹼(acetylcholine)等可以保持我們清醒和警覺的化學物質。

除了喚醒系統,大腦還有一個與之互補的「睡眠中樞」(sleep center),就位在下視丘內一處叫做腹外側視前區(ventrolateral preoptic area, VLPO)的區塊。當睡覺的時間到了,腹外側視前區就會發送信號到喚醒系統的各個腦區,關閉它們的功能,讓大腦不再理會外在世界的紛擾(請見圖42)。

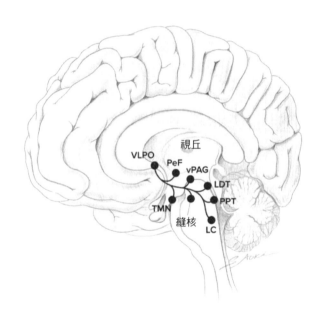

## 圖42 大腦的「睡眠中樞」,腹外側視前區

腹外側視前區會對喚醒系統的多個區塊投射神經傳導物質,關閉它們的活性,達到促進睡眠的效果。TMN,結節乳突神經核;PeF,穹隆周區(perifornical area);vPAG,腹側中腦導水管周圍灰質;LDT,外背側被蓋區;PPT,腳橋被蓋區;LC,藍斑核。

圖片引自:Saper et al., Nature 437(2005): 1257。

哈佛大學的睡眠神經科學家克里夫‧塞波（Cliff Saper）就表示，睡眠中樞和喚醒系統就像是代表睡覺與清醒的陰陽兩面。也就是說，兩者會相互抑制，當有一方活化時，另一方就會停止運作。曾擔任塞波研究生的湯瑪士‧周（Thomas Chow）恰好擁有麻省理工學院電機工程的學位，他告訴塞波，工程師把這種配置稱為「正反器」（flip-flop switch）。這是一種可以在一套系統裡囊括兩種狀態（像是清醒或睡覺），但兩種狀態之間沒有什麼中間值的迴路系統。「它完全符合這套電機工程的運作原理。」塞波說。就我們的情況而言，這個正反器的概念就意味著，我們的神智只會處在清醒或睡覺的狀態，不太會有所謂半夢半醒的狀態。

　　既然睡覺和清醒是兩個非常穩定的狀態，那麼這當中就必須有一個非常強烈的信號來轉換這兩種狀態，否則我們就永遠都不會入睡或是清醒。我們都知道，在睡太少、從事耗費大量體力或腦力的活動，或是太晚睡覺的時候，我們比較容易打瞌睡。這個現象表示，某種誘發睡眠的信號會在大腦累積，而且我們清醒的時間越長、工作越賣力，它在我們腦中累積的數量就會越多。現在我們已經知道，這個誘發睡眠的信號就是「腺苷」（adenosine）。只要我們是在清醒狀態，腺苷就會不斷在我們腦中累積，並因為我們活動的強度加快累積的速度。隨著它在腦中的濃度越來越高，大腦的喚醒系統就會開始受到抑制，而掌管「睡眠中樞」的腹外側視前區則會被活化。最後，等腺苷的濃度來到了一個臨界點，它就會觸發轉換兩者的開關，讓我們進入睡眠狀態。睡眠期間，大腦會慢慢清除堆積的腺苷，因此早上我們就能重拾清醒的神智。咖啡因就是透過阻斷腺苷的作用，來達到提神的效果。

　　大眾普遍認為，睡眠是修復大腦和身體狀態的重要過程，而今日學界也越來越多支持這番理論的研究成果。睡覺期間，大腦不僅會清除白天正常代謝時累積在腦中的廢物，如腺苷；還會輕柔地整頓內部的神經網絡——強化腦中重要的連結，並刪減掉不重要的部分。甚至還有研究發現，睡覺有助大腦除去類澱粉蛋白β（amyloid-β），目前醫學界認為，這種蛋白與阿茲海默症（Alzheimer's disease）的發展有關，是人體老化時的一大隱憂。

　　睡眠的根本重要性在於，「所有有神經系統的動物，都會睡覺，或者說，會進入類似睡覺的狀態。我們看到的每一種動物，即便是像海參這類簡單的無脊椎動物，都會有所謂的『休息─活動週期』（rest-activity cycle）。」塞波解釋。他認為動物都需要睡覺，因為神經元需要適當的休息，才能有效地進行有助學習的生化過程。

　　要大腦展現最佳的狀態，睡眠期間運作的修復過程極其重要，一旦它們受到干擾，必會降低大腦許多功能的表現，甚至導致更糟的後果。賓州大學的睡眠研究學者大衛·丁吉斯（David Dinges），整個研究生涯幾乎都在探討睡眠對大腦功能的影響。在某個別具意義的實驗中，丁吉斯團隊將受試者分為三組，每組成員每晚可在床上睡覺的時間分別為 8 小時、6 小時和 4 小時，整個實驗為期 2 週。整個實驗期間，受試者在清醒的時候，每 2 小時必須完成一套評估認知表現的測驗，評估項目包括：反應時間、注意力、工作記憶和基本算術能力等。我想，對那些認為睡覺很浪費時間的人而言，丁吉斯的這項實驗成果，肯定能給他們一記當頭棒喝，因為他們發現：「連續 14 天，每晚只睡 4 小時或 6 小時，會對受試者各方面的認知表現帶來明顯的累加性缺失。」

換句話說，各種評估項目皆顯示，每晚睡 4 小時或 6 小時的受試者，其認知表現會比每晚睡 8 小時者糟糕很多。更重要的是，這樣的缺失雖然會依睡眠不足的程度加劇，但受試者大部分都不會察覺到自己的認知表現越來越差了，只有在頭幾天出現比較想睡覺的狀況。這也讓學界認為，那些缺乏睡眠的人，說不定根本不曉得自己的表現到底有多差。

在極端情況下，睡眠不足甚至會致命。罕見的致死性家族失眠症（familial fatal insomnia）就是一例。這種遺傳性神經退化疾病發病後，會讓患者漸漸喪失睡眠的能力，並產生出幻覺、譫妄、癡呆等症狀，幾個月後患者就會一命嗚呼。面對這種疾病，研究學者尚不確定到底是睡眠不足還是其他神經退化因素導致患者死亡，但可以肯定的是，這些患者在出現失眠症狀後，病況便會急遽惡化。年代比較久遠的大鼠實驗也支持這個假設，顯示長期睡眠不足的確可能致命。不過，縱使睡眠不足沒有要了我們的命，質或量不好的睡眠也可能悄悄影響我們的大腦活動和代謝狀況，讓我們容易發胖。

## 香甜好夢對飲食行為的重要

回到我們在本章一開始說的聖安琪研究，她的團隊不僅記錄了受試者的食物攝取量，還做了功能性核磁共振造影的檢查，以了解睡眠會如何影響大腦對食物線索的反應。這些大腦掃描影像指出，睡眠不足會提升大腦對食物的反應，尤其是高熱量的垃圾食物，像是披薩和甜甜圈等。他們發現，睡眠不足者大腦裡負責食物獎勵作用的區塊，如腹側紋狀體等，活化程度比較高，而或許這正是他們吃比較多的原因。

值得注意的是，聖安琪在睡眠不足者身上觀察到的大腦活動狀況，就跟盧迪·利貝爾在減重者身上觀察到的頗為相似——也跟艾倫·舒爾在我的大腦裡觀察到的情況相似（當時我飢腸轆轆的看著食物的圖像）。這表示，缺乏睡眠不只會損害我們的認知功能，還可能損害脂肪恆定系統，讓我們無法正確感知身體的能量狀態，也無法對食物產生恰當的動機。「基本上，你的大腦會告訴你，你處於一個缺乏食物的狀態，即便你根本沒有。」聖安琪解釋。「這會讓你產生過量飲食的衝動，並努力想要填補那個根本不存在的熱量缺口。」也就是說，當你睡眠不足時，你的脂肪恆定系統會誤以為你需要更多熱量，進而活化食物獎勵系統，所以你就會在不經意、甚至是不知情的情況下，吃進更多的熱量。

不過有些精明的讀者可能會注意到，如果你睡的比較少，照理說熱量消耗量也會增加，因為你清醒時的代謝率比睡覺時的代謝率高。聖安琪的團隊確實發現，受試者每晚只睡 4 小時的時候，熱量消耗量的確有增加，但這個增加量也不過每天 100 大卡。由於她的受試者在缺乏睡眠的時候，每天多吃將近 300 大卡的熱量，計算下來，他們每天還是會多攝取 200 大卡左右的熱量——

日積月累下來，絕對足以讓人長出不少贅肉。

另一個需要檢驗的現實點是：雖然許多研究都已經顯示，睡眠不足會增加大腦對食物的反應、增加熱量的攝取量，甚至是增加體重，但這些研究的實驗時間都沒有超過 2 週。因此，想要知道睡眠不足會不會對人體造成長期的影響，導致體重逐步上升，我們必須把目光轉向長期的觀察性研究（observational study）。在不介入受試者睡眠時間的情況下，長期觀察受試者平常的睡眠狀況，以了解睡眠和體重變化的關係。目前為止，已經有相當多這方面的研究，且結果絕大多數都顯示，每晚睡眠時間少於 6 小時的成人，日積月累下來增長的體重，確實多於每晚睡眠時間達到 7 ～ 9 小時的成人。[5] 這些研究還發現了另一個引人矚目的現象，那就是：在孩童身上，睡眠不足和體重增加的相關性特別明顯。儘管這些研究本身並不能證明睡眠時間和體重增加之間的因果關係，但若搭配前面討論過的短期實驗結果來看，就是相當具說服力的佐證，能充分說明睡眠不足也是造成我們過量飲食和變胖的一部分原因。

這個結論對我們勢必帶來了不小的衝擊，因為生活在現代富裕社會的我們，睡眠不足已是許多人的常態。1985 年，美國成人約有 22％的成人每晚睡不到 6 小時，但現在這個比例已經來到了 29％。研究學者也在青少年身上發現了類似的趨勢。相較於睡眠時間較長的人，睡眠不足者不僅更容易出現肥胖的狀況，還有比較高的機率得到慢性疾病（例如心血管疾病和糖尿病），整體的死亡率也比較高。不過，與我們常在媒體（甚至是有些科學論文）上聽到的主張不同，過去二十年間，我們的睡眠時間其實並沒有太大的改變，只有微幅下降；而我懷疑，這個微幅的下降可能是數位媒體的興起所致，例如電玩遊戲和網路。除此之外，點亮我們黑夜的電燈，以及時時刻刻都能陪伴我們左右的娛樂媒體，可能也是稍微降低我們睡眠時間的原因。畢竟在遠古時代，我們祖先夜裡唯一的光源就只有一團營火或是一根蠟燭，而他們夜裡唯一的娛樂也就只有另一伴。

## 你需要多少睡眠時間？

不同的人需要不同的睡眠時間，因為每一個人要獲得充分休息的時間都不一樣。雖然這部分還有待科學進一步的驗證，但說不定有些人天生就不用睡這麼多，也可以享受到同等的睡眠好處，比方說，他睡 6 小時就能跟別人睡 9 小時的效果一樣。假如這個理論成立，那麼睡眠時間短可能就不是有害我們健康的原因，反倒是不能睡足各自所需的睡眠時間才是。舉例來說，同樣每晚睡 6 小時，有的人醒來會神清氣爽、不再眷戀被窩，但有的人醒來卻備感厭世、只想重新倒回床上呼呼大睡。因此，照目前的情況看來，我想，你需要的睡眠時間並不是非得要跟研究報告中的平均睡眠時間一樣，基本上只要你醒來後感到自己得到了充分的休息，那很可能就是最適合你的睡眠時間。

即便過去這些年來，我們睡眠的時間沒有太大的變化，但隨著「睡眠呼吸中止症」（sleep apnea）這類睡眠呼吸障礙症的盛行，我們睡眠的品質確實大幅下降了許多。研究人員把這個問題歸咎於我們過去四十年來日益增長的腰圍，因為它會連帶增加氣道周遭的軟組織，導致我們在夜裡難以好眠。這或許也會形成一個惡性循環：我們因為發胖導致睡眠呼吸障礙，而睡眠呼吸障礙又會導致我們睡眠不足，進而加重我們過量飲食和發胖的狀況。

只不過，睡眠不足可不只會影響我們的脂肪恆定系統，它還會破壞我們控制衝動的能力。

## 淪為心中那股衝動的囚犯……

睡眠不足也會藉由影響我們對風險和獎勵的看法，助長我們過量飲食的行為。2011 年，杜克的睡眠研究學者麥克‧錢（Michael Chee）發表了一篇論文，指出睡眠不足對我們精打細算的決策行為會有深遠的影響。麥克‧錢和他的團隊招募了 29 名成人受試者，要求他們正常睡覺或是整夜不睡，之後再請他們躺在功能性核磁共振造影掃描儀裡，進行一連串賭博性質的測驗。

錢的結果顯示，整夜不睡令人比較不在意潛在的損失，且更關注可能獲得的利益——說白一點，他們會變成愛冒險的人。進一步看大腦掃描結果，我們甚至可以看到失眠對大腦活動帶來的實質變化。沒有睡覺的受試者，其負責獎勵作用的大腦區塊，如腹側紋狀體，會因賭注的贏面特別活躍，但面對賭注可能面臨的損失時，其活動度就會降低。

　　「基本上，睡眠不足會改變你精打細算的取向。」丹·帕迪（Dan Pardi）解釋，他是史丹佛睡眠研究學者傑米·澤提澤（Jamie Zeitzer）實驗室的研究生。研究學者把這個效應稱為「樂觀偏見」（optimism bias），而帕迪很好奇這個效應是否也會發生在我們的飲食行為上。就如我們在第五章討論到的，大腦在決定我們要吃什麼和該吃多少食物之前，會先權衡這些食物帶來的利弊得失。重溫稍早提過的例子，假設大腦必須在你錢包裡的三美元，和品嚐美味糕點間做出抉擇。通常，我們面對不健康食物時，它對我們的好處就是，可以馬上一飽口福；要付出的代價則是，對我們長期的健康和體脂肪狀態造成不好的影響。所以帕迪假設，如果他把睡眠不足的因素加進去，讓受試者產生所謂的樂觀偏見，那麼他們或許也會比較看重飲食的好處，並對要付出的代價相對無感。換句話說，此舉可能會讓他們朝不健康的飲食選擇靠攏。

　　為了驗證他的理論，帕迪的團隊召募了 50 名受試者，並讓他們以為自己是報名了「睡眠不足會如何影響認知能力」的實驗。他們把受試者分為 7 組，每一組在接受實驗前，都會被告知不同的睡眠時間。這些睡眠時間是以受試者原本的睡眠時間來進行比例調整，7 組的睡眠時間分別為受試者原本睡眠時間的 60％到 130％。（這是帕迪實驗的一大優點，因為我們先前看到的那些實驗都是直接限制受試者只能睡多久的時間，例如 4 小時或是整夜不睡，而帕迪的實驗條件更符合一般人睡眠不足的狀況。）在改變睡眠時間的前 7 天，帕迪團隊會請每一位受試者做一系列的測驗，了解他們原本的警覺度與想睡程度。接著在改變睡眠時間的第二天，再請他們做一次相同測驗。

然而，帕迪暗中還對受試者進行了另一項測試，而這項測試才是實驗真正的核心。當這些受試者在接受一系列認知測試的歇息空檔，他會安排他們在這些空檔看 2 部無關食物內容的電影，每部電影的長度為 40 分鐘。在這段期間，帕迪會在他們身邊準備各種食物，例如小熊軟糖、花生太妃糖、蘋果圈和杏仁等零嘴，讓受試者在看電影期間自由取用。在此同時，帕迪的團隊會在每一個人看電影前、後悄悄地秤量他們身邊盛裝各式食物的容器總重，藉以評估受試者在這段時間吃進了多少食物。實驗終了，受試者還必須填寫一張問卷，針對自己對這些食物的喜好度和健康度進行評分。

與聖安琪的研究成果一致，睡意比較濃厚的受試者，在看電影的期間吃進了比較多的熱量。可是，他們不只更容易吃進較多的食物，整體來看，這群人更喜歡吃他們認為比較美味和不健康的食物。就跟麥克・錢先前推論的一樣，帕迪實驗中的受試者似乎也比較禁不住眼前誘人食物產生的立即性獎勵，不太在意吃下這些食物要付出的長期代價。帕迪解釋，「當你睡眠不足時，你就比較不會按照自己的健康目標生活。比方說，你可能不太會準時上床睡覺、不太會定時上健身房，以及不太會採取順應你長期健康目標的飲食行為。」功能性核磁共振造影的研究結果也支持帕迪的解釋，顯示一夜不眠會使負責計畫、推理和長期目標的大腦區塊對食物線索的反應降低，並使負責食物獎勵作用的大腦區塊反應格外活絡。綜觀來看，這表示當你睡不飽，你就會淪為心中那股衝動的囚犯——而那股衝動最常在耳邊低語的，就是要我們大啖不健康的食物。

但是，我們知道並非所有睡眠都能帶來同等的價值。為什麼在對的時間睡覺比較能恢復身體的整體狀態？要回答這個問題，我們必須再次把焦點放到大腦上，因為大腦有一套系統，甚至能讓我們在不增加熱量攝取量的情況下，變得更胖。

## 最黑的夜，生理時鐘實驗

目前為止，我們已經介紹了大腦裡幾個負責調控睡眠和清醒的區塊，也知道它們最終或多或少都會影響到我們的飲食行為，但這方面的故事可不是只有這些。為什麼我們晚上會覺得非睡覺不可，但白天卻不會？為什麼如果我們在原本該睡覺的時間必須完成一項工作，就會覺得整個人渾渾噩噩且表現不佳？

1962 年，法國的地質學家兼洞穴探險家米歇爾・西弗伊（Michel Siffre）執行了一項不凡的實驗，使我們有機會從中找到這些問題的答案。當時正值「太空競賽」（Space Race）的高峰期，科學家非常想要了解在缺乏時間線索的環境下，人類的身體、心理將做何反應，因為進行太空旅程時，人們可能會經歷到這個狀況。

為了找到這個答案，西弗伊把自己垂降到斯喀拉森（Scarasson）的一個漆黑深淵洞穴裡，該洞穴位在濱海阿爾卑斯山的法義交界處。他在地平面下約 130 公尺深的一塊小冰川上紮營，那裡的溫度始終在冰點徘徊，相對溼度更高達 98％。他就在這樣又濕又冷的環境下，獨處了 63 天。

西弗伊並沒有戴手錶，或是可能透露時間的任何物品。在洞穴的那段期間，他只有在每次要睡覺、起床和吃飯的時候，打電話給地平面上的研究同仁，讓他們記錄下他的作息時間。

等到西弗伊從斯喀拉森的深淵重返地面，並分析了自己的實驗數據後，他意識到一個非比尋常的事實，即：他待在洞穴的整整兩個月裡，他的清醒—睡眠週期幾乎是以 24 小時為一個週期。只不過因為他的清醒—睡眠週期比 24 小時稍長一點，所以實驗過程中，他的週期仍有漸漸跟太陽的晝夜週期脫節的趨勢。

這代表人體一定內建了一個大約以 24 小時為單位的生理時鐘。在往後的五十年間，相關研究也證實了這番理論，而且現在我們知道，這個時鐘可不止一個。事實上，我們體內有 37 兆個時鐘：幾乎你身上的每一顆細胞裡，都有這麼一個小小的分子計時器。這些散布在你體內的各個小小計時器，會根據太陽的 24 小時週期，同步執行許多不同的人體功能，形成所謂的晝夜節律（circadian rhythm）。我們的睡眠和清醒週期通常與晝夜節律同步，還有我們的認知表現、飲食行為、消化功能、代謝過程，以及許多其他面向的行為表現和生理活動，都是依循著這個節律進行。如果你曾經歷過因時差所導致的腦霧（brain fog）、食慾不振或是消化不良，就會知道晝夜節律對調節認知、飲食行為和消化功能的重要性。

你身體內 37 兆個細胞裡的時鐘，全聽從下視丘裡的視交叉上核（suprachiasmatic nucleus, SCN）差遣。假如我們把細胞裡所有的時鐘視為一座巨大的交響樂團，那麼身為主鐘的視交叉上核相當於是整個樂團的總指揮。[6] 至於視交叉上核指揮大家的樂譜，則必須由視網膜（眼睛後方的感光薄膜）提供；視網膜會感測太陽的晝夜週期，並將這份線索傳送到視交叉上核，讓它對眾細胞發號施令（請見圖43）。不過由於傳送這個信息的視網膜細胞具有某些特性，所以視交叉上核只對藍光有反應，而日正當中之時恰好就是藍光最豐富的時候。

視交叉上核這個主鐘會利用它與其他腦區之間的連結，去設定體內的各個時鐘，達到調控各個生理機能運作時間的目的。松果體（pineal gland）就是其中一個與視交叉上核有連結的腦區，它會分泌助眠激素「褪黑激素」（melatonin）。黑夜降臨時，褪黑激素的濃度會升高，這對人體來說是一個非常重要的信號，因為它可以告訴我們體內的那些小時鐘，太陽下山了。與視交叉上

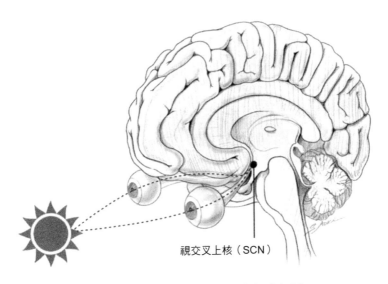

視交叉上核（SCN）

**圖43　視交叉上核，以及由視網膜傳送給它的信號**

核有連結的其他腦區（包括喚醒系統和位在腹外側視前區的睡眠中樞），皆會影響人體在睡眠、體能活動、代謝和飲食方面的生理時鐘。[7] 這些連結也說明了，為什麼我們通常在晚上睡覺，而非白天。

有鑑於藍光掌控了褪黑激素的分泌狀況，所以夜裡的光線勢必會對褪黑激素的含量造成莫大的影響。照理說，日落後，褪黑激素在人體的含量就應該逐漸變高；但舉凡你家電燈、電腦、平板、電視和手機等電子設備發出的任何人工藍光，皆會抑制褪黑激素在夜裡的分泌量，因此即便黑夜早已降臨多時，只要你沒把所有的光源關閉，你體內的 37 兆顆細胞，就不會收到現在是晚上的消息。此舉會使你體內的清醒—睡眠週期，比太陽的晝夜週期遲了幾個小時，導致兩者無法同步。也就是說，你會落入這樣的窘境：當睡覺的時間到了，你的身體卻還不打算入睡；然後起床的時間到了，你的身體也還不打算清醒。你的睡眠品質和隔天的清醒度就是這樣被大打折扣。雖然這套讓身體的日常節律與太陽週期同步的系統，是歷經了幾十億年的演化而來，卻很容易受到現代科技的愚弄。

然而，晝夜節律的失衡可不只會干擾我們的睡眠，已有越來越多的研究指出，它其實也是造成許多人發胖和生病的原因之一。

# 找回和諧的睡眠狀態

　　電燈之類的科技產品，雖然會破壞我們的睡眠品質，並可能危害我們的健康，但它們同樣能提供改善睡眠品質的解方。想要保持晝夜節律正常運作，我們必須掌握兩大重點。第一大重點就是降低晚上的燈光強度和暴露在藍光下的機會，有許多方法都可以達成這一點。其中一個簡單的方法是，將你臥房裡的所有夜燈和其他光源移除，以確保你睡覺時處在全黑的空間裡。另一個簡單的方法則是，移除你家中所有全光譜（full- spectrum）、日光（daylight）和冷白（cool white）色調的燈泡，改用暖白（warm white）色調的燈泡，因為暖白色燈泡發出的藍光量較低（或者，你也可以只在白天的時候開全光譜的電燈）。選購居家燈泡時，請先看看包裝上標示的色溫，挑選色溫在 3000 K 以下的產品。另外，裝設調光開關有助你依照時間早晚來調整光源強弱。在日落後，把電視、平板和智慧手機等電子產品螢幕的亮度調暗，也會對你的睡眠有所幫助。電腦使用者可以下載 f.lux 這款簡便的應用程式，它會在日落時，自動將電腦螢幕的色調轉暖。智慧手機和平板也有類似的程式可以達到這個效果，例如 Twilight。最後，你可以買一副抗藍光眼鏡。很多地方都買得到這類眼鏡，但 Uvex 所製造的 SCT-Orange 抗藍光護目鏡是相對經濟實惠的選擇。不少研究都已經顯示，抗藍光眼鏡能完全消除人工光線對褪黑激素的影響，這表示配戴它們有助視交叉上核知道夜晚已經來臨。也就是説，抗藍光眼鏡就像是你晚上配戴的墨鏡一般，既能讓你一如往常的使用電燈和電子設備，卻又可降低它們對你畫夜節律的影響。

第二大重點則是，在白天的時候將自己暴露在明亮的藍光下，這樣視交叉上核就會清楚知道現在是白天。再搭配上夜間避免接觸藍光，雙管齊下，便可讓我們體內失衡的畫夜節律，慢慢與太陽的週期同步。暴露在明亮藍光下的最好方式，就是與我們的祖先看齊：走出戶外。即便是陰天，戶外陽光也會比室內燈光耀眼許多，蘊藏的藍光數量也比大多數燈泡多。如果你無法到戶外走走，白天讓室內充滿明亮、全光譜的光源是不錯的替代方案。


## 不協調的生理時鐘，胖最快


許多研究學者對這個主題興致勃勃，因為他們大多有親身經歷過這方面的狀況，密西根大學的博士後研究員迪安娜·阿布勒（Deanna Arble）也不例外。「我讀中學的時候，每天都可以睡上 12 個小時，而且還會睡午覺。基本上，我當時的睡眠時間真是異常的長。」她回憶道。大學時期，她在維吉尼亞大學主修神經科學學位，畢業後她依舊對睡眠研究為之著迷，因為當時學界對睡眠還有諸多不解。於是她找上了一位知名的晝夜節律研究員，麥可·邁奈克（Michael Menaker），打算在他的實驗室謀得一個職務。面試期間，邁奈克提到，他的小鼠研究常常必須在黑暗中進行。阿布勒對此充滿好奇，請教他們是如何在黑暗中進行研究，他告訴她，他們會配戴夜視鏡。阿布勒完全被收買了，「我會投入晝夜節律的研究都是為了夜視鏡，但我還是有努力做研究。」她開玩笑說道。之後阿布勒又跟著西北大學的弗瑞德·涂瑞克（Fred Turek）做研究，取得了博士學位。在攻讀博士學位的這段日子，她也找到了晝夜節律紊亂的原因，或許就是我們不斷擴展的腰圍所致的關鍵證據。

　　想要理解阿布勒研究成果的重要性，我們必須先看到那些探討「輪班制」對人體健康影響的研究。所謂輪班制的工作，就是工作者需在不同日子的不同時段工作，就連夜間也不例外，所以輪班制的工作者通常無法保有規律的睡眠時間。也就是說，這類工作者常常在視交叉上核這個主鐘意料之外的時間進行睡覺、進食和勞務等工作，因此他們的活動和曝光週期，總是和體內的晝夜節律不同調。

　　假如晝夜節律對生物的肥胖和健康狀況真的有非常重要的影響力，那麼輪班制的工作者就應該比白天工作者更胖，相對不健康。許多研究紛紛表示，這一個情況的確存在。輪班制的工作者常與一長串令人憂心的健康問題為伍，例如肥胖、第二型糖尿病、癌症和心血管疾病等。除此之外，研究還發現，從事輪班制工作越久的人，他們體重增加和身體不健康的風險也越高。為什麼會這樣呢？

現在讓我們重新把焦點放回迪安娜·阿布勒和她的指導教授弗瑞德·涂瑞克所做的研究上。當時學界對輪班制的研究越來越多，他們對這方面的了解也越來越深，並知道消化和代謝功能都會隨著晝夜節律而運作。同時，他們還知道另一個重要的細節，那就是：輪班制不僅會讓主鐘的運作節律與太陽的晝夜週期不同調，也會讓它與各個器官的生理時鐘無法和諧運作。舉例來說，在消化和代謝方面，身為主鐘的視交叉上核就有可能和小腸、肝臟、胰臟和其他器官的生理時鐘不同調。這是因為後者的這些生理時鐘可以透過三餐的時間來設定，而且對這些生理時鐘來說，我們進食發出的信號遠比視交叉上核發出的信號有影響力。通常，兩者間的信號強弱並不會對人體造成什麼負面的影響，因為以正常的作息來說，兩者對器官發送信號的時間點大多落在差不多的範圍。也就是說，主鐘依舊會扮演稱職的總指揮角色，讓這些器官的生理時鐘和諧地譜出一場交響樂。不過，一旦我們在半夜進食、去遙遠的時區旅行，或是做了輪班制的工作，打破了人體的晝夜節律，我們某些器官裡的生理時鐘就會開始出現不同調，讓原本和諧的樂章變成一場雜亂無章的雜音。研究學者把這種情形稱為「晝夜節律紊亂」（circadian desynchrony），並假設它將導致代謝性問題和體重增加。

為了驗證這個想法，阿布勒研究了兩組小鼠。研究期間，她給這兩組小鼠都吃了相同的易胖飲食，但卻讓牠們在不同的時間進食：一組是只能在牠們每天原本清醒和活動的 12 小時內進食，另一組則只能在牠們原本應該在睡覺的 12 小時內進食。[8] 在正常、沒有限制飲食時間的條件下，小鼠有三分之二的食物會在清醒週期期間吃進，另外三分之一的食物則在睡眠週期期間吃進。然而，在阿布勒的實驗中，牠們只能在其中一個週期中進食，而這樣的飲食條件也對兩組動物的晝夜節律系統造成截然不同的狀況：一組的消化和代謝時鐘與大腦的主鐘同步，另一組則不同步。

出人意料的是，兩組小鼠竟然都吃進了相同的食物量。不過在實驗進行 2 週後，在牠們身上發現了更驚人的趨勢：節律週期同步的小鼠幾乎沒什麼變重，但節律週期不同步的小鼠卻快速發胖。結束為期 6 週的實驗後，節律週期不同步的小鼠的發胖幅度，將近是節律週期同步小鼠的 2.5 倍，而且牠們的體脂含量也比較高。顯然，這兩組小鼠雖然吃進了相同的熱量，但牠們的代謝狀況卻全然不同。[9]

隨後，其他研究團隊所做的相似囓齒類動物研究，都證實並更深入探討了阿布勒和涂瑞克的發現。綜觀來看，結果得到了兩項出乎意料的結論。第一，給囓齒類動物吃易胖飲食時，如果牠們的晝夜節律紊亂，會加速變胖的速度。第二，更驚人的是，如果牠們只能在對的時間進食，這些易胖飲食其實並不會使牠們長胖多少！這表示，在這些實驗中，讓小鼠發胖的真正原因並不單純是易胖食物，而是易胖食物「和」晝夜節律紊亂同時存在才會造成。

好的，這個結果很有趣，但它跟人類有多大的關係呢？況且，大部分人也不太會在大半夜的時候，爬起床吃東西。嗯，不過還真有少數人確實會在大半夜的爬起來吃東西。最極端的例子就是患有夜食症候群（night eating syndrome）的病人，這些病人的絕大多數熱量都是在夜間攝入，就連睡覺期間他們也會爬起來覓食。在臨床上，這些病人的體重往往也比一般人重。話雖如此，但就算我們沒有半夜爬起來吃東西，也有可能干擾到晝夜節律的正常運作，對健康帶來負面的影響。別忘了，大多數生活在富裕國家的人，早就因為夜裡的人工光線、睡眠期間不夠昏暗的臥室、白天缺乏日照、時差和（或）輪班制工作等因素，深受晝夜節律紊亂之苦。由此可見，如果我們可以多花一點心思，讓體內眾多生理時鐘和諧並進，必能更不費力地保有窈窕和健康的身形。

# 注釋

1 這種「交叉設計」（crossover design）的研究手法，能有效降低實驗結果的變異性，因為可以比較每位受試者對兩種情況的反應。

2 即「睡眠多項生理檢查」（polysomnography）。

3 其實有一小部分的患者會出現嚴重的失眠，他們腦部受損的區域跟昏睡者很相近，但顯然是不同的區塊，是位在腹外側視前區。

4 嗜睡性腦炎主要會扼殺生成多巴胺的細胞，而就如我們稍早所見，多巴胺在激活行為方面扮演非常重要的角色（沒有它，我們就會呈現昏昏欲睡、毫無生氣的模樣）。

5 值得一提的是，有些研究的結果顯示，睡眠時間長的人（超過 9 小時），其體重增長幅度也容易比較高。甚至還有某些研究鐵口直斷的表示，所有人一天只能睡上 7 到 8 小時，但這樣的睡眠時間可能根本不足以讓某些人得到充分的休息。然而，許多人（包括我自己在內）都對這種「睡 9 小時以上，導致體重上升」的理論抱持著懷疑的態度。由於憂鬱症和部分藥物治療皆會令人睡得比較久和容易發胖，所以或許只有在這種情況下，這個理論才會成立。

6 感謝迪安娜・阿布勒所提出的交響樂團這個比喻。

7 下視丘的下旁室區（subparaventricular zone）和下視丘背中核（dorsomedial hypothalamus）對此特別重要。

8 齧齒類動物的晝夜週期恰好與人類相反；也就是說，牠們是晝伏夜出的夜行性動物。雖然齧齒類動物的視交叉上核跟我們一樣也會感光，但它對下游其他生理時鐘產生的影響卻與人類相反。

9 這項結果意味著，晝夜節律不同步組的體重會如此快速增長，有可能是跟牠們的熱量消耗量減少有關。

# Chapter 9

# 飛馳的現代生活步調

為什麼在壓力之下，有些人會過量飲食，有些人卻不會？長期無法掌控的壓力和高獎勵性食物，是造成過量飲食的絕佳拍檔。

　　珍停好車，甩上車門，匆匆朝她的辦公大樓走去；路途中，她還因為要查看腕錶顯示的時間，差點被人行道上的一道裂縫絆倒。剛剛她在車陣中塞了四十五分鐘，現在她就快要耽擱到和老闆約定的會議時間。從辦公室通道大步走向老闆辦公室時，她同時快速檢閱了一下等等要報告的重點。珍喜歡她的老闆，也喜歡她的工作，但今天是她的年度績效評估，所以她非常緊張。不出她所料，她在最後一刻準時抵達了老闆辦公室，並展開報告。整體來說，老闆對她的評價都很不錯，只有訓誡她最近對客戶犯的一個粗心之過。目前為止，她的飯碗算是保住了。雖然此時壓力讓珍表現出最好的狀態，但在其他時候，壓力卻會破壞她的表現，減損她的生活品質，並使她吃進過量的不健康食物。

　　在現代社會中，心理壓力幾乎無所不在。職場、經濟、房產、養兒育女、慢性健康問題、社交孤立，以及許多其他的生活壓力，都會為很多人帶來極大的負面影響。自 2007 年，美國心理學會（American Psychological Association）就展開了全國性的調查，從多個面向追蹤了壓力對人的整體影響，並將其成果發表在該協會每年發行一次的《美國壓力》（Stress in America）報告上。這些報告顯示，有四分之三的美國人經常因為壓力，承受了生理和心理上的負面影響，例如頭痛、疲倦、腸胃不適、失眠和易怒等。

我們是否無法適應現代生活的壓力，因為我們祖先過去的生活環境比今天還要安定許多？雖然這是解釋現代人比祖先蒙受更多慢性壓力的好理由，但是這番理論並沒有什麼令人信服的證據。在我看來，我認為今日非工業化文化要承擔的憂慮並不比我們少，因為他們還要因嬰兒的高死亡率、致命的傳染疾病、意外、兇殺、饑荒、巫術，甚至是時不時發生的掠奪而煩惱。[1] 或許我們會感受到如此大的壓力，是因為喪失了前人應對這些壓力源的傳統謀略，像是人與人之間的緊密連結，以及每日的體能活動。無論如何，姑且不論我們面對的壓力是否真有比祖先大，但對現代人而言，壓力確實是讓很多人苦不堪言的一股強大力量。

有鑑於壓力會對許多大腦系統造成深遠的影響，因此，壓力能對飲食行為造成影響，也就不足為奇了。然而，比較出人意料的是，壓力竟然還會讓人「失去」胃口、減少食物攝取量和變瘦。在眾多的壓力源當中，這種情況確實有可能發生，尤其是生理性的壓力（例如流感），或是類似車禍等事件所產生的巨大急性心理性壓力。2007 年的《美國壓力》報告詳細的說明了這整個反應的複雜性，裡頭還囊括了美國人面對壓力時，會做何反應的數據。其中壓力最常影響他們的部分就是飲食行為，有高達79％受訪者表示，他們會因壓力出現飲食行為上的變化。但，受訪者出現的飲食行為變化非常對立。有43％的受訪者表示他們會因壓力過量飲食，但有36％的受訪者卻說他們會因此食不下嚥，而且這個結果已經過其他實驗的反覆驗證。照這個情況看來，壓力有可能使人過量飲食，也可能令人食欲不振，一切端看每個人的特性和經歷的壓力類型決定。

依我之見，這是個非常重大的發現，值得我們更深入探討。如果說面對壓力時，我們所有人都會出現過量飲食的狀況，只是過量程度不一，那倒還合理。可是，我們看到的卻是，壓力導致人體的飲食行為發生兩種截然不同的反應，這一點就讓人覺得有些古怪。想要解開這道令人費解的現象，我們就必須從神經科學和心理學的角度去探討壓力對人體的影響機制。

## 從無所畏懼的猴子看壓力反應

何謂壓力？廣義來說，它是大腦在面臨挑戰時，所產生的一連串心理和行為反應。[2] 這些反應可以降低那些威脅狀況所造成的損失，並讓我們在高風險的情況下表現出最好的狀態。對許多動物而言，壓力是一種生活的方式。從躲避掠食者、在匱乏的環境中覓食，到與同伴競爭交配機會，能在自然環境中針對這些狀況做出快速、有效的壓力反應，對動物的生存和繁衍來說，是非常重要的能力。正因為如此，我們大腦裡才會有許多系統與壓力反應有緊密的連結。

　　但是壓力可不是通通一樣。舉例來說，萬一你遭逢車禍，並大量失血，它對人體所造成的壓力，可就不同於你與老闆開會時，有可能在會議結束後被資遣的壓力。第一個例子的壓力是身體受傷所造成的，但第二種壓力，卻是因為抽象的概念所引發。這個抽象的概念就是你對工作可能不保的不確定感，以及這可能對你未來生活造成的所有影響，例如你將繳不出貸款或房租、必須向你的伴侶說明情況，以及必須另謀新職等。這屬於「心理性」壓力，這類型的壓力也是今日生活在富裕國家的我們，最常經歷到的。其中更有數種心理性壓力特別容易引發我們過量飲食的行為。

　　雖說不同類型的壓力會引發不同的大腦反應，但基本上，它們所影響的大腦迴路大同小異，所以我把涵蓋了這些迴路的區塊通稱為「威脅反應系統」（threat response system）。這個威脅反應系統會活化體內很多的生理機制，讓它們共同協助你遠離危險和度過挑戰。

　　1939 年，德裔美國籍的心理學家海因里希・克魯爾（Heinrich Klüver）和美國神經外科醫師保羅・布西（Paul Bucy），首度揭開了威脅反應系統核心大腦迴路的神祕面紗。為了探討迷幻藥三甲氧苯乙胺（mescaline）對生物體的部分影響，克魯爾取得了一批恆河猴，並請布西將牠們大腦裡的特定部位移除，這些部位包括：顳葉皮質、海馬迴（hippocampus）和杏仁核（amygdala）。布魯爾把這些動過手術的動物叫做「雙側顳葉猴」（bilateral temporal monkey）。雖然這個手術並沒有讓猴子對三甲氧苯乙胺的反應產生太大的變化，但它卻讓這些猴子的行為產生了明顯的轉變。這當中與我們最相關的轉變就是，這個手術讓牠們變得無所畏懼。以下是克魯爾和布西的說法：

「野生」恆河猴在房裡被鬆綁的時候，做出的第一個反應通常是立刻逃離研究人員。牠會試圖藏身在天花板附近，或是任何可以隱匿牠的安全角落；如果無處可躲，牠就會靜默無聲的蹲伏在一處，保持在近乎不動的狀態，或是突然衝往另一個看起來比較安全的地方。而且一般來說，這類行為往往伴隨著其他強烈的情緒反應。然而，在雙側顳葉猴上，我們完全沒有看見這類的反應。鬆綁這些雙側顳葉猴後，牠們不僅沒有想要躲藏，還會把玩、檢視身邊的每一件物品，就連面對研究人員、陌生人或其他動物，牠們也會主動靠近、互動。大致上，有好幾個月的時間，牠們喪失了表達情緒的能力（例如表現出不同的鳴叫聲和表情），有些猴子還會徹底喪失害怕和生氣的能力。

這些猴子也無法對具威脅性的社交狀態做出正常的畏懼反應，這使得牠們常與其他體型更大、更具威權的猴子起衝突，身上嚴重掛彩也成了牠們的家常便飯。這一系列奇怪的行為表現被稱為「克魯爾—布西症候群」（Klüver- Bucy syndrome）。之後的研究發現，想要重現克魯爾—布西症候群的無懼特徵，其實只要破壞杏仁核和其鄰近的腦組織即可達成。

在克魯爾和布西發表這項開創性研究後的七十五年間，研究學者終於陸陸續續解開這組在威脅反應系統裡扮演要角的複雜大腦網絡。這些網絡分布的範圍很廣,從人腦演化史中歷史最悠久的腦幹、到相對年輕的額葉皮質,都可見到參與威脅反應系統的構造;這樣的分布狀況也凸顯了其存在對我們祖先生存的關鍵重要性。

這組大腦網絡的核心構造是杏仁核,它的大小和形狀就跟大顆的杏仁差不多(請見圖44)。[3](杏仁核和其鄰近的大腦區塊常被通稱為「泛杏仁核」〔extended amygdala〕,所以除非我有特別說明,否則當我說到「杏仁核」的時候,我所指的都是整個泛杏仁核區域。)

這幾十年來的動物實驗和人體研究指出,杏仁核是威脅反應系統的核心角色,不論是面對外在或心理的威脅(包括我們平常稱為「壓力」的日常心理性壓力源)做出的反應都由它負責。概括來說,杏仁核在威脅反應系統裡的角色功能大致如下:

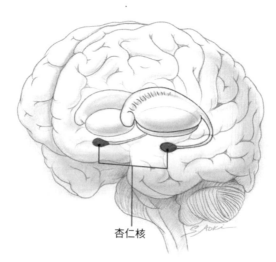

杏仁核

**圖44　杏仁核**

杏仁核與許多不同的大腦區塊都有合作（包括有意識和無意識的區塊），這些區塊會不時為我們審查是否有具威脅性的徵兆出現。有些區塊是負責處理具體的感官資訊，例如快速朝你靠近的物體、外觀像蜘蛛的事物或是巨大的聲響等；有些區塊則是負責處理抽象的概念，例如被解雇、負債或與親友爭吵等。一旦杏仁核偵測到有威脅出現，它就會連絡其他腦區，活化一系列的相關威脅反應，藉以降低該情境可能造成的損失。威脅反應系統會引發的相關反應，已綱要式的羅列在圖45。

　　杏仁核之所以會增加你的清醒程度，是因為它會活化大腦中許多與調控睡眠／清醒週期有關的區塊（請見圖41）。此舉將使你的大腦沉浸在大量的多巴胺、血清素、正腎上腺素和其他能令你集中心智的化學物質中，好讓你能順利解決眼前的難題。這就是為什麼你在壓力重重時，難以入睡的原因。

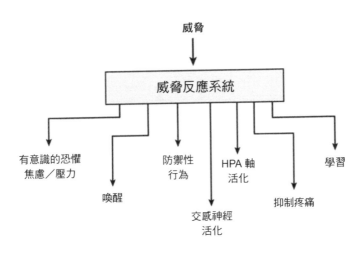

**圖45　威脅反應系統的功能**

依照威脅的不同，杏仁核或許會發送信號到你的腦幹，讓腦幹活化快速防禦性反射，例如驚嚇、定格、保護你的頭部，或是閉上眼睛等。這些信號也使我們本能地產生恐懼或焦慮的臉部表情——這是全人類的共通語言。

在此同時，杏仁核會發送信號活化你的交感神經系統。交感神經系統是一組遍布全身的神經網絡，負責「戰鬥或逃跑反應」（fight-or-flight response）（請見圖 46）。交感神經活化後，你的脈搏和呼吸速率會加快，血壓上升，手心也會開始冒汗；你消

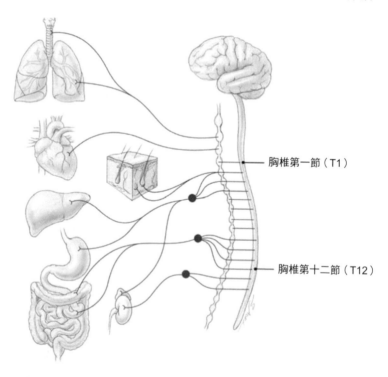

胸椎第一節（T1）

胸椎第十二節（T12）

圖 46　交感神經系統，這個簡圖的重點放在交感神經系統的威脅反應路徑

化系統運作的速度會放慢，在極端的情況下，你的膀胱和直腸甚至會想要排出裡頭的東西；你肌肉的血流量會增加，血液中的血糖和血脂含量會開始攀升，好讓你的肌肉有更多的能量來戰鬥或逃跑。你的交感神經準備的這一切，都是為了讓你能全力面對即將展開的激烈活動。但即使你面對的是心理性的威脅，根本不需要面臨任何的體能挑戰，你的交感神經也可能會替你做出相同的準備。也就是說，即便你要對抗的威脅其實是眼前的 Excel 報表，但你的身體卻可能以為你要跟灰熊搏鬥。

同時，杏仁核還會活化威脅反應系統中的「下視丘—腦下垂體—腎上腺軸」（hypothalamic-pituitary-adrenal axis, HPA axis），在我們面對威脅時，HPA 軸占有非常重要的一席之地。首先，杏仁核會對下視丘發送信號，要它釋放一種叫做「促腎上腺皮質釋放因子」（corticotropin-releasing factor, CRF）的化學物質。[4]最終，促腎上腺皮質釋放因子和其他幾種相關分子，就會成為整個威脅反應中最關鍵的角色。[5]

釋放促腎上腺皮質釋放因子是 HPA 軸一連串信號的第一步，它會刺激腎上腺生成壓力激素皮質醇（請見圖 47）。皮質醇的某些作用跟交感神經系統很像，例如增加血糖和血脂，但影響較為緩慢、長久；這些作用可以支應你長期對抗壓力源，所需要的高代謝狀態。皮質醇的其他作用還包括了抑制免疫系統，以及我們很快就會看到的，增加食物攝取量。由於皮質醇的動能相當緩慢，所以在面對慢性壓力時，這是我們做出長期反應的關鍵因素。

杏仁核也會製造促腎上腺皮質釋放因子，它是增加你清醒程度、焦慮舉止，以及交感神經活化程度的重要條件。促腎上腺皮

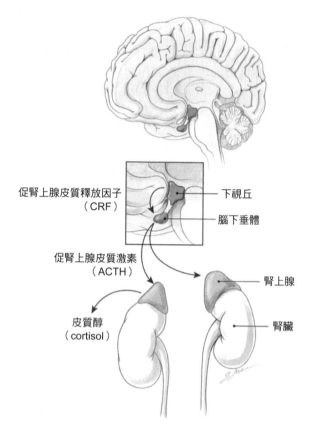

圖 47　下視丘—腦下垂體—腎上腺軸（HPA 軸）

下視丘生成促腎上腺皮質釋放因子（CRF），CRF 會刺激腦下垂體分泌促腎上腺皮質
激素（ACTH），ACTH 則會刺激腎上腺分泌壓力激素皮質醇。

質釋放因子刺激大腦後，也會全面影響人體的行為表現，從一般
的日常舉止（如飲食和社交），到面對威脅產生的行為反應（如
逃跑或是思考該如何處理危機）等。研究發現，在眾多選項生成
者想要獲得基底核青睞之際，促腎上腺皮質釋放因子似乎能降低

其他與威脅不相干的競標聲聲量，並強化與威脅有關的競標聲聲量，藉此使基底核優先選擇後者。促腎上腺皮質釋放因子就是一個如此強大的壓力傳訊者，所以許多藥廠都投入了大量的資金，想要阻斷它在人體的作用力。[6]

大腦的威脅反應系統產生的最後一項功能是學習。正所謂「不經一事，不長一智」，一旦你安然度過了具威脅性的處境，你的杏仁核就會知道未來該如何更有效地辨認出類似的處境，並做出適當的反應。透過練習，大腦的威脅反應系統就會成為你越來越稱職的保鑣。不過，即使大腦是基於保護我們的安全，演化出了這套威脅反應系統——它確實多半達到了這個目的——但有的時候，它卻似乎會反其道而行，導致我們做出一些有害健康的事情，例如過量飲食。

## 恆河猴的日常奮鬥：壓力飲食揭祕

在喬治亞州亞特蘭大市的耶基斯國家靈長類研究中心（Yerkes National Primate Research Center），神經科學家馬克‧威爾森（Mark Wilson）觀察著五隻暗褐色的雌性恆河猴，牠們全共處在同一個圍場內。在圍場的一邊，有兩隻猴子平和地坐在一起，相互梳理著對方的毛髮。另一邊，一隻猴子突然朝另一隻猴子的腦袋甩了一巴掌，沒多久，牠又把被打的猴子逼進了角落；在牠不友善的態度減緩之前，那隻被逼進牆角的猴子都一直瑟縮發抖。至於第五隻猴子，牠的目光被一座奇妙的裝置吸引；牠緩步走向那座餵食站，把手伸進了一台看起來很複雜的機器中央，從裡頭的試管裡拉出了一粒飼料，然後放到口中吃下。然而這隻猴子不知道的是，牠的手腕上植入了一個微小的電子晶片，當牠每次把手伸到試管裡拿取飼料，餵食站就會讀取到牠的晶片，並藉此精準地記錄下每一隻猴子的食物攝取量。這些數據能幫助威爾森和他的團隊了解，在什麼原因和時機下，壓力會導致我們過量飲食。

　　恆河猴如何告訴我們關於壓力飲食的幕後祕辛？就跟許多動物一樣，恆河猴之間會自然而然的形成「社會階級」，而優勢的猴子就會藉由騷擾，以及不時毆打或啃咬地位低下者，來鞏固自己的社會地位。這表示威爾森的團隊不需要特別替這些猴子創造什麼壓力源，因為牠們的日常本身就存在著許多壓力。「牠們最主要的壓力源，就是每天都會被不斷騷擾。」威爾森解釋。在一個社會階級狀態穩定的猴子社會裡，優勢猴子做出的大部分騷擾舉止都屬於威爾森所說的「非接觸式侵略行為」（noncontact aggression）——也就是說，這些猴子會威嚇和追逐其他猴子，但不會真的跟牠們有肢體上的接觸。這種騷擾對其他猴子所造成的壓力狀態，就跟絕大多數人類所面對的慢性心理壓力非常相近；這類壓力通常是源自於可能受傷害的威脅（例如，害怕被解雇），而非傷害本身（例如，真的被解雇）。換句話說，即便這樣的壓力並不會造成任何實質的創傷，卻令人不快。更重要的是，這樣的壓力難以掌控。

　　「難以掌控」是模擬人類心理壓力最重要的一項關鍵因素。在現代社會中，我們常常會遭遇到一些無法輕易掌控的壓力事件，像是交通、霸凌、嘮叨、疾病、債務和約定期限將至等。[7]

心理學和神經科學的研究表示，相較於我們認為自己可以掌握的壓力源，難以掌控的壓力源對威脅反應系統會造成比較強烈的影響，對我們的健康和心理狀態也帶來比較大的傷害。

這些難以控制、通常來自社交方面的壓力源，如何影響食物攝取量？根據實驗結果來看，這一切顯然完全取決於可獲取的食物種類上。當威爾森的團隊餵食這些猴子健康、非精製的高纖飼料，受到打壓的猴子傾向吃比較少，體重也會下降，但優勢猴子則保持相同的體重。然而，當研究人員同時給予這些猴子一般飼料和具極高獎勵性的高脂、高糖飲食，這些猴子的飲食行為就會產生劇烈的變化。首先，在大家意料之中的是，無論是優勢或是受打壓的猴子，牠們都偏好高獎勵性的飲食，並對健康的飲食興致缺缺。不過令人意外的是，優勢猴子的食物攝取量依舊跟先前相同，但反觀受打壓猴子的每日食物攝取量，則會變成先前的「兩倍」。由此可知，若是在只有健康飲食的條件下，壓力會使猴子少吃；但若可以在健康食物和垃圾食物之間自由選擇的條件下，壓力則會使牠們瘋狂大吃。

根據這項發現，威爾森團隊又做了後續的研究。他們阻斷了這些猴子大腦裡與促腎上腺皮質釋放因子有關的作用機制，這是威脅反應系統中的一大要素；他們發現阻斷這方面的機制後，受打壓的猴子就停止了過量飲食的舉動。這樣的結果證實了，這些承受壓力的猴子，或是我們，之所以出現過量飲食的行為，都是因為這些壓力源活化了大腦中的威脅反應系統，所造成的直接性後果。[8]

威爾森的研究顯示，長期無法掌控的壓力和高獎勵性食物，是造成過量飲食的絕佳拍檔。[9]這一項特異性或許可以充分解釋，為什麼在壓力之下，有些人會過量飲食，有些人卻不會的原因。每一個人面對的壓力源和食物環境組合一定有所不同，而這當中就只有上述的絕佳拍檔特別容易導致我們過量飲食。

　　這可能也解釋了生活在傳統文化的居民，即便跟我們一樣承受了不少慢性壓力，卻不太會過量飲食和發胖的原因。就算傳統文化的居民要面對的壓力很多，但他們的飲食大多非常簡單、比較未經精製，且獎勵性也比較低；他們的狀態就跟威爾森實驗中那些沒有過量飲食的猴子很像，因為那些承受壓力的猴子也只能吃健康、未精製的食物。相反的，我們的狀態則跟實驗中那些過量飲食的猴子很像，因為我們生活在一個充滿高獎勵性食物的環境之中。

　　為什麼長期無法掌控的壓力會促使我們過量飲食，又為什麼這個情況似乎只發生在我們身邊有高獎勵性食物的時候？為了告訴你這些問題的解答，我們必須重新把討論的重點放到無法掌控的壓力上，看看它對內分泌系統的影響。

## 飢餓激素

　　1910 年，神經外科醫師哈維・庫欣（Harvey Cushing）診察了一位 23 歲名叫米妮・G（Minnie G.）的患者，這位患者深受奇怪的疾病所苦。米妮・G 已經停經了，毛髮生長旺盛，且對我們來說最重要的是，她有嚴重的腹部肥胖。由於她還同時有腦壓增加的狀況（腦水腫，hydrocephalus），所以庫欣懷疑她的病症是腦下垂體的腫瘤所造成，因為這也會擾亂她體內激素的運作。在診察過更多類似症狀的患者後，庫欣更確信腦下垂體的腫瘤是這種病症的常見肇因。這些腫瘤增加了分泌促腎上腺皮質激素的腺體體積，而促腎上腺皮質激素是 HPA 軸中很重要的一部分，HPA 軸則是威脅反應系統的其中一環（請見圖 47）。於是，過量的促腎上腺皮質激素會告訴腎上腺分泌大量的壓力激素皮質醇，最終導致我們在米妮·G 身上看到的庫欣氏症（Cushing's disease）。不過其實更普遍來講，我們把因皮質醇過量，產生上述跡象和症狀的人叫做「庫欣氏症候群」（Cushing's syndrome），但我們並不清楚造成這種疾病的具體原因。庫欣無法對米妮·G進行屍檢，所以我們永遠不會知道她的腦下垂體到底有沒有長一顆腫瘤，但今天，我們確實知道體內莫名分泌大量皮質醇的人，絕大多數都是因為這類的腫瘤所致。

雖然我們並不清楚造成庫欣氏症候群的具體原因，但我們還是可以從某個造成庫欣氏症候群的因素，來了解皮質醇和過量飲食之間的關聯性，這項因素就是「藥物治療」。醫師常常會開立與皮質醇功能類似的藥物（例如強體松〔prednisone〕），因為這類藥物能有效抑制免疫系統。對受到嚴重免疫相關問題折磨的病人來說，這項藥物特性對病情非常有幫助，例如類風溼性關節炎或器官移植排斥的患者。只不過，若大量服用這類藥物，這些藥物就會導致用藥者出現跟庫欣氏症候群患者一樣的腹部肥胖。

1987 年，艾瑞克·拉福森和他的團隊就打算好好來探討這一切是怎麼回事。他們召募了 20 位年輕的男性，隨機分為兩組，分別給他們服用甲基培尼皮質醇（methylprednisolone，一種類似皮質醇的藥物）和安慰劑，並仔細監控兩組成員的食物攝取量。在歷時四天的實驗中，拉福森的團隊發現，甲基培尼皮質醇組的每天熱量攝取量比安慰劑組多了 1,687 大卡。這明確地顯示出，當威脅反應系統中的皮質醇來到一個異常強烈的濃度，就會導致個體過量飲食。拉福森的團隊做出了這樣的結論：

　　我們的數據指出，（類皮質醇藥物）在治療劑量所引發的肥胖，大多是增加能量攝取量所造成；而這個後果或許是跟其（類皮質醇藥物）會直接或間接影響（大腦裡）調節食欲的能力有關。

　　想要明白皮質醇為何會對食物攝取量和體脂肪含量造成這麼深遠的影響，我們需要重新看到大腦裡負責調節體脂肪含量和食欲的系統，即「脂肪恆定系統」。誠如我們先前所討論的，瘦體素會告訴下視丘，身體帶有多少的體脂肪，而下視丘則會利用這個訊息，向其他部位發送信號，調節個體的整體食物攝取量和能量消耗量。所以一旦下視丘對瘦體素的信號產生阻抗，體脂肪含量就會增加。

　　有了這個概念後，我們就可以清楚說明，為什麼過量飲食和肥胖是庫欣氏症候群主要出現的症狀了，因為：皮質醇和相關的化合物，會導致下視丘出現瘦體素阻抗的狀況。1997 年，由凱特琳娜・札卡路斯卡（Katerina Zakrzewska）領軍的瑞士研究團隊，確定了一件事，那就是：當大鼠的循環系統中不再有皮質醇的存在，牠們對瘦體素的反應就會變得極為敏感，而且牠們也會呈現精瘦的體態（嚴格來說，這些囓齒類動物研究操控的標的物是皮質酮〔corticosterone〕，它的功能就相當於人類的皮質醇）。反之，隨著大鼠體內的皮質醇濃度越來越高，牠們對瘦體素的敏感度也會越來越低，體型也會越來越胖。其他研究團隊的成果則顯示，類皮質醇物質會干擾瘦體素，使它無法順利活化位在下視丘內的信號傳遞路徑，同時，皮質醇也會增加促飢餓感物質神經胜肽 Y 的含量。[10] 綜觀來看，這方面的研究成果顯示，在威脅反應系統中扮演關鍵角色的皮質醇，確實會干擾在脂肪恆定系統中具有重要地位的瘦體素，讓大腦無意識的調高體脂肪含量和食物攝取量的設定值，使個體容易呈現過量飲食和發胖的狀態。

　　雖然這是一個值得注意的發現，但我們還是很難把皮質醇「可能會」導致瘦體素阻抗、過量飲食和腹部脂肪累積的極端例子，直接說成它「確實會」導致每天生活在壓力中的人出現這些狀況。要證實後者的狀態難度非常高，至今學界仍未在這方面找到確鑿的證據。話雖如此，但目前學界還是有不少支持這方面假設的證據。

　　有幾個大型的人體研究都已經顯示，承受較高壓力者，其體脂肪增長的幅度會比承受較低壓力者大；而且在壓力情況下增加的脂肪，大多集中在腹部區塊，跟輕度的庫欣氏症候群患者症狀類似（他們的代謝也出現跟庫欣氏症候群患者相似的變化）。加州大學舊金山分校的精神病學教授伊麗莎‧艾波（Elissa Epel）認為，這個現象或許比我們認知中的還要普遍。「它真的是很常見，只是它總是非常默默地影響我們，所以我們才常常沒注意到它的存在。」艾波解釋，因為即便這些人會因壓力出現腹部脂肪堆積的狀況，但就整體來看，他們的身形還是會顯得相當精瘦。

另外，這些人也比較容易有健康上的問題，因為脂肪堆積在腹腔（消化器官所在之處）對健康的危害性，比皮下脂肪高出許多，但是他們卻可能很難察覺到自己的危險處境，因為從身體質量指數來看（醫師常用來診斷肥胖的指標），他們根本不算是胖子。況且，從研究來看，不論你的身形是屬於哪一種狀態，慢性壓力似乎都會改變你體內的脂肪分布狀況，讓你的脂肪往腹腔囤積，此舉往往會連帶破壞你的代謝。

艾波的團隊發現，在實驗室的條件下，有些人會因實驗中的壓力源分泌大量的皮質醇，然而有些人卻不會。分泌較多皮質醇的人，在面臨壓力時會吃比較多的食物，至於分泌較少皮質醇的人則不會。概括來看，這描繪出了一幅相當明確的畫面，道出了日常壓力之所以會造成過量飲食和腹部脂肪堆積，或許與皮質醇有很大的關係。再者，這項結果也有助說明，為什麼只有某些人會因為壓力而過量飲食的原因。

事實證明，無法控制的壓力——像是整天被四隻恆河猴或你的老闆找麻煩——特別容易引發皮質醇升高所造成的劇烈反應。相對的，如果你在面對挑戰時，覺得自己有希望決定自身的命運，對你來說，這個情況就比較不具有威脅性，皮質醇反應自然也會相對應地變小。從這兩者間的差異就可看出，為什麼學者把無法控制的壓力，視為最容易導致過量飲食和體脂肪增加的部分原因。

此刻讓我們再次把討論的重心聚焦到本章開場的故事上，也就是珍的身上。在她工作前和工作期間，珍的杏仁核都強力地活化著她腦中負責抽象概念的區塊，讓她思忖著塞車、上班遲到以及績效評估等事件，可能對她造成的後果。隨著杏仁核刺激了她的交感神經系統和 HPA 軸，她的心跳加速、血糖和血脂升高、掌心開始冒汗，整個人的警覺性也變得更高。不過，珍並未察覺到這一切，渾然不知自己在面臨壓力時，多半會分泌大量的皮質醇——特別是在她覺得自己無法全權掌控壓力源的時候。比方說，在去上班的路上，她遇到的那場大塞車，當下她什麼也不能做，只能乖乖等待交通紓解；走往老闆辦公室的路上，她心裡完全不曉得等等老闆可能說些什麼，但當下她同樣也無法採取什麼行動，改變接下來要發生的狀況。儘管最終她還是準時打卡上班，並圓滿通過了績效評估的關卡，但此時她體內的皮質醇含量早已大幅飆升。這些皮質醇會行經她的大腦，使她的下視丘變得比較不容易對可抑制食欲的瘦體素產生反應。於是當天用餐的時候，她注意到自己的胃口好像變得很大；而每次發生這種情況時，珍都會因此變胖一些，尤其是腹部的部分。

然而，還有另一個更常見的原因，使得有些人面對壓力時，特別容易過量飲食，而且現在的研究成果也漸漸認為，它對過量飲食的影響力恐怕不容小覷，這個原因就是：只會讓我們心情變好，除此之外可說是一無是處的垃圾食物。

## 大吃一頓！療癒性食物的紓壓原理

「我初次投入 HPA 軸研究時，大家根本不曉得它是什麼鬼東西。」加州大學舊金山分校的生理學榮譽教授瑪莉·多爾曼（Mary Dallman）回憶道。1960 年代，多爾曼開始積極投入生理學研究，那個時候學界對 HPA 軸生理學的了解還非常表淺，同時這個領域也尚未出過任何女性科學家。剛開始她是在哈佛擔任研究技術員，最後才在加州大學舊金山分校成為第一位女性研究員。她後續在學界所做的研究成果，更是引領世人了解 HPA 軸調控機制的重要資訊——尤其是它如何關閉自己的作用這一塊。[11]

不過近年來，多爾曼的研究觸角已經從 HPA 軸的基礎生理學，擴及到它對人體健康的影響。正如學界經常出現的狀況，多爾曼說，「我的每一項發現幾乎都是源於偶然間的觀察。」其中一項，就是拜她的丈夫彼得·多爾曼（Peter Dallman）之賜。彼得·多爾曼剛好是一名小兒血液學醫師，專門診治患有血液疾病的孩童。他在醫治病童的時候，常常必須使用到地塞米松（dexamethasone）這款類皮質醇藥物，因為這款藥物抑制免疫的功效能讓特定血液疾病的孩子受惠。瑪莉·多爾曼回想，「他說，你給這些孩子服用地塞米松會看見的第一件事，就是他們會開始瘋狂的吃東西——這時候你就知道藥效發揮作用了。」就是這個契機，讓她開始用囓齒類動物研究皮質醇和其相關化合物，對熱量攝取量的影響。

雖然當時早已有許多探討熱量攝取量的研究，但多爾曼知道，從這個角度切入，一定可以發掘更多未知的知識。那時候人體研究已經顯示，壓力不只會改變我們飲食的「總量」，也會顯著改變我們飲食的「種類」。雖然研究發現處於壓力狀態下，你的熱量攝取量會根據所處的環境增加或下降，但大多數的人都傾向食用高熱量的「療癒性食物」，例如巧克力、冰淇淋、馬卡龍、焗烤通心麵、洋芋片和披薩等。多爾曼懷疑，做出這些舉動的人，可能是出於本能地想要透過食物來紓緩他們的壓力，減緩威脅反應系統活化的程度。

　　為了證明這個假說，多爾曼的團隊在囓齒類動物身上展開了一項叫做「束縛壓力」（restraint stress）的實驗。在「束縛壓力」的研究模式中，研究人員會將囓齒類動物放到一個密閉的小空間裡一小段時間，藉此活化牠們的威脅反應系統。接著，研究人員檢測牠們交感神經系統和 HPA 軸活化的程度，以及牠們表現出的防禦性行為（如定格和躲藏等），來判斷威脅反應系統的活化程度。

　　為了研究美味的食物是否能減緩壓力反應系統的活化程度，多爾曼的團隊在為期 10 天的實驗中，給其中一組大鼠天天自由取用糖水，另一組大鼠則只能飲用白開水。10 天過去，研究人員又把這兩組老鼠都放入了「束縛壓力」的裝置中一段時間，然後再檢測這個裝置對其 HPA 軸的活化程度。結果就如多爾曼的療癒性食物假說所料，喝糖水組的壓力反應確實比白開水組的小。也就是說，糖分似乎能讓牠們在面對壓力時，比較不感到那麼壓迫。[12] 不過，可不只有糖分有這種減壓效果；多爾曼和其他研究團隊，後來又陸續發現，給予大鼠高脂食物也可以達到相同的效果。

　　因此，確切來說，可以減緩壓力反應的「療癒性食物」究竟是什麼東西？它能減壓是因為糖、油脂，和（或）熱量的代謝反應影響了身體對壓力的反應，或是出於這類食物本身的食物獎勵作用？辛辛納提大學的神經科學研究學者伊馮娜・歐力克─賴（Yvonne Ulrich- Lai）要解答的就是這道問題。她和她的團隊間歇性的提供各組大鼠不同的飲水，分別是少量的糖水、含零熱量甜味劑糖精的甜味水，或白開水。然後一樣在牠們經歷了「束縛壓力」的考驗後，檢測其 HPA 軸活性。她假設糖之所以能減壓，是因為它的代謝影響了身體對壓力的反應，而非因為它對大腦的獎勵作用，因此在這個前提下，糖精應該不能發揮減壓的效果。「這項研究的結果完全與我的假說相反，糖精的效果就跟糖一樣好。」歐力克－賴說，後續的實驗也證實，「甜味」本身才是減壓的關鍵。

2010 年，她的團隊又更進一步探討這個主題，想要了解除了飲食之外的獎勵性行為，是否也能減緩壓力反應。為此，他們打算用「性」來試試看，因為這是唯一一項可以與美味食物相匹敵的天然獎勵。歐力克－賴的團隊讓一組公大鼠天天都能和母鼠行房，另一組公鼠則只能看到和聞到母鼠，無法與牠們有實際的肢體接觸。之後又檢測了牠們在接受「束縛壓力」後產生的壓力反應，結果顯示，性確實有紓壓的效果。事實上，就歐力克－賴的說法，它的紓壓效果甚至還比糖好一點。

一窺這些大鼠的大腦後，歐力克－賴的團隊還證實，天然獎勵或許可以改變杏仁核處理壓力相關資訊的能力，達到減緩壓力的效果。總而言之，歐力克－賴的結果指出了，獎勵性的行為會直接妨礙大腦威脅反應系統的活化程度。雖然這些發現尚需經由人體試驗驗證，但顯然已充分說明了我們面對壓力時，為什麼總想要吃高獎勵性垃圾食物（還有酒精之類的藥物）的原因，因為：它們所帶給我們的獎勵感，能夠減緩壓力反應系統的活化程度，讓我們覺得比較不壓迫。這些發現或許也說明了，為什麼我們只會在充滿高獎勵性食物的環境之下，因壓力出現過量飲食的舉止，因為：淡而無味的食物根本無法引發這樣的紓壓效果。

## 有益身心的紓壓方法

　　歐力克一賴的發現有一個別具價值的實用意義，即：大腦有一套天然的紓壓路徑，而我們可以透過各種日常行為來活化它。「假如我們能夠了解這套（內建的）紓壓路徑的運作方式，那麼我們或許能找到其他的方法活化它，例如行為或是藥物等。」歐力克一賴解釋。為什麼除了療癒性食物，我們還想找到其他活化紓壓路徑的方法？因為太常食用高熱量的療癒性食物，會導致我們發胖，也危害身體健康。因此，如果我們可以從其他的獎勵性行為得到相同的紓壓效果，例如，打電話給朋友、慢跑、園藝或是談情說愛，我們又有什麼理由不去選擇那些更有益身心的紓壓方法呢？

　　讓我們再一次把討論的焦點回到珍的身上。就跟多數人一樣，珍也不喜歡壓力重重的感覺，所以她會想辦法管理自己的壓力感。她知道自己壓力大的時候，吃些好吃的東西，她感覺會好一點。下班回家的路上，她先去超市採買了接下來幾天要煮的菜。她除了把預計採買的食物放入推車外（大多數是有益健康的食物），還抓了一盒巧克力豆餅乾。然後她就在又餓又渴望療癒性食物的狀態下，吃掉了遠超乎她熱量需求的三分之一盒餅乾。於是她決定，下一次她又覺得被壓力壓得喘不過氣的時候，要轉為用散步或是泡澡的方式紓壓。

## 注釋

1 大致上，我所列出的這些事情，在非工業化社會發生的機率，都比美國這類的現代化富裕國家高。巫術和其他超自然的威脅，可能稱不上是個理性的憂懼因素，但是它們仍然會在傳統文化間引發許多焦慮。
2 當然也有許多不歸大腦處理的壓力形式，例如發生在我們細胞裡的多種細胞壓力，但這部分已經超出了本書所探討的範圍，故不再贅述。
3 它的英文名字 amygdala 是源自古希臘語的 almond。
4 明確來說，是下視丘的下旁室神經核（paraventricular hypothalamic nucleus）。
5 這些相關分子也包含了尿皮質素（urocortin）。
6 目前已經有這類藥物，例如 Antalarmin，能阻斷 CRF-1 受體的能力。
7 我們當然可以對這些壓力源是否真的無法控制提出異議，但這當中最重要的是，你的大腦對壓力的「看法」。這也就是為什麼面對同樣一件事，有的人老神在在，有人卻忐忑不安的原因。
8 這項結果同時也勾勒出了一幅複雜的概念，因為學界原本都認為促腎上腺皮質釋放因子只會降低食物攝取量，不過照這樣看來，我們對威脅反應系統的運作方式還有許多有待了解的地方。
9 這一點在猴子能自行選擇健康與不健康飲食的時候，最為明顯。
10 具體來說，類皮質醇化合物（葡萄糖皮質素〔glucocorticoid〕）會經由瘦體素的受體抑制 STAT3 這條信號路徑的磷酸化，此舉會讓瘦體素無法在下視丘發揮能量平衡的作用。
11 這是另一個負回饋的例子。皮質醇會對大腦作用，降低 HPA 軸的活性。
12 在這裡我用了「不感到那麼壓迫」的詞彙來形容牠們的狀態，其實有點不嚴謹，因為實際上，我們很難知道這些大鼠的真實感受。

# Chapter 10

# 住在大腦的肥胖駭客

我們在沒什麼意識和主導權的情況下，改變了生理機能和行為舉止的表現，並對生活帶來了極大的衝擊。這些無意識的迴路說明了我們過量飲食的原因，即便我們最想擁有的明明是一副健康、精實的體魄。

　　人腦是一團三磅重的凝膠狀組織。就外觀來看，它跟電腦裡的金屬和塑膠組件一點相似性都沒有，但就功能來看，它們卻擁有相同的基本能力：資訊處理。雖然在運作上有諸多的差異，但是整體而言，人腦和電腦都會收集輸入資訊、處理它們，並利用它們產出有用的輸出信號。我認為，有了這個概念，我們就可以開始好好了解大腦的運作方式。

　　輸入大腦的資訊來自兩個地方：一為體內，一為體外。來自體外的資訊是指，大腦透過我們外在的感覺器官，例如視覺、聽覺、嗅覺、味覺和觸覺，[1] 接收到的外部資訊；來自體內的資訊則是指，大腦透過我們體內的各種感受器，接收到的內部資訊，例如我們的四肢位置、頭部旋轉狀況、核心溫度、腸胃內容物的質和量、膀胱和直腸的鼓脹程度、血中離子和葡萄糖的濃度、體脂肪的總量、消化道不適、感染、組織受損，以及其他數不清的身體變數。

就跟電腦一樣，人腦會處理這些資訊，並利用它們產出有用的輸出信號。不過說到這些輸出信號的影響層面，又可以再一次的分為體內和體外兩個大類；前者我們稱為生理機能（physiology），後者我們則稱為行為舉止（behavior）。所以，你的大腦會收集身體內、外的資訊，並利用它們適當調節體內、外的狀態，好讓你受惠。舉例來說，如果你看到一顆籃球快速地朝你的頭部飛來，情況許可的話，你一定會閃開。在這個例子中，你的大腦收集到了來自視覺系統的資訊，並利用它產生了有用的輸出信號，所以你才會做出閃躲籃球的動作。

再來我要舉一個比較不直覺式反應的例子，可是這個例子更符合本書所討論的主題，那就是：當你減重時，你的大腦會偵測到瘦體素含量下降，並增加進食的動機。在這個例子中，你的大腦會利用來自身體內在的資訊，調控外在的行為表現，而且這一切大多是在你的意識之外進行。這就是我要強調的重點：你的大腦輸出端產生的反應，包括你的食欲和飲食行為，都是由它在輸入端接收到的線索決定。[2] 這些輸入端接收到的線索中，有一部分是經由大腦中有意識的迴路處理，所以我們會非常清楚它們將如何影響自己；然而絕大多數的線索，卻是經由我們大腦中無意識的迴路處理，使我們在沒什麼意識和主導權的情況下，改變了生理機能和行為舉止的表現，並對我們的生活帶來了極大的衝擊。

我一直認為，這些無意識的迴路說明了我們過量飲食的原因，即便我們最想擁有的明明是一副健康、精實的體魄。正如丹尼爾·康納曼在他的著作《快思慢想》裡所說，大腦的思考方式可分為兩個系統。「系統1」負責可快速、輕鬆、憑直覺和無需刻意思考就能處理的資訊，「系統2」則負責需要花一點時間、心力、憑邏輯和刻意思考才能處理的資訊。「系統2」知道我們的選擇會帶來怎樣的長期後果，同時也是大腦理性思考的代表：它會希望你吃適量的營養食物、多做運動、睡眠充足、保持精瘦的身形，並健康地老去。

可惜，「系統1」並不像「系統2」這般理性。它有自己的一套思考方式，而且這套方式還是歷經數百萬年的天擇過程雕鑿而成；它就是用這套幫助我們祖先在遠古時代生存和茁壯的內建本能，操控我們的行為舉止和生理機能。只不過這套思考方式並沒有演化到，足以指引我們如何在充斥著信用卡、情色和成癮性藥物的世界裡生存，或是如何應對生活中唾手可得的高熱量、可口食物。系統1常常與系統2意見相左，但它的說服力遠比系統2大；因此，就算我們知道過量飲食將使自己發胖，並破壞健康，我們往往仍禁不住系統1的操弄而陷入過量飲食。

雖然康納曼並沒有在他的書中討論到組成系統1和系統2的大腦結構，但我們知道，組成系統1的迴路絕對不只一條。事實上，系統1是由一大群各司其職、執行各種任務的迴路所構成。在本書，我已經帶著各位了解了其中的部分迴路，這些迴路都是造成現代人過量飲食的原因，即便我們明明一心想要一副健康、精實的體魄。

## 飢餓大腦的奧妙

　　首先，我們看到的是以基底核為中心的獎勵系統，它教會我們如何獲取具備某些特性的食物 —— 例如油脂、糖、澱粉和鹽——因為大腦會出於本能地看重具備這些特性的食物。獎勵系統收集來自我們外部感覺器官和消化道的相關食物線索，並藉由幫助我們學習，以及激發動機並驅動我們的行為，引導我們趨近這些有價值的食物。這會讓我們特別喜愛某些食物，並養成根深蒂固的飲食習慣。遺憾的是，這套系統是從熱量匱乏的遠古時代演化而來，當時要取得具備這些特性的食物，必須耗費許多精力，所以大腦才會出於本能地要我們把握機會多吃這類食物。時值今日，當代的富裕國家早已隨處可見高熱量、高獎勵性的食物，但我們的大腦卻一如往昔的渴望這類食物，並驅使我們吃進了過量的食物。

　　接著，我們探討了以眼眶額葉皮質和腹內側前額葉皮質為中心的經濟抉擇系統，它會整合行動和選擇可能產生的投資報酬率，讓我們做出「最划算」的決定。這套系統同時涵蓋了有意識和無意識的大腦區塊，因為它會整合大腦裡所有與眼前決定有關的成本和效益。雖然這套系統考量到的部分成本效益是由系統 2 負責（例如，預想吃下這塊糕點可能對你未來的腰圍造成怎樣的影響，或是盤算你是否買得起這塊糕點），但對許多動物而言（包含人類在內），絕大多數是由無意識的大腦區塊負責，而且熱量似乎是它最在乎的重點。換言之，容易取得的熱量，我們就吃越多。另一種說法是，我們覓食的主要考量點就是熱量和便利性。

然而這樣的覓食取向，在這個比任何時候都容易取得高熱量食物的時代，便成了一種累贅。

脂肪恆定系統是我們討論到的第三個系統，它主要位在下視丘，能在我們毫不知情的情況下，透過多項機制調控體脂肪含量，例如影響我們的食欲、對誘人食物線索的反應，以及代謝率等。它主要是由脂肪組織分泌的激素瘦體素調控，不過食物獎勵作用、蛋白質的攝取量、體能活動、壓力和睡眠（以及超出本書範圍的其他因素）等，亦會影響它的運作狀況。脂肪恆定系統的目標只有一個，即「避免你的體脂肪下降」，而且它相當盡忠職守，因為在遠古先祖的那個時代，體重變輕就意味著繁衍後代的機會變少了。我們減重會如此艱辛，又不容易維持，就是拜脂肪恆定系統之賜，同時，它可能也是我們體重會逐年增加的部分原因。脂肪恆定系統還說明了，為什麼肥胖者通常吃的比精瘦者多的可能原因，所以他們才一直難以擺脫肥胖的狀態。就算我們滿心想要「吃得巧，好享瘦」，可是一旦碰上脂肪恆定系統的阻撓，我們的這番心意往往只能屈居下風。

另一個與脂肪恆定系統運作模式相似的系統是飽足系統，在我們吃進足夠的食物後，藉由飽腹感和降低進食欲望，調控我們每餐的食物攝取量。飽足系統主要位在腦幹，依據腸胃道提供的線索（例如，吃了多少體積的食物，還有食物中含有多少蛋白質和纖維素等）來判斷飽足程度。另外，它也會受到獎勵系統的影響，因此我們吃高獎勵性食物（如披薩、薯條和冰淇淋等）時，才比較不容易感受到飽足感。最後一項影響飽足系統運作的重要因素，就是脂肪恆定系統，因為脂肪恆定系統會透過增加和降低飽足感，幫助身體保持在穩定的體脂肪含量。當代的食物之所以如此容易讓人發胖，就是因為它們缺乏飽足系統在調節熱量攝取量時，所需要的食物線索。由於我們大多以飽腹感來判斷自己是否吃進了足夠的熱量，因此若我們吃的盡是些高熱量、低纖維、低蛋白又高度可口的食物，這些每大卡熱量僅能提供少少飽足感的食物。因此，在不知不覺間，我們很容易就這樣吃進極度超量的熱量。

我們每一個人的基因差異，也會左右脂肪恆定系統和飽足系統的表現，而這一點也充分解釋了為什麼同樣身處在現代的飲食環境中，有些人特別容易發胖，有些人卻能保持精實身材。每一個人的大腦都有一套獨一無二的基因藍圖，影響我們對食物產生不同的反應，以及對肥胖的抵抗力。有的人天生就不容易發胖，即便是在充滿易胖食物的環境下，他們也能力抗過量飲食對身形造成的後遺症，可是大部分的人都沒有這麼好的抵抗力。還有一些幸運的人，即使吃了超級大量的食物也不會發胖，因為他們的脂肪恆定系統會自動消耗掉多吃進去的熱量。這一切也讓我們很難單憑每個人的體重去評斷他們的飲食態度，因為每一個人在出生時，就擁有了不同的體質。不過，我們倒也不必因此把發胖的過錯全推給基因，因為對大部分的人來說，我們的基因只是一種傾向，而非必然的命運。畢竟，比我們早四代出生的祖先，也擁有跟我們相同的基因，但他們卻鮮少像我們這般受肥胖所苦；因為他們所生活的環境與現在大不相同，而那時候的環境，也為他們的大腦和身體提供了截然不同的飲食線索。

## 生活在現代的飢餓大腦

　　分布在下視丘、腦幹和其他大腦區塊的睡眠和晝夜節律系統，主要透過與獎勵系統、脂肪恆定系統和經濟抉擇系統的交互作用，不經意地影響我們的飲食行為和體脂肪含量。我們的睡眠時間長短、睡覺的時間點、看到的藍光，以及用餐的時間點，都是調控這些系統的重要線索。如果我們睡眠不足，或是沒有睡好，就會提升獎勵系統對食物線索的反應，而我們往往也容易吃進更多的熱量；它同樣影響大腦的經濟抉擇系統，使我們產生所謂的樂觀偏見，呈現更看重飲食的好處，並對要付出的代價相對無感。除此之外，睡眠不足也會讓我們比較無法如實堅守日常中具有建設性的理性目標，例如食用健康的食物。當我們的睡眠和飲食行為不再與太陽的晝夜週期、或是體內的生理時鐘同步，也會導致我們變胖與破壞代謝健康。在現代富裕國家的生活條件下，我們的睡眠和晝夜節律系統常常因為超時工作、睡眠呼吸障礙症的盛行、夜間的大量人工光線、刺激性的傳播媒體、輪班制的工作型態，以及跨時區旅行等因素，接收到各種不合時宜的線索，並將我們的飲食行為和體重導向了錯誤的方向。

　　最後，我們看到的是威脅反應系統，它的網絡遍布大腦的多個區塊，但這些區塊的運作狀況主要由杏仁核來協調。威脅反應系統大多是透過一連串無意識的過程，改變我們的行為舉止和生理機能，以利我們面對挑戰。這套系統不僅會從外在的感官資訊（如視覺和聽覺等）偵測可能的威脅，也會從抽象的概念（例如被解雇的可能性）審查其中有無可疑的威脅分子。在現代社會中，我們面對的絕大多數威脅都屬於心理性的，但是從很多面向來看，我們的身體卻依然會預備猶如將與野獸搏鬥時的反應。目前我們尚不清楚，現代人要面對的壓力是否比過去的祖先多，但有可能我們處理壓力的效率確實沒有過去那麼好。某些人在面對心理壓力時，皮質醇的濃度會大幅飆升，此舉可能會降低脂肪恆定系統對瘦體素的敏感度，進而導致食物攝取量和體脂肪含量增加。在我們感到壓力難以掌控的時候，上述現象特別容易發生。壓力也會改變我們的飲食偏好，讓人傾向食用療癒性食物——這類食物通常兼具高熱量和可口的特性——因為它能減緩壓力反應系統活化的程度，讓我們感覺好一些。

　　大腦是一個精密的器官，除了我在本書中討論到的那些大腦迴路，它還囊括了許多也會影響到飲食行為的其他迴路，而且我很確定，一定還有許多我們未知的迴路等著被發掘。儘管如此，但若是就決定熱量攝取量和體脂肪含量的因素來看，我們在這些章節中討論到的這幾個迴路在其中絕對是扮演了關鍵的角色。這些迴路會依據所接收到的線索做出反應，而現代豐饒的飲食環境中，正好完美的提供了一連串會促進我們過量飲食的飲食線索。我認為，就是這些迴路讓尤塔拉，基塔瓦島上最胖的男人，在融入巴布新幾內亞東端的小城市阿洛塔的現代生活型態後，發展出了在他家鄉很少見的過重體位。我也認為，就是這些迴路把美國人的身形由精瘦推往肥胖，因為今日我們生活的方式，完全與過去祖先背道而馳。

# 接下來要採取的行動

　　未來這方面的研究會走到哪裡？正如我先前所表達的那般，神經科學是一個非常蓬勃發展的領域，正快速擴張我們對人腦的了解。不過人腦畢竟是整個已知宇宙裡最複雜的東西，尚有許多祕密待我們去揭露。在飲食行為和肥胖研究的領域中，許多科學家仍持續以大腦中那些不經我們意識掌控的迴路為研究目標，因為這是驅使我們過量飲食和發胖的一大原因。這方面的研究多半都把探討重心放在以下這三大方向，即：找出會影響這些迴路運作狀態的輸入端線索、從分子層次剖析這些迴路本身的細節，以及確認要如何操控這每一條迴路，才能達到預防和逆轉肥胖的目的。

　　探究為什麼某些減重手術能對肥胖有如此好的療效，就是目前肥胖研究相當感興趣的一個主題。許多肥胖者都曾努力透過改變飲食和生活型態的方式來減肥，但成效往往不彰；然而，在他們轉而尋求特定的手術療程後，例如胃繞道手術（Roux-en-Y gastric bypass）或縮胃手術（sleeve gastrectomy），皆能在相對輕鬆的條件下，達到大量減重的效果，且不易復胖。

　　起初，外科醫師認為造成這種成果的原因非常顯而易見，因為這些手術會降低患者的胃部容積和消化效率，所以患者在術後無法再吃進跟術前一樣多的食物，對熱量的吸收率也會大不如前。不過，當研究人員進一步探究其中的原因時，卻發現真相並非這麼簡單。他們發現，患者在術後保有的消化能力其實仍足以使他們維持在肥胖的狀態，而且他們吸收熱量的能力幾乎就跟術前一樣。只不過他們倒是完全對高熱量的食物失去了興趣。手術前，他們或許會對大分量的漢堡、薯條和汽水難以抗拒，但手術後，他們更偏好小分量的輕食，例如蔬菜和水果。同時，在他們術後體重一路下滑的時候，也從未出現任何飢餓反應的徵兆（體重大幅下降時，通常會出現這類反應）；這意味著，減重手術降低了他們脂肪恆定系統的設定值。也許你會認為，患者術後之所以出現這些飲食偏好的轉變，說不定是因為他們刻意的選擇使然，那麼就讓我再告訴你一個重要的細節：研究人員對肥胖大鼠和小鼠做了相同的手術後，牠們的食慾和飲食偏好也出現了相似的轉變。

顯然，減重手術裡的某些環節，會影響到大腦無意識調控食物攝取量和體脂肪含量的機制。也就是說，這些手術之所以有這麼好的減重成效，都是因為它改變了大腦裡相關連結和化學物質運作的狀況。這麼說來，到底是哪些改變讓減重手術發揮了如此顯著的效果？目前大家對此尚未有個定論，但密西根大學的蘭迪・斯萊和潘寧頓生物醫學研究中心的漢斯—盧第・伯佛德（Hans-Rudi Berthoud）正逐步解開這個謎團。一旦我們解開了這個謎團的謎底，或許就能用一些比手術風險低，且不會永久性改變人體構造的手段，來操控這些大腦迴路，例如藥物、甚至是飲食和生活型態這類更理想的方法。我們對大腦還有許多不了解的地方，而那些能有效預防和治療肥胖的強大工具，肯定就藏身在那片靜待我們去發掘的未知領域中。

此時此刻，我們已經對大腦如何運作有了一些粗淺的了解，也知道有哪些線索會不知不覺地影響那些驅使我們過量飲食和發胖的大腦迴路，所以下一章，我就會針對到目前為止討論過的部分，提出可行的應對策略。我擬定這份策略的目標，就是希望你能提供無意識的大腦區塊正確的線索，好讓它做出與你意志相符的反應，助你成功擁有一副精實又健康的體魄。

## 注釋

1　**觸覺**其實是一種相當複雜的感覺，因為它會偵測到許多不同的環境特性，包括壓力、震動、冷和熱等。

2　當然，還必須同時考量到大腦當時的狀態（這取決於基因、先前的經驗和機運）。

# Chapter 11

# 戰勝飢餓大腦

找出這些策略對你有幫助的優先順序非常重要，唯有如此，你才能利用它們量身打造出一套最適合自己的體重和健康管理計畫。

　　整本書的內容已經讓我們清楚見識到，大腦裡掌管無意識思考的區塊對我們的飲食習慣有多麼強大的影響力。雖然這些歷史悠久的大腦迴路曾讓我們祖先在物資貧乏的環境中成功生存了下來，但在今日這個不同往昔的生存環境中，卻反而為我們帶來了大麻煩。一度幫助過人類成長茁壯的相同反應，如今反倒成了促使我們過量飲食、發胖和扼殺健康的幕後推手。就如安東尼·斯克拉法尼和艾瑞克·拉福森的「吃到飽飲食」研究所示，易胖飲食環境的誘惑力會導致我們不經意地吃進極度過量的食物，而且我們甚至一點都不會意識到自己的所作所為。對身處在這個形同「吃到飽飲食」環境的我們而言，無疑是時刻都受制於整個大環境所帶來的誘惑。

　　但我們也知道，如果我們能改變所處環境，就能讓大腦掌管無意識思考的區塊，接收到與我們動機相符的線索，進而順利達成瘦身和健康的目標。換句話說，假如你提供給大腦有利過量飲食的線索，那麼不論你是否有這個意圖，都很可能會出現過量飲食的舉動；反之，假如你提供的線索不利於過量飲食，那麼就很可能不會出現這類的舉動。倘若大腦裡負責無意識和衝動行為的區塊，對我們有這麼大的影響力，又完全依據它所接收到的線索運作，我們便能歸納出一個清楚結論，即：要有效管理體重，給大腦正確的線索是相當重要的一環。可是要做到這點，我們應該採取怎麼樣的行動呢？基本上，我們可以把這些行動分為兩大類：一為國家可以採取的行動，另一項則為個人可以採取的行動。

## 對付肥胖瘟疫

以國家的角度來看，現在已經有許多公衛議案能幫助我們建立一個更健康、更有分寸的飲食行為。只不過，如果我們想要讓目前的公衛議案對人們的腰圍產生實質的影響力，恐怕還需要再多加把勁兒。凱文・霍爾的研究顯示，美國人要回歸 1978 年的體重，每人每天的平均熱量攝取量至少要減少 218 大卡左右（差不多是減少 10％的總熱量攝取量）。或者是，我們必須靠運動額外消耗掉 218 大卡的熱量（相當於每天慢跑近半小時），同時還要請老天保佑我們不會因為運動胃口大開。你認為這樣的全民瘦身目標太難達標了嗎？事實上，我們要面對的挑戰可能更為艱難，因為並不是每一個人都會過量飲食。也就是說，如果我們的研究數據顯示，每個人「平均」多攝取了 218 大卡，就表示這當中有些人根本沒有過量飲食的問題，但有些人卻每天多吃進了 400 大卡以上的熱量；而後者，正是當今公衛議案應該關注的目標族群。因此，透過這番粗略的數學推演，我們可清楚意識到，想要徹底殲滅這股宛如瘟疫般的肥胖趨勢，光憑半吊子的努力是不夠的。

話雖如此，但國家又能採取什麼行動幫助大眾達成目標呢？第一個行動就是提供人民該如何健康飲食的資訊。遺憾的是，如我們所見，這個方法對熱量攝取量似乎是沒有太大的影響力。人民確實需要正確的飲食觀念，但單單提供這些資訊，並不足以大幅地改變大家的飲食行為，因為它並未針對掌控熱量攝取量的主要大腦迴路對症下藥。

營養標示就是一個很好的例子。雖然營養標示的確是帶來了某些不錯的效益，比方說迫使製造商降低了反式脂肪的使用量，[1] 但就告訴民眾一份食物裡含有多少熱量這件事來說，它似乎沒對民眾的整體熱量攝取量產生多少影響。我認為會有這樣的結果，應該歸咎於它鎖定到了錯誤的大腦迴路。

無論公衛專家是否有從這個層面來檢討這些公衛議案的成效，但現在他們已經鎖定了大腦中負責衝動行為的區塊，擬定了大量的對策。舉例來說，我們的消費模式就可以透過一種叫做「反行銷」（countermarketing）的策略改變。簡單來說，「反行銷」就是用一些負面的廣告，將某種產品與不好的感受、不愉快的圖像，或令人不安的資訊連結在一起（屬於一種「負增強」）。這與一般廣告的做法完全相反。以反菸害的反行銷為例，政府會刻意在電視或廣告看板上的廣告，放上因吸菸發黑的肺部和氣管圖像，並在菸盒上標注嚴厲的警告標語。再加上嚴格徵收菸草稅，以及公眾和私人場所越來越多禁止吸菸的公告，今日美國人的平均吸菸量已經比 1963 年大減七成。

大舉降低吸菸率是公衛上的一大勝利，因為此舉能有效預防許多病痛，[2] 不過由於菸草和易胖食物有幾個非常大的不同之處，所以這樣顯赫的反行銷成果恐怕只有在菸草上才行得通。首先，菸草並不是活命的必需品，但食物是。這也表示我們只會反行銷易胖食物，不會反行銷其他的食物。然而，比起全面杜絕販售成癮性藥物，要明確界定出哪些食物應該被列為反行銷的對象顯然更有難度。其次，菸草的反行銷之所以可以推行的這麼順利，是因為 1990 年代有吸菸者集體控告菸草商，讓這些菸草商賠償了數百億美元，而這些賠償金也成為推動這些反行銷行動的雄厚資金。但目前為止，我們並沒有如此雄厚的資金可以推動相同規模的易胖食物反行銷行動。

另一個能夠將我們的飲食行為導向正確方向的方法，就是降低易胖食物對大腦經濟抉擇系統的吸引力。售價就是這個等式的一部分，因此不少公衛專家都想從這方面下手。簡而言之，當某樣食物的售價變高時，人們通常會降低購買；售價便宜時，我們則容易多買。如果我們能提高易胖食物的售價，降低瘦身食物的價格，或許就能成功扭轉民眾的飲食習慣，讓大家的熱量攝取量保持在比較適當的狀態。

許多國家都已經開始對有害健康的食物實施課稅政策，例如丹麥和墨西哥就分別對富含飽和脂肪的食品和含糖飲料課稅。只是丹麥食品工業和民眾的強烈反彈，讓這項課稅政策在實施一年多後就黯然退場。至於墨西哥，若謹慎來看，當地徵收的汽水稅確實降低了這個世界最肥胖國家的含糖飲料攝取量。就在我寫這些文字的同時，墨西哥當局已打算對實施兩年的汽水稅另立新法。毫不令人意外的是，汽水產業一直想盡辦法從中作梗，而且由於墨西哥政府的官員跟汽水產業有不小的淵源（例如墨西哥2000年到2006年總統比森特‧福克斯〔Vicente Fox〕曾擔任可口可樂墨西哥分公司的總裁），所以他們對這方面頗具影響力。

除了課稅，我們還可以透過另一個同樣是從經濟面著手的替代方案，將大眾的飲食導向正確方向，那就是改變政府對商業作物的補助比例，例如玉米、大豆和小麥。在美國，這三種糧食作物得到的補助款比任何作物都高——每年總額高達100億美元以上。它們碰巧也是許多易胖食品裡的基本成分，例如高果糖玉米糖漿、精白麵粉、大豆油（美國的主要食品添加油）、玉米油和玉米澱粉等。食品工業會用這些人造的廉價成分去組成極度誘人，又廉價到不可思議的食品——這對大腦來說是個很難放棄的划算選項。從本質來看，根本就是拿納稅人的錢，去補助那些會讓他們發胖和生病的食物。因此，改變對商業作物的補助策略，把原本撥給發胖食物的款項轉移到不會誘發人們發胖的食物上，是一個相當合情合理的概念，而這套概念一旦落實，不但能對美國的食物系統帶來巨大的影響，最終更會讓我們的腰圍也產生明顯的變化。至於這樣的補助系統變革會對整個產業經濟造成怎樣複雜的影響，就是經濟學家和農家要去評估討論的部分，不過依我個人之見，我認為推動這項概念一定要秉持著「不破壞國家健康」的前提，來支持農家和糧食安全。

要透過影響掌管經濟抉擇的大腦迴路，達到改變飲食行為的效果，便利性是公衛專家可以採取的一種附加手段。以美國底特律為例，其城市區域劃分的法令就要求，速食店和學校至少要保有約 150 公尺的距離（差不多是兩個足球場大）。可是，當地卻沒有多少社區落實這樣的法令，有落實的社區，多半也是為了保護當地的歷史文化特色，而非為了增進居民的健康。

提供低美國低收入戶糧食的食物援助計畫，例如「補充營養協助計畫」（Supplemental Nutrition Assistance Program, SNAP；前身為「食物券計畫」〔Food Stamp Program〕），亦是改變國人飲食習慣的介入點之一。這些計畫鎖定的族群，是那些比較容易有肥胖和慢性疾病問題的經濟弱勢者。目前，有 4,500 萬的美國人受到「補充營養協助計畫」的庇護，所以從這方面下手，勢必能有效改善美國人的飲食狀況，並降低肥胖的風險。現在政府確實有限制「補充營養協助計畫」受領者的救助金使用方式：他們能用這筆款項購買食品雜貨和耕作用的種子，但不能用這筆錢支付在餐廳吃飯的費用。雖然他們在超市裡也不見得會買多麼健康的食物，但不允許他們把這筆錢花在餐廳上，還是能在無形之中，幫助他們朝正確的飲食方向更邁進一步。況且，在補充營養協助計畫的情況下，由於受領者並不是花自己的錢去採買食物，所以對政府干預食物選擇的接受度也會相對比較高。由此可知，如果政府想要透過經濟誘因將民眾的飲食引導到正確的方向，這或許是一個絕佳的切入點。

食品工業早就知道，吸引消費者選購特定食物的最佳方法，就是在消費者眼前呈現出食物的誘人形象。如果消費者曾經吃過這款食物，或是類似的品項，這個視覺線索就會引發多巴胺釋放，讓他興起想吃這個食物的念頭（渴望）。人腦的這個基本特性，正是食品工業願意每年砸下數百億美元資金，狂打廣告的原因之一。顯而易見，如果國家的公衛政策要從這個方向改變民眾的飲食習慣，就必須「對食品廣告有所規範」。然而，在美國，政府對食品廣告卻沒設下多少限制。康乃狄克大學的魯德食物政策暨肥胖症研究中心（Rudd Center for Food Policy and Obesity）就表示，他們的研究成果指出，美國的孩童和成人每天都會被大量的食品廣告淹沒，且其中大多數的廣告都是在推銷不健康的高熱量食物。美國人其實都深知食品廣告對我們食物偏好和飲食習慣的潛在影響力，卻不願意讓政府干涉這方面的事務。

照理來說，食品工業應該要自我規範，因為不論就產業或是大眾而言，此舉的觀感肯定會比政府規範來得好。老實說，食品工業的執行長也不會希望自家的產品成為助長肥胖的幫兇，再加上來自政府和民間機構的壓力，許多企業已紛紛採取了正面的舉措。「兒童食品及飲料廣告措施」（Children's Food and Beverage Advertising Initiative, CFBAI）就是其中一例，這是一項 2006 年由數家食品業者發起的自律性協定，旨在規範食品廣告對美國 12 歲以下孩童的影響。多數的食品工業龍頭都有參與這項協定，例如卡夫（Kraft）、可口可樂和通用磨坊（General Mills）等。「兒童食品及飲料廣告措施」的參與者皆同意，對出現在兒童電視節目裡的不健康食物廣告做出具體的規範，比方說，廣告食品的熱量、飽和脂肪、反式脂肪、糖和鹽的含量，必須符合特定標準。

換句話說，食品工業雖不必為了符合「兒童食品及飲料廣告措施」的條件，特別製作比較健康或有助減肥的產品，但這樣的廣告規範，的確能有效降低食品廣告對孩童飲食行為的強大負面影響力，目前為止，食品工業看起來也都謹守這份規範。

只不過，可不是每一個人都對「兒童食品及飲料廣告措施」有美好的展望。魯德中心指出，實際仍有大量以 12 到 18 歲青少年、或成人為主要收視群的媒體，而孩童常暴露於此類廣告之下，但這些媒體的廣告並未受到此措施的規範。因此，儘管這些公司真的自我約束了直接針對孩童的食品廣告，可是當他們對其他年齡層的民眾廣告不健康的食品時，仍會對孩童的飲食造成許多間接性的負面影響。魯德中心也指出，「兒童食品及飲料廣告措施」所規範的營養標準，並沒有像聯邦跨部會工作組織（Interagency Working Group）這類獨立組織的建議那般嚴謹。但就算「兒童食品及飲料廣告措施」中潛藏著這些問題，它仍不失為一種正面的行動，是幫助我們飲食朝正確方向邁進的一股助力。

可惜，「兒童食品及飲料廣告措施」大概是美國食品工業為了公衛利益，主動自我規範的最佳例子。這當中的根本問題在於，食品工業必須由競爭激烈的自由市場經濟中獲利，而這些獲利有時候就會跟人類的健康相互衝突。舉例來說，1970 年代雀巢為了圖利，冒險在開發中國家發起了一項以配方奶取代母奶的運動；會說雀巢的行徑冒險，是因為當地不潔的飲水品質其實根本不適合推廣配方奶，而當時此舉也導致大量嬰兒夭折。最終這個風波還是靠眾人的聯合抵制，以及國際規範的介入才平息。雖然食品工業在追逐利益之際，並非都會與人類健康產生這般極端的衝突，但產業間的競爭仍不免激盪出一股非要爭個「你死我活」的氛圍，而這股氛圍也讓各家企業處心積慮地想要製造出最令人無法抗拒的食品，並以最顯眼、最具吸引力的方式推銷它們。為了達成這個目的，他們決定從人腦與生俱來的特性下手，做出最能迎合我們天生營養和經濟偏好的食品——而掌管這些本能的大腦迴路，正好就是促使我們過量飲食的根源。歸根究柢，現代食品如此容易讓人想大快朵頤，其實都是食品工業精心設計的結果。

降低食品中的易胖特質，往往也會降低它對一般消費者的吸引力，讓消費者轉而去購買其他商品。以麥當勞為例，它曾多次嘗試提升產品的健康度，例如逐步淘汰超大分量的產品，並在菜單中增添新鮮水果和沙拉等選項。然而，在這些改變實施後，美國麥當勞的銷售量卻下滑了。其他的企業很快就把握住了這個機會，推出了其他反其道而行的產品，哈帝漢堡（Hardee's）的CEO 安德魯・帕茲德（Andrew Puzder）在推出他們的 1,400 大卡「巨無霸漢堡」時，就發表了這樣的言論：

這是一款能滿足年輕人胃口的漢堡，它分量超大、美味多汁又墮落誘人。我希望我們的競爭對手能持續推廣健康的產品，而我們則會繼續推廣美味多汁的巨無霸漢堡。

隨著巨無霸漢堡的推出，哈帝漢堡的業績也一路上漲。

因為許多會誘使我們去選購某樣食品的特質，往往也具備迫使我們過量飲食的影響力，所以任何一家公司主動減少食品中的易胖成分，就好比是把一隻手綁在背後上擂台。[3] 每一家企業的執行長和股東都明白，把一隻手綁在背後上擂台，通常會被對手迎頭痛擊。這個情況造就了獲利和公衛之間的基本衝突，而在兩者產生衝突之時，獲利往往是企業的優先考量。在我看來，要擺脫這種每況愈下的惡性競爭模式，唯一可行的務實做法就是對此建立全國性的規範；此舉不但能營造一個更有利瘦身的飲食環境，同時還能讓整個食品工業保持在公平競爭的狀態。這套全國性的規範可以由食品工業自行協定，和（或）由政府制定，不過我對前者存有非常大的疑慮，因為我想不出食品工業怎麼會願意為了人民過量飲食的問題，自我規範自家產品、阻擋自己的財路。

雖然認真來看，公衛法規必然是我們對抗肥胖最有效的工具，但實際上，卻很少美國人，甚至很少食品工業的執行長，舉雙手贊成公權力的介入。大致上，我們多半不喜歡政府干涉我們自由選擇的權利，尤其是在食物方面。我可以諒解這種觀點，因為我們都希望憑自己的意念走出一條路。但是，我們已經在錯誤的道路上走了好大一段路，而這一段路，已經導致美國數百萬的孩童在還來不及做出選擇前，就必須與肥胖相關的生理性和代謝性疾病共生。[4] 因為不健康的飲食環境，這些孩子必須承擔許多莫須有的重擔，他們有比較高的慢性疾病風險、比較短的壽命，以及比較低的生活品質。只要我們願意下定決心，其實絕大多數的情況都是可以避免的，可惜此刻我們並沒有全力為此展開行動，所以如此的悲劇仍不斷在你我身邊上演。現在是時候好好問我們自己一個嚴肅的問題了：孩童的健康，以及被廉價、易胖食品轟炸的自由，我們到底比較在意哪一項？

## 輕盈生活的六大策略

對自我動機充足的人來說，要對付過量飲食，我們並非只能枯等法令的推行。只要有對的觀念，一樣可以自行打造出一個飲食環境和生活型態，對無意識的大腦發送出有益瘦身的線索，用更輕鬆的方式達到體重管理的目的。我們的目標就是創造出一個可以讓有意識和無意識大腦意見相投的狀態──如此一來，兩者就會齊心協助你，吃進最理想的熱量攝取量。而以下可落實在你生活中的六大策略，即是我依照本書詳述過的研究內容，轉化成的實踐方法。

## 一、整理你的飲食環境

個人環境中的誘人食物線索，是趨使你過量飲食的強大力量，因為其線索對大腦內負責動機和經濟抉擇的區塊有很大的影響力。所幸，這個情況很好對付，成效也非常好，那就是：減少你暴露在食物線索下的機會。下列就是你可以採取的三項實際作為。

第一，向居家和工作場所裡，所有容易取得和方便食用的誘人、高熱量食物分手──特別是那些放在檯面上，一眼輕易就能看見的食物。除了洋芋片和餅乾之類的食物，你也必須盡可能避免讓某些相對健康的食物出現在唾手可得之處，例如鹽味的堅果。務必徹底與冷凍櫃裡的冰淇淋分手，不要給自己任何機會享用這些食物，假以時日，你就會發現自己漸漸沒那麼渴望它們。

第二，全面減少你暴露在食物線索下的機會。即便是健康的食物，也可能激發過量飲食的本能，所以不要太挑戰自己的自制力。盡可能限制居家和工作場所裡出現的食物總量，尤其是那些你隨手拿了就可以吃的零食。另外，不論身在何處，都請你盡可能減少自己暴露在食品廣告中的機會。

第三，創造降低飲食便利性的屏障。這些屏障就算不大，也能達到很好的效果。譬如，光是撥柳橙皮這個動作，就很可能大大降低你吃進柳橙的欲望，使你只有在肚子真的餓了，才想要去吃。帶殼的堅果也有異曲同工之妙。至於最嚴苛的飲食便利性屏障，大概就是限制廚房的存糧種類，讓廚房只出現需要烹調或是加熱的食物。在這個有煮才有得吃的條件下，可以大大降低你在三餐之間，因嘴饞而吃進的不必要熱量。

做到了這三點之後，你就能營造出一個健康的飲食環境，輕鬆將飲食習慣導向正確的方向。這個環境裡沒有誘人的高熱量食物，或是提醒你享用那些食物的廣告；這個環境裡，沒有什麼大喇喇攤在眼前、唾手可得的食物來源；也沒有什麼可以直接放到嘴裡食用的健康食物，所有的食物都必須要你付出一些努力才能享用。最理想的狀態下，廚房檯面上擺放的食物，應該只有帶皮的蔬果和帶殼的堅果，而工作場所裡唯一找得到食物的地方，則應該只有冰箱，其他檯面都不應該有任何食物的蹤影。

## 二、管理你的胃口

　　如果大腦認為你正處於飢餓狀態，那麼不管你有多堅決的減重決心，它都會讓你的努力破局。解決之道就是提供大腦正確的線索，讓它知道你根本一點也不餓。

　　最直接的做法是，選擇能對腦幹發送強烈的飽足信號，但熱量又不會太高的食物。這類食物通常具備高蛋白、高纖維、低熱量密度和可口度適中等特性，而符合上述特性的食物，多半是比較接近原始狀態的食物，例如新鮮的水果、蔬菜、馬鈴薯、新鮮肉類、海鮮、蛋、優格、全穀類、豆類、扁豆等。麵包是個熱量密度高得驚人的食物，即便是全穀類製成的麵包也不例外，所以它很容易讓人吃進過量的熱量。相較於麵包和餅乾這類麵粉製的食品，從富含水分的食物攝取澱粉，對你來說會是更好的選擇，例如馬鈴薯、地瓜、豆類和燕麥粥等。另外，你也必須徹底避免食用精白麵粉製的食品，因為這些食品往往高熱量又缺乏纖維素。

　　從長遠的角度來看，你也需要讓脂肪恆定系統能與你的目標體重和平共處。我們雖然還不太清楚要怎麼消除脂肪恆定系統的危機感，必須做更多研究才能更清楚箇中的奧祕，但目前有不少證據表示，多攝取蛋白質和少吃高獎勵性食物能對此產生幫助。除此之外，規律運動、充足睡眠和壓力管理，或許也能讓體脂肪含量的設定值降低，達到促進減重和維持體重的效果。

# 三、慎防食物獎勵作用

　　大腦格外看重以油脂、糖、澱粉、蛋白質和鹽等物質組成的高熱量食物，而這些食物特性也會激起你食用這些食物的動機。這份動機並沒有完全受制於飢餓感，因此如果你吃的是你所熱愛的食物，例如冰淇淋、布朗尼、薯條、巧克力和培根等，這些食物對你的吸引力往往會輕易壓過腦中的飽足信號。這些食物的獎勵性遠比人類遠祖吃過的任何食物高出許多，能夠強烈地激起我們對食物的渴望和過量飲食的舉動，最終甚至養成根深蒂固的不健康飲食習慣。

　　相對的，我們在攝取比較接近原始狀態又低熱量密度的簡樸食物時，雖然也會心情愉悅，但並不會產生如此大的獎勵性，導致我們想要大吃特吃。舉凡水果、蔬菜、馬鈴薯、豆類、燕麥粥、蛋、原味優格、新鮮肉類和海鮮等，均屬於低獎勵性的食物來源。乍看之下，堅果或許不是個理想的減重食物，但事實上，它們的熱量密度可能並沒有看起來那般高，因為它們所含的部分熱量，我們的消化道其實無法吸收。再者，選擇無鹽的堅果亦能將獎勵性降到一個合理的範圍。總之，減重和維持體重時，如果想要飽足系統和脂肪恆定系統不要扯我們後腿，這類簡樸的食物皆能發揮一定的助益，讓我們的飲食行為不暴走，吃進與真正需求相符的熱量。

　　食物對我們的獎勵性會因人而異，不過大部分人都會知道自己對哪些食物特別難以招架。最常榜上有名的食物有，巧克力、披薩、洋芋片、玉米片、薯條、餅乾、蛋糕和冰淇淋等。請將這些高獎勵性食物逐出你個人的飲食環境，但你還是可以偶爾嚐嚐它們。

如果你是個甜點迷，而且還特別偏愛墮落系甜點，我建議你可以在晚餐時吃一塊水果。此舉可以增進特定感官飽足感，使你在餐後比較不會那麼想要吃甜食。

注意依賴性藥物對飲食行為的影響力，例如酒精、咖啡因和可可鹼（巧克力內含）等。含有這些物質的食物本來就具有獎勵作用，因而刺激我們吃進不必要的熱量，例如啤酒、奶油、糖、巧克力和汽水等。從熱量的觀點來看，一份酒精飲料的熱量大約是 90 到 180 大卡，一罐汽水大約是 140 大卡，咖啡飲品則可能高達 500 大卡——而且我們喝這些飲料完全不是因為肚子餓——這也難怪它們會讓我們發胖。如果你喜歡喝咖啡因飲料，最好選擇綠茶和黑咖啡這類不含熱量的飲品；避免飲用汽水；如果你有飲酒習慣，請盡可能選擇熱量較低的酒精飲料，如葡萄酒或烈酒，且每天飲用量不得超過一份。

## 四、重視睡眠

但願我已經破除了睡覺是浪費時間的迷思。對深深影響我們表現和飲食行為的無意識大腦而言，充足睡眠是一個相當重要的線索——即便我們沒有直接意識到這一點。

擁有充足睡眠的第一步，就是撥出足夠的時間躺在床上。光是這麼做，很多人或許就能夠得到充分的休息。至於那些難以入眠的人，則要確認你的房間在夜裡處於完全黑暗的狀態，可以的話，也請讓它保持在涼爽的溫度；切記，你在床上能做的事，就只有睡覺和做愛。

你的晝夜節律是影響睡眠品質和飲食行為的線索之一，而這部分主要由一連串你意識之外的過程操控。想要提供晝夜節律正確的線索，請每天在固定的時間就寢和起床。在早上或中午的時候，請務必讓自己暴露在明亮的藍光下，最理想的做法是到戶外走走。到了晚上，請避免再暴露在明亮的藍光下，諸如將全光譜燈泡換成暖白色燈泡、調低燈光的亮度、在你的電子裝置上裝設 f.lux 這類的應用程式，和（或）配戴抗藍光眼鏡等。

萬一你的睡眠品質是被更嚴重的問題破壞，例如睡眠呼吸中止症，那麼請你尋求專業的治療。多數的睡眠呼吸中止症都很好治療，治療過後，你的健康、表現和生活品質都會大幅提升。

## 五、活動身體

規律的體能活動至少能從兩個面向幫你管理胃口和體重。第一，它可以增加你的熱量消耗量，減少你過量飲食的傾向。研究顯示，體重過重的人規律運動後，熱量攝取量往往會增加，但增加的幅度通常不足以彌補他們運動時所燃燒的熱量（儘管情況因人而異）。第二，體能活動或許也有助於維持大腦的脂肪恆定系統設定值，長遠來看，能讓體脂肪含量自然降至比較低的數值。

對我們的遠祖而言，「生活」就是一種運動。活動身體一直是人類日常生活中重要的一環，促使我們的身體正常運作，是擁有良好健康、生理和認知表現、情緒健康，以及健康老化的基礎條件。正因為如此，無論你是否需要體重管理，活動身體都是健康生活型態不可或缺的一部分。

　　進行體能活動時，最重要的一點，就是記得盡可能貫徹在每一天的生活中。不管你是散步、園藝、打網球、騎腳踏車或重量訓量，都算是體能活動。不過，根據美國衛生及公共服務部的建議，最理想的活動狀態，是用各種不同類型的活動，綜合性鍛鍊你的身體；也就是以強化心肺功能的中、高強度有氧運動，例如快走或跑步，搭配鍛鍊肌力的無氧運動，例如舉重。

　　選擇適合自己的生活作息和喜歡的體能活動，也很重要。否則，你可能無法持之以恆。我認為徒步或騎腳踏車通勤，就是一種能將體能活動落實在日常生活中、又不需要另外撥出太多時間運動的好方法。如果你的通勤距離太遠，就可以考慮把車停遠一點，然後再用步行、慢跑或騎腳踏車的方式，抵達工作地點。說不定你會發現自己很享受這樣的活動方式。籃球和網球這類運動，則能讓你在活動之餘，兼顧娛樂和社交的需求。現在許多地區都有提供市立或是公用網球場，所以你不必花費太多金錢就能輕鬆享受這項運動。

# 六、管理壓力

　　威脅反應系統雖然是為了保護我們所演化出的功能，但在現代社會，有時候反而成了破壞生活品質，以及促使我們過量飲食的幫兇。以下我將列出五個步驟，幫助你認清問題的所在，並藉由提供你壓力反應系統正確的線索，管理你的壓力性飲食。第一步，判斷你本身是不是一個壓力性飲食者。一般來說，這一點你大多早已心裡有數。第二步，是要釐清壓力源——尤其是你覺得自己無法掌控的慢性壓力源。這些往往牽扯到工作壓力、金錢、健康問題、長期照護、人際衝突和（或）缺乏社會支持等。

第三步，是試著減輕壓力源。有許多方法都可以達到這個目的。首先你要先問問自己，你可以處理或是避免這個壓力嗎？如果不行，你有沒有辦法將眼前這個看似無法掌控的壓力源，轉換成可以掌控的壓力源？比方說，如果你為錢所困，是否能規畫一個具體的財務計畫，改善財務狀況？如果你有沉重的健康問題，你是不是可以擬定一套具體的計畫，盡可能好好地管理病情？擬訂計畫多半能減輕你的壓力源，就算不能，它至少令你感到自己能掌控這股壓力，減緩你受壓力的驅使去吃東西的反應。

另一個減輕壓力源的方法是練習正念冥想（mindfulness meditation）。正念是一種專注於當下，以不帶任何批判的心態、自我覺察的狀態，而冥想正是培養這種狀態的好方法。我們面對的大多數壓力源，其實都跟當下的情況沒什麼關係——這些壓力源通常與未來「可能」發生的事情有關。譬如，「我可能無法如期完成工作」、「我可能會得到糖尿病」、「我的另一半可能會離開我」或「我可能繳不出這一期的信用卡費」等。有時候這些憂慮確實合情合理、值得關注，但它們也常常會搞得我們心煩意亂。訓練自己專注在當下，可以讓我們以更具建設性的方式，思考這些可能發生的事情。

冥想的方式有很多種，但基本上以下這套簡單的技巧就能發揮很好的效果：

找一個可以讓你坐挺且放鬆脊柱的位子。眼睛不用閉起來，只需目光略為向下。然後呼吸的時候，請把注意力放在腹部的起伏上。你一定會注意到周圍正在發生的事情，或不經意地又開始想東想西，但碰到這種情況，你只需要慢慢地再把注意力放回你的呼吸上。一開始可以先從 5 分鐘做起，之後再逐步增加到 15 分鐘。把它當作是運動一樣，當你狀況不好的時候，做起來一定會很吃力，但隨著練習次數的增加，你的整體狀態也會漸入佳境。雖然目前正念訓練還有許多待研究的部分，但已有大量證據指出，它可以降低壓力和提升生活品質；另外，還有少數證據指出，它也能改善健康狀態。

　　第四步，是用其他更具建設性的紓壓方法取代壓力性飲食。想想看除了療癒性食物，還有沒有什麼其他的方法能舒緩你的壓力？好比說，打電話給朋友、做愛、讀一本好書、慢跑、泡個熱水澡或做點園藝？

　　當你出現壓力性飲食的風險高到不行的時候，請你採取第五個步驟，那就是將所有高熱量的療癒性食物逐出你的居家和工作環境。在缺乏高獎勵性食物的情況下，你就比較不會想要靠食物來紓壓。

　　上面列出的幾項策略，應該可以有效幫助你管理體重，因為它們會對無意識的大腦發送出正確的線索，使其不再亂扯我們後腿，轉而齊心協助我們達成瘦身和擁有健康身體的目標。如果控制體重是你的目標，那麼我會鼓勵你好好思考，如何應用我列出的六大策略，能對你帶來最划算和持久的效益。簡單言之，想想這些策略，哪些對你最有幫助，哪些對你的幫助最有限。

以我個人為例，我對身邊唾手可得的高獎勵食物非常難以招架。每當有薯條、餅乾、洋芋片或其他誘人食物出現在我眼前時，我往往會大吃特吃——尤其是我喝了酒之後。另外，當我吃下的食物每大卡所能提供的飽足感很低，我也很容易吃進過多的熱量。因此，以我的情況來說，保持良好的飲食環境，並食用熱量密度低且飽足感高的簡單食物，是我管理體重最事半功倍的策略。另一方面，由於我並不會因為壓力大吃大喝，睡眠和體能活動也很充足，因此其他的策略對我的幫助就相對有限。找出這些策略對你有幫助的優先順序非常重要，唯有如此，你才能利用它們量身打造出一套最適合自己的體重和健康管理計畫。

我希望經由科學的角度了解過量飲食的原因後，能讓個人和政府擬定出更有效增進健康的策略，並讓大家有勇氣將這些策略落實在生活中；我相信只要我們齊心朝著這個方向邁進，一定能成功駕馭我們的飢餓大腦。

# 注釋

1 法規一規範食品業必須在營養標示上載明反式脂肪的含量後，美國食品製造商的反式脂肪使用量就一落千丈。

2 這很可能是這些年來，美國肺癌和心肌梗塞發生率大幅下降的主要原因。

3 這套理論並不適用於那些瞄準特定市場，販售純正健康食品的新興企業，不過在整個食品市場裡，這類新興企業只占了一小部分。

4 今天，有2%的美國孩童被認定為「極度肥胖」，相較於前幾個世代，這個比例明顯上升許多。相對於一般的孩童，這些肥胖孩童的活動力（例如奔跑和攀爬等）亦下降許多，等到他們長大成人，也很容易發展出其他的殘疾，例如早發性關節炎和糖尿病。如果以寬鬆一點的角度來看，全美大約還有15%孩童屬於「稍微沒那麼極度肥胖」的族群，不過他們要面對的命運，跟前者差不了多少。我認為要解決這個問題，當務之急是要好好關注這些孩童和他們家庭的處境，而不是急著為他們的飲食行為定罪；同時，我們都必須認知到這個問題的嚴重性，並努力找出一套解決方案。

# 致謝

　　雖然我是這本書的作者，但這本書其實是集結了許多傑出人士的心血才誕生的作品。首先，我想要感謝的是致力於探究自然萬物的無數研究學者，有他們，我才有機會寫出這本書。我還要特別感謝那些花時間向我說明他們的研究成果的學者，包括：安東尼・斯克拉法尼、布萊恩・伍德、布魯斯・溫特哈爾德、卡米洛・帕多雅-夏奧帕、克里夫・塞波、丹・帕迪、迪安娜・阿布勒、伊麗莎・艾波、艾倫・舒爾、艾瑞克・拉福森、哈維・葛利爾、赫曼・龐瑟、喬許・賽勒、肯特・貝理奇、凱文・格尼、凱文・霍爾、金・希爾、黎安・伯許、李歐納・艾普史汀、萊絲莉・利伯曼（Leslie Lieberman）、馬庫斯・史蒂文森—瓊斯、瑪麗皮耶・聖安琪、馬克・威爾森、瑪莉・多爾曼、麥克・施華茲、麥克・沙德倫（Mike Shadlen）、彼得・雷德格瑞夫、理查・帕爾米特、羅斯・麥克戴維、羅伊・懷思、盧迪・利貝爾、茹絲・B・哈里斯、薩達芙・法魯奇、斯塔凡・林德伯格，以及伊馮娜・歐力克-賴。希望我有如實呈現他們的研究成果。

　　另外，我也要謝謝布萊恩・伍德、卡米洛・帕多雅—夏奧帕、丹・帕迪、艾倫・舒爾、凱文・霍爾、李歐納・艾普史汀、馬庫斯・史蒂文森—瓊斯、馬克・威爾森、麥克・施華茲、彼得・雷德格瑞夫和斯塔凡・林德伯格等人，對本書的草稿提供了許多寶貴的科學意見。感謝凱文・霍爾大方提供圖 3 的原始數據。感謝彼得‧雷德格瑞夫耐心地回答了我許多問題，讓我能搞懂他的假設，理解基底核在行動選擇扮演了怎樣的角色。感謝傑瑞米‧蘭登跟我一起整理出了美國的歷年甜味劑攝取量。感謝艾許莉‧馬森（Ashley Mason）說服我寫了一章跟壓力有關的內容。感謝羅斯‧麥克戴維提供完美的圖像，清楚呈現出小鼠在高濃度古柯鹼的情況下，行動能力會出現怎樣的變化。感謝布萊恩‧伍德提供哈扎人採集和準備食物的美好照片。感謝艾倫‧舒爾、蘇珊‧梅爾霍恩、瑪莉‧K‧阿斯克倫，以及華盛頓大學診斷影像科學中心的慷慨相助，掃描了我看著垃圾食物圖像時的大腦狀態。尤其要謝謝蘇珊花了很多心力處理我的大腦掃描影像，所以它們才能夠以清晰的灰階色彩呈現在書中。

　　我還要謝謝我的經紀人霍華德‧袁（Howard Yoon），以及我在 Flatiron Books 出版社的編輯惠妮‧弗瑞克（Whitney Frick），讓我有機會成為一名作家。謝謝克莉斯汀‧米赫斯─羅（Kristin Mehus- Roe）對我的書綱提供了有幫助的意見，並替我與霍華德牽線。謝謝珍妮‧傑格（Janine Jagger）、貝絲‧索西克（Beth Sosik）和傑恩‧沃爾方（Zen Wolfang）對本書的特定章節提供了實用的意見。謝謝瑞秋‧霍爾茲曼（Rachel Holtzman）全面地與我討論全書草稿，盡可能提升了這本書的吸引力和易讀性。謝謝靜香‧N‧青木提供這麼精緻的插圖，並為我的圖表做了必要的修改。

　　最後，我由衷感激麥克‧施華茲，以及我與他一起做研究時，在華盛頓大學碰到的所有可愛夥伴。要是沒有那段經歷淬鍊出的靈感和汗水，這本書就不會存在了。

# 參考文獻

前 言

1   *Dietary Guidelines for Americans:* "Nutrition and Your Health," *Dietary Guidelines for Americans*, US Department of Agriculture and US Department of Health and Human Services (1980).

2   *rate more than doubled:* C. D. Fryar, M. D. Carroll, and C. L. Ogden, "Prevalence of Overweight, Obesity, and Extreme Obesity Among Adults: United States, Trends 1960–1962 through 2007–2008," National Center for Health Statistics (2012), 1–6.

3   *refined starch and sugar:* G. Taubes, *Good Calories, Bad Calories: Fats, Carbs, and the Controversial Science of Diet and Health*, reprint edition (New York: Anchor, 2008), 640; N. Teicholz, *The Big Fat Surprise: Why Butter, Meat & Cheese Belong in a Healthy Diet* (New York: Simon & Schuster, 2015), 496.

4   *USDA and CDC data:* G. L. Austin, L. G. Ogden, and J. O. Hill, "Trends in Carbohydrate, Fat, and Protein Intakes and Association with Energy Intake in Normal-Weight, Overweight, and Obese Individuals: 1971–2006," *American Journal of Clinical Nutrition* 93, no. 4 (April 2011): 836–43; USDA, "USDA Economic Research Service—Food Availability (Per Capita) Data System," 2013, cited October 31, 2013, http://www.ers.usda.gov/data-products/food-availability -(per-capita)-data-system.aspx.

5   *recommended limiting fat intake:* W. O. Atwater, "Foods: Nutritive Value and Cost," USDA, *Farmers Bulletin,* no. 23 (1894).

6   *Americans who don't:* X. Guo, B. A. Warden, S. Paeratakul, and G. A. Bray, "Healthy Eating Index and Obesity," *European Journal of Clinical Nutrition* 58, no. 12 (December 2004): 1580–86; P. A. Quatromoni, M. Pencina, M. R. Cobain, P. F. Jacques, and R. B. D'Agostino, "Dietary Quality Predicts Adult Weight Gain: Findings from the Framingham Offspring Study," *Obesity* 14, no. 8 (August 2006): 1383–91.

7   *metabolic health, and cardiovascular disease:* M. Kratz, T. Baars, and S. Guyenet, "The Relationship Between High-Fat Dairy Consumption and Obesity, Cardio-vascular, and Metabolic Disease," *European Journal of Nutrition* 52, no. 1 (February 2013): 1–24.

8   *our calorie intake:* USDA, "USDA Economic Research Service—Food Availability (Per Capita)."

9   *do precisely that:* Fryar, Carroll, and Ogden, "Prevalence of Overweight, Obesity."

10  *in the affluent world:* D. Lieberman, *The Story of the Human Body: Evolution, Health, and Disease* (New York: Pantheon Books, 2013); S. Lindeberg, *Food and Western Disease: Health and Nutrition from an Evolutionary Perspective,* 1st ed. (Hoboken, NJ: Wiley-Blackwell, 2010), 368.

## Chapter 1 島上最胖的男人

1  *touched by industrialization:* Lindeberg, *Food and Western Disease*; S. Lindeberg and B. Lundh, "Apparent Absence of Stroke and Ischaemic Heart Disease in a Traditional Melanesian Island: A Clinical Study in Kitava," *Journal of Internal Medicine* 233, no. 3 (March 1993): 269–75; S. Lindeberg, E. Berntorp, P. Nilsson-Ehle, A. Terént, and B. Vessby, "Age Relations of Cardiovascular Risk Factors in a Traditional Melanesian Society: The Kitava Study," *American Journal of Clinical Nutrition* 66, no. 4 (October 1997): 845–52.

2  *even in old age:* Ibid.

3  *ancestors might have lived:* Lindeberg, *Food and Western Disease;* P. F. Sinnett and H. M. Whyte, "Epidemiological Studies in a Total Highland Population, Tukisenta, New Guinea: Cardiovascular Disease and Relevant Clinical, Electro-cardiographic, Radiological, and Biochemical Findings," *Journal of Chronic Diseases* 26, no. 5 (May 1973): 265–90; K. T. Lee, R. Nail, L. A. Sherman, M. Milano, C. Deden, H. Imai, et al., "Geographic Pathology of Myocardial Infarction," *American Journal of Cardiology* 13 (January 1964): 30–40; H. C. Trowell and D. P. Burkitt, *Western Diseases: Their Emergence and Prevention* (Cambridge, MA: Harvard University Press, 1981), 474; F. W. Marlowe and J. C. Berbesque, "Tubers as Fallback Foods and Their Impact on Hadza Hunter-Gatherers," *American Journal of Physical Anthropology* 140, no. 4 (December 2009): 751–58; T. Teuscher, J. B. Rosman, P. Baillod, and A. Teuscher, "Absence of Diabetes in a Rural West African Population with a High Carbohydrate/Cassava Diet," *Lancet* 329, no. 8536 (April 1987): 765–68; R. B. Lee, *The !Kung San: Men, Women, and Work in a Foraging Society* (Cambridge, UK: Cambridge University Press, 1979).

4  *Kitavan examined by Lindeberg:* Lindeberg, *Food and Western Disease.*

5  *obesity and chronic disease:* Trowell and Burkitt, *Western Diseases: Their Emergence.*

6  *jobs involved manual labor:* National Bureau of Economic Research Economic History Association, *Output, Employment, and Productivity in the United States After 1800* (National Bureau of Economic Research, 1966), 684.

7  *body mass index (BMI):* L. A. Helmchen and R. M. Henderson, "Changes in the Distribution of Body Mass Index of White US Men, 1890–2000," *Annals of Human Biology* 31, no. 2 (April 2004): 174–81.

8  *common as it is today:* J. N. Wilford, "Tooth May Have Solved Mummy Mystery,"

*New York Times,* June 27, 2007, cited March 11, 2016, http://www.nytimes.com/2007/06/27/world/middleeast/27mummy.html.

9   *one out of three:* Fryar, Carroll, and Ogden, "Prevalence of Overweight, Obesity."

10  *one out of 17:* Ibid.

11  *increased nearly fivefold:* C. L. Ogden and M. D. Carroll, "Prevalence of Obesity Among Children and Adolescents: United States, Trends 1963–1965 through 2007–2008," 2013, cited October 31, 2013, http://www.cdc.gov/nchs/data/hestat/obesity_adult_09_10/obesity_adult_09_10.htm.

12  *linked to excess weight:* A. Stokes, "Using Maximum Weight to Redefine Body Mass Index Categories in Studies of the Mortality Risks of Obesity," *Population Health Metrics* 12, no. 1 (2014): 6; A. Stokes and S. H. Preston, "Revealing the Burden of Obesity Using Weight Histories," *Proceedings of the National Academy of Sciences of the United States of America* 113, no. 3 (January 2016): 572–77.

13  *rerouted to lose weight:* J. Ponce, "New Procedure Estimates for Bariatric Surgery: What the Numbers Reveal," Connect, May 2014, cited March 11, 2016, http://connect.asmbs.org/may-2014-bariatric-surgery-growth.html.

14  *contained in chemical bonds:* J. L. Hargrove, "History of the Calorie in Nutrition," *Journal of Nutrition* 136, no. 12 (December 2006): 2957–61.

15  *furnace of the human body:* W. O. Atwater, "The Potential Energy of Food: The Chemistry and Economy of Food, III," *Century* 34 (1887): 397–405.

16  *convention begun by Atwater:* Ibid.

17  *energy leaving the body:* W. O. Atwater, *Experiments on the Metabolism of Matter and Energy in the Human Body, 1898–1900* (US Government Printing Office, 1902), 166.

18  *human furnace is concerned:* Ibid.

19  *weight maintenance, or weight gain:* O. Lammert, N. Grunnet, P. Faber, K. S. Bjørnsbo, J. Dich, L. O. Larsen, et al., "Effects of Isoenergetic Overfeeding of Either Carbohydrate or Fat in Young Men," *British Journal of Nutrition* 84, no. 2 (2000): 233–45; T. J. Horton, H. Drougas, A. Brachey, G. W. Reed, J. C. Peters, and J. O. Hill, "Fat and Carbohydrate Overfeeding in Humans: Different Effects on Energy Storage," *American Journal of Clinical Nutrition* 62, no. 1 (July 1995): 19–29; R. L. Leibel, J. Hirsch, B. E. Appel, and G. C. Checani, "Energy Intake Required to Maintain Body Weight Is Not Affected by Wide Variation in Diet Composition," *American Journal of Clinical Nutrition* 55, no. 2 (February 1992): 350–55; N. Grey and D. M. Kipnis, "Effect of Diet Composition on the Hyperinsulinemia of Obesity," *New England Journal of Medicine* 285, no. 15 (October 7, 1971): 827–31; C. Bogardus, B. M. LaGrange, E. S. Horton, and E. A. Sims, "Comparison of Carbohydrate-Containing and Carbohydrate-Restricted Hypocaloric Diets in the Treatment of Obesity: Endurance and Metabolic Fuel Homeostasis During Strenuous Exercise," *Journal of Clinical Investigation* 68,

no. 2 (August 1981): 399–404; P. M. Piatti, F. Monti, I. Fermo, L. Baruffaldi, R. Nasser, G. Santambrogio, et al., "Hypocaloric High-Protein Diet Improves Glucose Oxidation and Spares Lean Body Mass: Comparison to Hypocaloric High-Carbohydrate Diet," *Metabolism* 43, no. 12 (December 1994): 1481–87; A. Golay, A. F. Allaz, Y. Morel, N. de Tonnac, S. Tankova, and G. Reaven, "Similar Weight Loss with Low- or High-Carbohydrate Diets," *American Journal of Clinical Nutrition* 63, no. 2 (February 1996): 174–78.

20　*meaningful differences in adiposity:* C. B. Ebbeling, J. F. Swain, H. A. Feldman, W. W. Wong, D. L. Hachey, E. Garcia-Lago, et al., "Effects of Dietary Composition on Energy Expenditure During Weight-Loss Maintenance," *Journal of the American Medical Association* 307, no. 24 (June 27, 2012): 2627–34; K. D. Hall, T. Bemis, R. Brychta, K. Y. Chen, A. Courville, E. J. Crayner, et al., "Calorie for Calorie, Dietary Fat Restriction Results in More Body Fat Loss than Carbohy-drate Restriction in People with Obesity," *Cell Metabolism* 22, no. 3 (September 2015): 427–36.

21　*calories are left per person:* USDA, "USDA Economic Research Service—Food Availability (Per Capita)."

22　*tally up the calories:* E. S. Ford and W. H. Dietz, "Trends in Energy Intake Among Adults in the United States: Findings from NHANES," *American Journal of Clinical Nutrition* 97, no. 4 (April 2013): 848–53.

23　*increase in weight:* K. D. Hall, J. Guo, M. Dore, C. C. Chow, "The Progressive Increase of Food Waste in America and Its Environmental Impact," *PLOS ONE* 4, no. 11 (November 2009): e7940.

24　*same period of time:* B. Swinburn, G. Sacks, and E. Ravussin, "Increased Food Energy Supply Is More Than Sufficient to Explain the US Epidemic of Obesity," *American Journal of Clinical Nutrition* 90, no. 6 (December 2009): 1453–56.

25　*weight gain and weight loss:* K. D. Hall, G. Sacks, D. Chandramohan, C. C. Chow, Y. C. Wang, S. L. Gortmaker, et al., "Quantification of the Effect of Energy Imbalance on Bodyweight," *Lancet* 378, no. 9793 (August 27, 2011): 826–37.

26　*every pound you want to lose:* Ibid.

27　*happens in later chapters:* Ibid.

28　*fantastic paper on this:* Hall, Guo, Dore, and Chow, "The Progressive Increase of Food Waste."

29　*shown in figure 5:* S. C. Davis and S. W. Diegel, *Transportation Energy Data Book: Edition 32* (US Department of Energy, 2013).

30　*milk chocolate, and peanut butter:* A. Sclafani and D. Springer, "Dietary Obesity in Adult Rats: Similarities to Hypothalamic and Human Obesity Syndromes," *Physiology and Behavior* 17, no. 3 (September 1976): 461–71.

31    *high in fat and/or sugar:* B. P. Sampey, A. M. Vanhoose, H. M. Winfield, A. J. Freemerman, M. J. Muehlbauer, P. T. Fueger, et al., "Cafeteria Diet Is a Robust Model of Human Metabolic Syndrome with Liver and Adipose Inflammation: Comparison to High-Fat Diet," *Obesity* (Silver Spring, MD) 19, no. 6 (June 2011): 1109–17.

32    *calorie intake in obesity:* D. M. Dreon, B. Frey-Hewitt, N. Ellsworth, P. T. Williams, R. B. Terry, and P. D. Wood, "Dietary Fat: Carbohydrate Ratio and Obesity in Middle-Aged Men," *American Journal of Clinical Nutrition* 47, no. 6 (June 1, 1988): 995–1000; D. Kromhout, "Energy and Macronutrient Intake in Lean and Obese Middle-Aged Men (The Zutphen Study)," *American Journal of Clinical Nutrition* 37, no. 2 (February 1983): 295–99; W. C. Miller, M. G. Niederpruem, J. P. Wallace, and A. K. Lindeman, "Dietary Fat, Sugar, and Fiber Predict Body Fat Content," *Journal of the American Dietetic Association* 94, no. 6 (June 1994): 612–15.

33    *measuring calorie intake:* S. W. Lichtman, K. Pisarska, E. R. Berman, M. Pestone, H. Dowling, E. Offenbacher, et al., "Discrepancy Between Self-Reported and Actual Caloric Intake and Exercise in Obese Subjects," *New England Journal of Medicine* 327, no. 27 (December 31, 1992): 1893–98; E. Ravussin, S. Lillioja, T. E. Anderson, L. Christin, and C. Bogardus, "Determinants of 24-Hour Energy Expenditure in Man: Methods and Results Using a Respiratory Chamber," *Journal of Clinical Investigation* 78, no. 6 (December 1986): 1568–78; L. G. Bandini, D. A. Schoeller, H. N. Cyr, and W. H. Dietz, "Validity of Reported Energy Intake in Obese and Nonobese Adolescents," *American Journal of Clinical Nutrition* 52, no. 3 (September 1, 1990): 421–5; E. Ravussin, B. Burnand, Y. Schutz, and E. Jéquier, "Twenty-Four-Hour Energy Expenditure and Resting Metabolic Rate in Obese, Moderately Obese, and Control Subjects," *American Journal of Clinical Nutrition* 35, no. 3 (March 1, 1982): 566–73.

34    *how much, they eat:* Lichtman, Pisarska, Berman, Pestone, Dowling, Offenbacher, et al., "Discrepancy Between Self-Reported and Actual"; Bandini, Schoeller, Cyr, and Dietz, "Validity of Reported Energy Intake"; J. O. Fisher, R. K. Johnson, C. Lindquist, L. L. Birch, and M. I. Goran, "Influence of Body Composition on the Accuracy of Reported Energy Intake in Children," *Obesity Research* 8, no. 8 (November 1, 2000): 597–603.

35    *entrées, snacks, and beverages:* R. Rising, S. Alger, V. Boyce, H. Seagle, R. Ferraro, A. M. Fontvieille, et al., "Food Intake Measured by an Automated Food-Selection System: Relationship to Energy Expenditure," *American Journal of Clinical Nutrition* 55, no. 2 (February 1, 1992): 343–49.

36    *"human cafeteria diet" studies:* D. E. Larson, P. A. Tataranni, R. T. Ferraro, and

E. Ravussin, "Ad Libitum Food Intake on a 'Cafeteria Diet' in Native American Women: Relations with Body Composition and 24-H Energy Expenditure," *American Journal of Clinical Nutrition* 62, no. 5 (November 1, 1995): 911–17; D. Larson, R. Rising, R. Ferraro, and E. Ravussin, "Spontaneous Overfeeding with a 'Cafeteria Diet' in Men: Effects on 24-Hour Energy Expenditure and Substrate Oxidation," *International Journal of Obesity and Related Metabolic Disorders* 19, no. 5 (May 1995): 331–37.

**Chapter 2　取捨之間**

1　*a fin on land:* S. Kumar and S. B. Hedges, "A Molecular Timescale for Vertebrate Evolution," *Nature* 392, no. 6679 (April 30, 1998): 917–20.

2　*human decision-making apparatus:* M. Stephenson-Jones, E. Samuelsson, J. Ericsson, B. Robertson, and S. Grillner, "Evolutionary Conservation of the Basal Ganglia as a Common Vertebrate Mechanism for Action Selection," *Current Biology* 21, no. 13 (July 12, 2011): 1081–91.

3　*one paint nozzle:* P. Redgrave, T. J. Prescott, and K. Gurney, "The Basal Ganglia: A Vertebrate Solution to the Selection Problem?" *Neuroscience* 89, no. 4 (1999): 1009–23.

4　*the brains of flies:* N. J. Strausfeld and F. Hirth, "Deep Homology of Arthropod Central Complex and Vertebrate Basal Ganglia," *Science* 340, no. 6129 (April 12, 2013): 157–61; V. G. Fiore, R. J. Dolan, N. J. Strausfeld, and F. Hirth, "Evolutionarily Conserved Mechanisms for the Selection and Maintenance of Behavioural Activity," *Philosophical Transactions of the Royal Society of London, Series B: Biological Sciences* 370, no. 1684 (December 2015).

5　*in a living organism:* Ibid.

6　*called the basal ganglia:* Ibid.

7　*parts of the brain:* Stephenson-Jones, Samuelsson, Ericsson, Robertson, and Grillner, "Evolutionary Conservation of the Basal Ganglia"; Fiore, Dolan, Strausfeld, and Hirth, "Evolutionarily Conserved Mechanisms."

8　*from the basal ganglia:* S. Grillner, J. Hellgren, A. Ménard, K. Saitoh, and M. A. Wikström, "Mechanisms for Selection of Basic Motor Programs—Roles for the Striatum and Pallidum," *Trends in Neurosciences* 28, no. 7 (July 2005): 364–70; A. Ménard and S. Grillner, "Diencephalic Locomotor Region in the Lamprey— Afferents and Efferent Control," *Journal of Neurophysiology* 100, no. 3 (September 2008): 1343–53.

9　*involved in planning behavior:* Fiore, Dolan, Strausfeld, and Hirth, "Evolutionarily Conserved Mechanisms"; F. M. Ocaña, S. M. Suryanarayana, K. Saitoh, A. A.

Kardamakis, L. Capantini, B. Robertson, et al., "The Lamprey Pallium Provides a Blueprint of the Mammalian Motor Projections from Cortex," *Current Biology* 25, no. 4 (February 16, 2015): 413–23.

10   *to track its prey:* Ibid.

11   *the striatum (figure 7):* Fiore, Dolan, Strausfeld, and Hirth, "Evolutionarily Conserved Mechanisms."

12   *select the strongest bid:* Redgrave, Prescott, and Gurney, "The Basal Ganglia."

13   *particular action (figure 7):* Ocaña, Suryanarayana, Saitoh, Kardamakis, Capantini, Robertson, et al., "The Lamprey Pallium"; J. G. McHaffie, T. R. Stanford, B. E. Stein, V. Coizet, and P. Redgrave, "Subcortical Loops Through the Basal Ganglia," *Trends in Neurosciences* 28, no. 8 (August 2005): 401–407.

14   *decisions under complex conditions:* R. Bogacz and K. Gurney, "The Basal Ganglia and Cortex Implement Optimal Decision Making Between Alternative Actions," *Neural Computation* 19, no. 2 (January 5, 2007): 442–77.

15   *our body weight:* K. N. Frayn, *Metabolic Regulation: A Human Perspective* (Chichester, UK: Wiley-Blackwell, 2010).

16   *lampreys and mammals:* Stephenson-Jones, Samuelsson, Ericsson, Robertson, and Grillner, "Evolutionary Conservation of the Basal Ganglia."

17   *same chemical messengers:* Ibid.

18   *some 560 million years ago:* S. Grillner, B. Robertson, and M. Stephenson-Jones, "The Evolutionary Origin of the Vertebrate Basal Ganglia and Its Role in Action Selection," *Journal of Physiology* 591, no. 22 (November 15, 2013): 5425–31.

19   *process called exaptation:* Stephenson-Jones, Samuelsson, Ericsson, Robertson, and Grillner, "Evolutionary Conservation of the Basal Ganglia."

20   *learn simple tasks:* I. Q. Whishaw and B. Kolb, "The Mating Movements of Male Decorticate Rats: Evidence for Subcortically Generated Movements by the Male but Regulation of Approaches by the Female," *Behavioural Brain Research* 17, no. 3 (October 1985): 171–91; D. A. Oakley, "Performance of Decorticated Rats in a Two-Choice Visual Discrimination Apparatus," *Behavioural Brain Research* 3, no. 1 (July 1981): 55–69.

21   *like the lamprey pallium:* G. E. Alexander, M. E. DeLong, and P. L. Strick, "Parallel Organization of Functionally Segregated Circuits Linking Basal Ganglia and Cortex," *Annual Review of Neuroscience* 9 (1986): 357–81; F. A. Middleton and P. L. Strick, "Basal Ganglia and Cerebellar Loops: Motor and Cognitive Circuits," *Brain Research Reviews* 31, nos. 2,3 (March 2000): 236–50.

22   *numerous other processes:* McHaffie, Stanford, Stein, Coizet, and Redgrave, "Subcortical Loops"; Middleton and Strick, "Basal Ganglia and Cerebellar

Loops"; P. Romanelli, V. Esposito, D. W. Schaal, and G. Heit, "Somatotopy in the Basal Ganglia: Experimental and Clinical Evidence for Segregated Sensorimotor Channels," *Brain Research Reviews* 48, no. 1 (February 2005): 112–28.

23   *competing motivations and emotions:* Fiore, Dolan, Strausfeld, and Hirth, "Evolutionarily Conserved Mechanisms"; A. E. Kelley, "Ventral Striatal Control of Appetitive Motivation: Role in Ingestive Behavior and Reward-Related Learning," *Neuroscience and Biobehaviorial Reviews* 27, no. 8 (January 2004): 765–76; A. E. Kelley, "Neural Integrative Activities of Nucleus Accumbens Subregions in Relation to Learning and Motivation," *Psychobiology* 27, no. 2 (June 1, 1999): 198–213.

24   *making a plan:* D. Joel and I. Weiner, "The Organization of the Basal Ganglia–Thalamocortical Circuits: Open Interconnected Rather than Closed Segregated," *Neuroscience* 63, no. 2 (November 1994): 363–79.

25   *motor brain regions:* Redgrave, Prescott, and Gurney, "The Basal Ganglia"; Joel and Weiner, "The Organization of the Basal Ganglia–Thalamocortical Circuits."

26   *called the* substantia nigra: J. M. Fearnley and A. J. Lees, "Ageing and Parkinson's Disease: Substantia Nigra Regional Selectivity," *Brain* 114, no. 5 (October 1, 1991): 2283–301.

27   *move around a lot:* J. M. Delfs, L. Schreiber, and A. E. Kelley, "Microinjection of Cocaine into the Nucleus Accumbens Elicits Locomotor Activation in the Rat," *Journal of Neuroscience* 10, no. 1 (January 1, 1990): 303–10.

28   *well-worn movement patterns:* Fearnley and Lees, "Ageing and Parkinson's Disease"; P. Redgrave, M. Rodriguez, Y. Smith, M. C. Rodriguez-Oroz, S. Lehericy, H. Bergman, et al., "Goal-Directed and Habitual Control in the Basal Ganglia: Implications for Parkinson's Disease," *Nature Reviews Neuroscience* 11, no. 11 (November 2010): 760–72.

29   *more normally once again:* R. B. Godwin-Austen, C. C. Frears, E. B. Tomlinson, and H. W. L. Kok, "Effects of L-Dopa in Parkinson's Disease," *Lancet* 294, no. 7613 (July 26, 1969): 165–68.

30   *drug abuse, and binge eating:* V. Voon, P.-O. Fernagut, J. Wickens, C. Baunez, M. Rodriguez, N. Pavon, et al., "Chronic Dopaminergic Stimulation in Parkinson's Disease: From Dyskinesias to Impulse Control Disorders," *Lancet Neurology* 8, no. 12 (December 2009): 1140–49.

31   *cluster of unusual symptoms:* K. Barrett, "Treating Organic Abulia with Bromocriptine and Lisuride: Four Case Studies," *Journal of Neurology, Neurosurgery, and Psychiatry* 54, no. 8 (August 1, 1991): 718–21.

32  *motivations, emotions, and thoughts:* Barrett, "Treating Organic Abulia";
D. Laplane, M. Baulac, D. Widlöcher, and B. Dubois, "Pure Psychic Akinesia with
Bilateral Lesions of Basal Ganglia," *Journal of Neurology, Neurosurgery, and
Psychiatry* 47, no. 4 (1984): 377–85; S. E. Starkstein, M. L. Berthier, and
R. Leiguarda, "Psychic Akinesia Following Bilateral Pallidal Lesions," *International Journal of Psychiatry in Medicine* 19, no. 2 (1989): 155–64; A. Lugaresi, P.
Montagna, A. Morreale, and R. Gallassi, " 'Psychic Akinesia' Following Carbon
Monoxide Poisoning," *European Neurology* 30, no. 3 (1990): 167–69.

**Chapter 3　誘惑大腦的化學物質**

1   *2004 review paper:* R. A. Wise, "Dopamine, Learning, and Motivation," *Nature
Reviews Neuroscience* 5, no. 6 (June 2004): 483–94.
2   *to recur also:* E. L. Thorndike, *The Elements of Psychology* (New York: A. G. Seiler,
1905), 394.
3   *eat there again:* I. L. Bernstein and M. M. Webster, "Learned Taste
Aversions in Humans," *Physiology and Behavior* 25, no. 3 (September 1980):
363–66.
4   *once per second:* I. B. Witten, E. E. Steinberg, S. Y. Lee, T. J. Davidson, K. A.
Zalocusky, M. Brodsky, et al., "Recombinase-Driver Rat Lines: Tools, Techniques,
and Optogenetic Application to Dopamine-Mediated Reinforcement," *Neuron*
72, no. 5 (December 8, 2011): 721–33.
5   *again in the future:* J. N. Reynolds, B. I. Hyland, and J. R. Wickens, "A Cellular
Mechanism of Reward-Related Learning," *Nature* 413, no. 6851 (September 6,
2001): 67–70.
6   *your "successful" behavior:* Wise, "Dopamine, Learning and Motivation."
7   *response to the bell alone:* I. P. Pavlov and G. V. Anrep, *Conditioned Reflexes*
(Mineola, NY: Dover Publications, 2012), 448.
8   *humans back this up:* Ibid.
9   *experience of pleasure:* S. Peciña, K. S. Smith, and K. C. Berridge, "Hedonic Hot
Spots in the Brain," *Neuroscientist: A Review Journal Bringing Neurobiology,
Neurology, and Psychiatry* 12, no. 6 (December 2006): 500–11; K. C. Berridge,
" 'Liking' and 'Wanting' Food Rewards: Brain Substrates and Roles in Eating
Disorders," *Physiology and Behavior* 97, no. 5 (July 14, 2009): 537–50.
10  *with the grape flavor:* A. Sclafani and J. W. Nissenbaum, "Robust Conditioned
Flavor Preference Produced by Intragastric Starch Infusion in Rats," *American
Journal of Physiology Regulatory, Integrative and Comparative Physiology* 255, no. 4
(October 1988): R672–R675.

11   *in the digestive tract:* G. Elizalde and A. Sclafani, "Starch-Based Conditioned Flavor Preferences in Rats: Influence of Taste, Calories, and CS-US Delay," *Appetite* 11, no. 3 (December): 179–200; A. Sclafani and K. Ackroff, "Glucose- and Fructose-Conditioned Flavor Preferences in Rats: Taste versus Postingestive Conditioning," *Physiology and Behavior* 56, no. 2 (August 1994): 399–405.

12   *upper small intestine:* K. Ackroff, Y.-M. Yiin, A. Sclafani, "Post-Oral Infusion Sites That Support Glucose-Conditioned Flavor Preferences in Rats," *Physiology and Behavior* 99, no. 3 (March 3, 2010): 402–11.

13   *more dopamine spikes:* I. E. de Araujo, J. G. Ferreira, L. A. Tellez, X. Ren, and C. W. Yeckel, "The Gut–Brain Dopamine Axis: A Regulatory System for Caloric Intake," *Physiology and Behavior* 106, no. 3 (June 6, 2012): 394–99.

14   *they carry the signal:* A. Sclafani, K. Ackroff, and G. J. Schwartz, "Selective Effects of Vagal Deafferentation and Celiac-Superior Mesenteric Ganglionectomy on the Reinforcing and Satiating Action of Intestinal Nutrients," *Physiology and Behavior* 78, no. 2 (February 2003): 285–94.

15   *conditioned flavor preferences:* A. V. Azzara, R. J. Bodnar, A. R. Delamater, and A. Sclafani, "D1 but Not D2 Dopamine Receptor Antagonism Blocks the Acquisition of a Flavor Preference Conditioned by Intragastric Carbohydrate Infusions," *Pharmacology Biochemistry and Behavior* 68, no. 4 (April 2001): 709–20.

16   *using fat and protein:* C. Pérez, F. Lucas, and A. Sclafani, "Carbohydrate, Fat, and Protein Condition Similar Flavor Preferences in Rats Using an Oral-Delay Procedure," *Physiology and Behavior* 57, no. 3 (March 1995): 549–54.

17   *more reinforcing it is:* A. Ackroff and A. Sclatani, "Energy Density and Macronutrient Composition Determine Flavor Preference Conditioned by Intragastric Infusions of Mixed Diets," *Physiology and Behavior* 89, no. 2 (September 2006): 250–60.

18   *cooperate to reinforce behavior:* Sclafani and Ackroff, "Glucose- and Fructose-Conditioned Flavor."

19   *availability of calories:* C. Arnould and A. Ågmo, "The Importance of the Stomach for Conditioned Place Preference Produced by Drinking Sucrose in Rats," *Psychobiology* 27, no, 4 (December 1999): 541–46.

20   *administered into the stomach:* K. Ackroff and A. Sclafani, "Flavor Preferences Conditioned by Post-Oral Infusion of Monosodium Glutamate in Rats," *Physiology and Behavior* 104, no. 3 (September 1, 2011): 488–94.

21   *digestive distress are aversive:* Berridge, "'Liking' and 'Wanting' Food Rewards"; A. Sclafani, A. V. Azzara, K. Touzani, P. S. Grigson, and R. Norgren, "Parabrachial Nucleus Lesions Block Taste and Attenuate Flavor Preference and Aversion Conditioning in Rats," *Behavioral Neuroscience* 115, no. 4 (August 2001): 920–33; A. Dewan, R. Pacifico, R. Zhan, D. Rinberg, and T. Bozza, "Non-Redundant

Coding of Aversive Odours in the Main Olfactory Pathway," *Nature* 498 (April 28, 2013): 486–89.

22  *seventy-five million years ago:* Berridge, " 'Liking' and 'Wanting' Food Rewards."

23  *previously caused digestive distress:* Bernstein and Webster, "Learned Taste Aversions"; M. R. Yeomans, N. J. Gould, S. Mobini, J. Prescott, "Acquired Flavor Acceptance and Intake Facilitated by Monosodium Glutamate in Humans," *Physiology and Behavior* 94, nos. 4,5 (March 18, 2008): 958–66.

24  *our own species:* S. L. Johnson, L. McPhee, and L. L. Birch, "Conditioned Preferences: Young Children Prefer Flavors Associated with High Dietary Fat," *Physiology and Behavior* 50, no. 6 (December 1991): 1245–51; D. L. Kern, L. McPhee, J. Fisher, S. Johnson, and L. L. Birch, "The Postingestive Consequences of Fat Condition Preferences for Flavors Associated with High Dietary Fat," *Physiology and Behavior* 54, no. 1 (July 1993): 71–76; D. A. Booth, P. Mather, and J. Fuller, "Starch Content of Ordinary Foods Associatively Conditions Human Appetite and Satiation, Indexed by Intake and Eating Pleasantness of Starch-Paired Flavours," *Appetite* 3, no. 2 (June 1982): 163–84.

25  *like humans do:* R. R. Sakai, W. B. Fine, A. N. Epstein, and S. P. Frankmann, "Salt Appetite Is Enhanced by One Prior Episode of Sodium Depletion in the Rat," *Behavioral Neuroscience* 101, no. 5 (1987): 724–31.

26  *we'll return to later:* Lee, The *!Kung San;* A. M. Hurtado and K. Hill, *Ache Life History: The Ecology and Demography of a Foraging People* (New York: Aldine Transaction, 1996), 561.

27  *act on the same pathway:* S. Ferré, K. Fuxe, B. Fredholm, M. Morelli, and P. Popoli, "Adenosine–Dopamine Receptor–Receptor Interactions as an Integrative Mechanism in the Basal Ganglia," *Trends in Neurosciences* 20, no. 10 (October 1, 1997): 482–87.

28  *consequences, and withdrawal symptoms:* A. N. Gearhardt, W. R. Corbin, and K. D. Brownell, "Preliminary Validation of the Yale Food Addiction Scale," *Appetite* 52, no. 2 (April 2009): 430–36.

29  *criteria for food addiction:* Ibid.

30  *binge eating behavior:* A. Meule, "How Prevalent Is 'Food Addiction'?" *Frontiers in Psychiatry* 2 (November 2011): 61.

31  *sheds light on the question:* Gearhardt, Corbin, and Brownell, "Yale Food Addiction Scale."

32  *like its cousin caffeine:* H. J. Smit and R. J. Blackburn, "Reinforcing Effects of Caffeine and Theobromine as Found in Chocolate," *Psychopharmacology* (Berlin) 181, no. 1 (August 1, 2005): 101–106.

33  *craved food among women:* A. J. Hill and L. Heaton-Brown, "The Experience of

Food Craving: A Prospective Investigation in Healthy Women," *Journal of Psychosomatic Research* 38, no. 8 (November 1994): 801–14.

34  *foods they like:* M. R. Yeomans, "Palatability and the Micro-structure of Feeding in Humans: The Appetizer Effect," *Appetite* 27, no. 2 (October 1996): 119–33; C. de Graaf, L. S. de Jong, and A. C. Lambers, "Palatability Affects Satiation but Not Satiety," *Physiology and Behavior* 66, no. 4 (June 1999): 681–88; M. O. Monneuse, F. Bellisle, J. Louis-Sylvestre, "Responses to an Intense Sweetener in Humans: Immediate Preferences and Delayed Effects on Intake," *Physiology and Behavior* 49, no. 2 (February 1991): 325–30; E. M. Bobroff and H. R. Kissileff, "Effects of Changes in Palatability on Food Intake and the Cumulative Food Intake Curve of Man," *Appetite* 7, no. 1 (March 1986): 85–96.

35  *meals they describe as bland:* J. M. de Castro, "Eating Behavior: Lessons from the Real World of Humans," *Nutrition* (Los Angeles) 16, no. 10 (October 2000): 800–13.

36  *unintentionally addressed this question:* S. A. Hashim, T. B. van Itallie, "Studies in Normal and Obese Subjects with a Monitored Food Dispensing Device," *Annals of the New York Academy of Sciences* 131, no. 1 (1965): 654–61.

37  *lose excess fat:* Ibid.; R. G. Campbell, S. A. Hashim, and T. B. van Itallie, "Studies of Food-Intake Regulation in Man," *New England Journal of Medicine* 285, no. 25 (1971): 1402–407; M. Cabanac and E. F. Rabe, "Influence of a Monotonous Food on Body Weight Regulation in Humans," *Physiology and Behavior* 17, no. 4 (October 1976): 675–78.

38  *months at a time:* S. K. Kon and A. Klein, "The Value of Whole Potato in Human Nutrition," *Biochemical Journal* 22, no. 1 (1928): 258–60; M. S. Rose and L. F. Cooper, "The Biological Efficiency of Potato Nitrogen," *Journal of Biological Chemistry* 30 (1917): 201–204.

39  *maintain his weight:* C. Voigt, "20 Potatoes a Day," http://www.20potatoesaday.com/.

40  *rapid weight loss:* "EAT MOAR TATERS!" 2012, http://www.marksdailyapple .com/forum/thread67137.html.

41  *ancient relatives the jellyfish:* M. C. Johnson and K. L. Wuensch, "An Investigation of Habituation in the Jellyfish *Aurelia aurita*," *Behavioral and Neural Biology* 61, no. 1 (1994): 54–59.

42  *experiments in human infants:* H. S. Bashinski, J. S. Werner, and J. W. Rudy, "Determinants of Infant Visual Fixation: Evidence for a Two-Process Theory," *Journal of Experimental Child Psychology* 39, no. 3 (June 1985): 580–98.

43  *foods for lunch:* B. J. Rolls, E. T. Rolls, E. A. Rowe, and K. Sweeney, "Sensory Specific Satiety in Man," *Physiology and Behavior* 27, no. 1 (July 1981): 137–42.

44    *large variety of foods:* B. J. Rolls, P. M. van Duijvenvoorde, and E. A. Rowe, "Variety in the Diet Enhances Intake in a Meal and Contributes to the Development of Obesity in the Rat," *Physiology and Behavior* 31, no. 1 (July 1983): 21–27; H. A. Raynor and L. H. Epstein, "Dietary Variety, Energy Regulation, and Obesity," *Psychological Bulletin* 127, no. 3 (May 2001): 325–41; R. J. Stubbs, A. M. Johnstone, N. Mazlan, S. E. Mbaiwa, and S. Ferris, "Effect of Altering the Variety of Sensorially Distinct Foods, of the Same Macronutrient Content, on Food Intake and Body Weight in Men," *European Journal of Clinical Nutrition* 55, no. 1 (January 2001): 19–28; B. J. Rolls, E. A. Rowe, E. T. Rolls, B. Kingston, A. Megson, and R. Gunary, "Variety in a Meal Enhances Food Intake in Man," *Physiology and Behavior* 26, no. 2 (February 1981): 215–21.

45    *"the munchies":* R. W. Foltin, M. W. Fischman, and M. F. Byrne, "Effects of Smoked Marijuana on Food Intake and Body Weight of Humans Living in a Residential Laboratory," *Appetite* 11, no. 1 (August 1988): 1–14.

46    *regulates food reward:* G. Jager and R. F. Witkamp, "The Endocannabinoid System and Appetite: Relevance for Food Reward," *Nutrition Research Reviews* (June 16, 2014): 1–14.

47    *marijuana increases food intake:* R. W. Foltin, J. V. Brady, and M. W. Fischman, "Behavioral Analysis of Marijuana Effects on Food Intake in Humans," *Pharmacology Biochemistry and Behavior* 25, no. 3 (September 1986): 577–82; E. L. Abel, "Effects of Marihuana on the Solution of Anagrams, Memory and Appetite," *Nature* 231, no. 5100 (May 1971): 260–61; E. G. Williams and C. K. Himmelsbach, "Studies on Marihuana and Pyrahexyl Compound," *Public Health Reports* 61 (July 19, 1946): 1059–83.

48    *negative side effects:* R. Christensen, P. K. Kristensen, E. M. Bartels, H. Bliddal, and A. Astrup, "Efficacy and Safety of the Weight-Loss Drug Rimonabant: A Meta-Analysis of Randomised Trials," *Lancet* 370, no. 9600 (November 17, 2007): 1706–13; L. van Gaal, X. Pi-Sunyer, J.-P. Després, C. McCarthy, and A. Scheen, "Efficacy and Safety of Rimonabant for Improvement of Multiple Cardiometabolic Risk Factors in Overweight/Obese Patients: Pooled 1-Year Data from the Rimonabant in Obesity (RIO) Program," *Diabetes Care* 31, suppl. 2 (February 2008): S229–40; L. F. van Gaal, A. M. Rissanen, A. J. Scheen, O. Ziegler, and S. Rössner, "Effects of the Cannabinoid-1 Receptor Blocker Rimonabant on Weight Reduction and Cardiovascular Risk Factors in Overweight Patients: 1-Year Experience from the RIO-Europe Study," *Lancet* 365, no. 9468 (April 22, 2005): 1389–97.

49    *anxiety, and suicidal thoughts:* Van Gaal, Pi-Sunyer, Després, McCarthy, and Scheen, "Efficacy and Safety of Rimonabant."

50    *people who are lean:* B. E. Saelens and L. H. Epstein, "Reinforcing Value of Food

in Obese and Non-Obese Women," *Appetite* 27, no. 1 (August 1996): 41–50.

51   *hunger is the same:* J. L. Temple, C. M. Legierski, A. M. Giacomelli, S.-J. Salvy, and L. H. Epstein, "Overweight Children Find Food More Reinforcing and Consume More Energy Than Do Nonoverweight Children," *American Journal of Clinical Nutrition* 87, no. 5 (May 1, 2008): 1121–27.

52   *lab and at home:* Ibid.; L. H. Epstein, K. A. Carr, H. Lin, K. D. Fletcher, and J. N. Roemmich, "Usual Energy Intake Mediates the Relationship Between Food Reinforcement and BMI," *Obesity* 20, no. 9 (September 1, 2012): 1815–19; L. H. Epstein, J. L. Temple, B. J. Neaderhiser, R. J. Salis, R. W. Erbe, and J. J. Leddy, "Food Reinforcement, the Dopamine D2 Receptor Genotype, and Energy Intake in Obese and Nonobese Humans," *Behavioral Neuroscience* 121, no. 5 (October 2007): 877–86.

53   *age group they examined:* C. Hill, J. Saxton, L. Webber, J. Blundell, and J. Wardle, "The Relative Reinforcing Value of Food Predicts Weight Gain in a Longitudinal Study of 7–10-Y-Old Children," *American Journal of Clinical Nutrition* 90, no. 2 (August 1, 2009): 276–81; K. A. Carr, H. Lin, K. D. Fletcher, and L. H. Epstein, "Food Reinforcement, Dietary Disinhibition and Weight Gain in Nonobese Adults," *Obesity* 22, no. 1 (January 1, 2014): 254–59.

54   *gained only half a pound:* Carr, Lin, Fletcher, and Epstein, "Food Reinforcement, Dietary Disinhibition."

55   *highly susceptible to overeating:* B. Y. Rollins, K. K. Dearing, and L. H. Epstein, "Delay Discounting Moderates the Effect of Food Reinforcement on Energy Intake among Non-Obese Women," *Appetite* 55, no. 3 (December 2010): 420–25; B. M. Appelhans, K. Woolf, S. L. Pagoto, K. L. Schneider, M. C. Whited, and R. Liebman, "Inhibiting Food Reward: Delay Discounting, Food Reward Sensitivity, and Palatable Food Intake in Overweight and Obese Women," *Obesity* (Silver Spring, MD) 19, no. 11 (November 2011): 2175–82.

56   *susceptible to weight gain:* Carr, Lin, Fletcher, and Epstein, "Food Reinforcement, Dietary Disinhibition"; C. Nederkoorn, K. Houben, W. Hofmann, A. Roefs, and A. Jansen, "Control Yourself or Just Eat What You Like? Weight Gain over a Year Is Predicted by an Interactive Effect of Response Inhibition and Implicit Preference for Snack Foods," *Health Psychology: Official Journal of the Division of Health Psychology of the American Psychological Association* 29, no. 4 (July 2010): 389–93.

**Chapter 4　美式飲食對食物獎勵機制的影響**

1　*heart disease, diabetes, and obesity:* Lieberman, *The Story of the Human Body*; Lindeberg, *Food and Western Disease.*

2　*preparation, and eating practices:* Lee, *The !Kung San.*

3　*from only fourteen species:* Ibid.

4　*liver being particularly prized:* Ibid.

5　*roasted cashews or almonds*: Ibid.

6　*Lee describes as follows:* Ibid.

7　*foods in a particular location:* Ibid.

8　*"without much enthusiasm":* Ibid.

9　*reproductive years and declined thereafter:* Ibid.

10　*beginning in 1964:* N. A. Chagnon and E. O. Wilson, *Yanomamö: The Last Days of Eden: The Celebrated Anthropologist's Pioneer Work among a Now-Imperiled Amazon Tribe* (San Diego: Jovanovich, 1992).

11　*"animal food alike":* Ibid.

12　*remarkably low throughout life:* J. J. Mancilha-Carvalho, R. de Oliveira, R. J. Esposito, "Blood Pressure and Electrolyte Excretion in the Yanomamo Indians, an Isolated Population," *Journal of Human Hypertension* 3, no. 5 (October 1989): 309–14.

13　*adequate food supplies:* Ibid.

14　*season and location*: Lee, *The !Kung San.*

15　*cooking techniques difficult*: S. Williams, *Food in the United States, 1820s–1890,* 1st ed. (Santa Barbara, CA: Greenwood, 2006), 264; M. J. Elias, *Food in the United States, 1890–1945* (Santa Barbara, CA: Greenwood Press/ABC-CLIO, 2009).

16　*stoves in the 1920s*: Ibid; Chagnon and Wilson, *Yanomamö.*

17　*fifteen thousand items in 1980:* Food Marketing Institute, "Supermarket Facts," 2013, http://www.fmi.org/research-resources/supermarket-facts.

18　*difficult to overstate:* USDA, "Major Trends in U.S. Food Supply, 1909–99," *FoodReview* 21, no. 1 (2000): 8–15; USDA, "USDA Economic Research Service— Food Availability."

19　*other half eating out:* USDA, "USDA Economic Research Service—Food Availability."

20　*cost of sweetened beverages:* Elias, *Food in the United States.*

21　*cold, refreshing soda:* Ibid.

22　*from 1822 to 2005:* USDA, "USDA Economic Research Service—Food Availability"; *Statistical Abstract of the United States* (US Government Printing Office, 1907), 763; *Statistical Abstract of the United States* (US Government Printing Office,

1920), 892.

23  *two thousand years ago:* R. I. Curtis, "Umami and the Foods of Classical Antiquity," *American Journal of Clinical Nutrition* 90, no. 3 (September 2009): 712S–718S.

24  *concentrated forms of glutamate:* K. Kurihara, "Glutamate: From Discovery as a Food Flavor to Role as a Basic Taste (Umami)," *American Journal of Clinical Nutrition* 90, no. 3 (September 2009): 719S–722S.

25  *dozens of ingredients:* Schlosser, *Fast Food Nation*; D. A. Kessler, *The End of Overeating: Taking Control of the Insatiable American Appetite* (Emmaus, PA: Rodale, 2009).

26  *can contribute to overeating:* P. J. Rogers, N. J. Richardson, and N. A. Elliman, "Overnight Caffeine Abstinence and Negative Reinforcement of Preference for Caffeine-Containing Drinks," *Psychopharmacology* (Berlin) 120, no. 4 (August 1, 1995): 457–62; C. L. Cunningham and J. S. Niehus, "Flavor Preference Conditioning by Oral Self-Administration of Ethanol," *Psychopharmacology* (Berlin) 134, no. 3 (December 1, 1997): 293–302.

27  *failed to support this idea:* R. S. Geha, A. Beiser, C. Ren, R. Patterson, P. A. Greenberger, L. C. Grammer, et al., "Review of Alleged Reaction to Monosodium Glutamate and Outcome of a Multicenter Double-Blind Placebo-Controlled Study," *Journal of Nutrition* 130, no. 4 (April 1, 2000): 1058S–1062S.

28  *brain levels, of glutamate significantly:* R. Walker and J. R. Lupien, "The Safety Evaluation of Monosodium Glutamate," *Journal of Nutrition* 130, 4S suppl. (April 2000): 1049S–52S.

29  *a repeat customer:* E. Schlosser, *Fast Food Nation: The Dark Side of the All-American Meal* (Boston: Mariner Books / Houghton Mifflin Harcourt, 2012); M. Moss, *Salt, Sugar, Fat: How the Food Giants Hooked Us* (New York: Random House, 2013).

30  *version of natural eggs:* O. Koehler and A. Zagarus, "Beiträge zum Brutverhalten des Halsbandregepfeifers (Charadrius h. hiaticula L.)," *Beitr Zur Fortpflanzungsbiologie Vögel* 13 (1937): 1–9.

31  *their own bodies:* N. Tinbergen, *The Study of Instinct* (Oxford, UK: Oxford University Press, 1991), 256.

32  *"the natural situation":* Ibid.

33  *a normal chick:* W. Wickler, *Mimicry in Plants and Animals* (New York: McGraw-Hill, 1968), 260.

34  *contributes to our diet:* US Department of Agriculture and US Department of Health and Human Services, *Dietary Guidelines for Americans, 2010* (US Government Printing Office, 2010).

35  *salt in the US diet:* Centers for Disease Control and Prevention, "Vital Signs: Food Categories Contributing the Most to Sodium Consumption—United States, 2007–2008," cited June 24, 2014, http://www.cdc.gov/mmwr/preview/mmwrhtml /mm6105a3.htm?s_cid=mm6105a3_w.

36  *$4 billion on top of that:* D. Bailin, G. Goldman, and P. Phartiyal, *Sugar-Coating Science: How the Food Industry Misleads Consumers on Sugar* (Cambridge, MA: Union of Concerned Scientists, 2014).

37  *$1 billion in 2012:* Nationals Institutes of Health, "NIH Categorical Spending— NIH Research Portfolio Online Reporting Tools (RePORT)," cited March 11, 2016, https://report.nih.gov/categorical_spending.aspx.

38  *request the advertised products:* National Research Council, *Food Marketing to Children and Youth.*

39  *exposures per year:* C. R. Dembek, J. L. Harris, and M. B. Schwartz, *Where Children and Adolescents View Food and Beverage Ads on TV: Exposure by Channel and Program* (New Haven, CT: Yale Rudd Center for Food Policy and Obesity, 2013).

40  *4,300 per year:* National Research Council, *Food Marketing to Children and Youth: Threat or Opportunity?* (Washington, D.C.: National Academies Press, 2006).

41  *most often in advertisements:* Bailin, Goldman, and Phartiyal, *Sugar-Coating Science;* Dembek, Harris, and Schwartz, "Where Children and Adolescents View Food"; National Research Council, *Food Marketing to Children and Youth.*

**Chapter 5　精打細算的大腦**

1  *2.6 million years ago:* R. G. Klein, *The Human Career: Human Biological and Cultural Origins,* 3rd ed. (Chicago: University of Chicago Press, 2009), 1024.

2  *reaching ninety-five pounds:* F. Marlowe, *The Hadza: Hunter-Gatherers of Tanzania* (Berkeley: University of California Press, 2010), 336.

3  *Brian Wood, and others:* Ibid.

4  *human hunter-gatherers:* Ibid.; B. Winterhalder and E. A. Smith, "Analyzing Adaptive Strategies: Human Behavioral Ecology at Twenty-Five," *Evolutionary Anthropology: Issues, News, and Reviews* 9, no. 2 (January 1, 2000): 51–72; K. Hill, H. Kaplan, K. Hawkes, and A. M. Hurtado, "Foraging Decisions Among Aché Hunter-Gatherers: New Data and Implications for Optimal Foraging Models," *Ethology and Social Biology* 8, no. 1 (1987): 1–36; E. A. Smith, R. L. Bettinger, C. A. Bishop, V. Blundell, E. Cashdan, M. J. Casimir, et al., "Anthropo-logical Applications of Optimal Foraging Theory: A Critical Review," *Current Anthropology* 24, no. 5 (December 1, 1983): 625–51.

5   *obtain and process it:* Winterhalder and Smith, "Analyzing Adaptive Strategies";
    Hill, Kaplan, Hawkes, and Hurtado, "Foraging Decisions"; Smith, Bettinger,
    Bishop, Blundell, Cashdan, Casimir, et al., "Anthropological Applications."

6   *behavior of human hunter-gatherers:* Hurtado and Hill, *Ache Life History;* Marlowe,
    *The Hadza;* Winterhalder and Smith "Analyzing Adaptive Strategies"; Hill, Kaplan,
    Hawkes, and Hurtado, "Foraging Decisions"; K. Hawkes, K. Hill, and J. F.
    O'Connell, "Why Hunters Gather: Optimal Foraging and the Aché of Eastern
    Paraguay," *American Ethnologist* 9, no. 2 (May 1, 1982): 379–98; B. M. Wood
    and F. W. Marlowe, "Toward a Reality-Based Understanding of Hadza Men's
    Work: A Response to Hawkes et al.," *Human Nature* (Hawthorne, NY) 25, no. 4
    (December 2014): 620–30.

7   *low in calories:* Lee, *The !Kung San;* Marlowe, *The Hadza;* Hawkes, Hill, and
    O'Connell, "Why Hunters Gather."

8   *justify a move:* Winterhalder and Smith, "Analyzing Adaptive Strategies"; Hill,
    Kaplan, Hawkes, and Hurtado, "Foraging Decisions"; Smith, Bettinger, Bishop,
    Blundell, Cashdan, Casimir, et al., "Anthropological Applications."

9   *locate a good nest:* F. W. Marlowe, J. C. Berbesque, B. Wood, A. Crittenden,
    C. Porter, and A. Mabulla, "Honey, Hadza, Hunter-Gatherers, and Human
    Evolution," *Journal of Human Evolution* 71 (2014): 119–28.

10  *can impact its value:* Marlowe and Berbesque, "Tubers as Fallback Foods"; Hill,
    Kaplan, Hawkes, and Hurtado, "Foraging Decisions."

11  *among Aché hunter-gatherers:* Hill, Kaplan, Hawkes, and Hurtado, "Foraging
    Decisions."

12  *risk of falling:* Ibid.

13  *fatter with age:* Marlowe, *The Hadza.*

14  *they are rarely obese:* R. G. Bribiescas, "Serum Leptin Levels and Anthropometric
    Correlates in Ache Amerindians of Eastern Paraguay," *American Journal of Physical
    Anthropology* 115, no. 4 (August 2001): 297–303.

15  *taken into account:* H. Pontzer, D. A. Raichlen, B. M. Wood, A. Z. P. Mabulla,
    S. B. Racette, and F. W. Marlowe, "Hunter-Gatherer Energetics and Human
    Obesity," *PLOS ONE* 7, no. 7 (2012): e40503.

16  *wants more energy:* Hurtado and Hill, *Ache Life History;* K. Hawkes,
    J. F. O'Connell, K. Hill, and E. L. Charnov, "How Much Is Enough? Hunters
    and Limited Needs," *Ethology and Social Biology* 6, no. 1 (1985): 3–15.

17  *part of the diet:* L. Cordain, J. B. Miller, S. B. Eaton, N. Mann, S. H. Holt, and
    J. D. Speth, "Plant-Animal Subsistence Ratios and Macronutrient Energy
    Estimations in Worldwide Hunter-Gatherer Diets," *American Journal of Clinical
    Nutrition* 71, no. 3 (March 2000): 682–92.

18 *have drastically declined:* L. S. Lieberman, "Evolutionary and Anthropological Perspectives on Optimal Foraging in Obesogenic Environments," *Appetite* 47, no. 1 (July 2006): 3–9.

19 *hunter-gatherer and agricultural populations:* M. N. Cohen, *Paleopathology at the Origins of Agriculture* (Orlando, FL: Academic Press, 1984), 644.

20 *all times of day:* Rising, Alger, Boyce, Seagle, Ferraro, Fontvieille, et al., "Food Intake"; Larson, Tataranni, Ferraro, and Ravussin, "Ad Libitum Food Intake"; Larson, Rising, Ferraro, and Ravussin, "Spontaneous Overfeeding."

21 *cabinet six feet away:* B. Wansink, "Environmental Factors That Increase the Food Intake and Consumption Volume of Unknowing Consumers," *Annual Review of Nutrition* 24 (2004): 455–79; B. Wansink, *Mindless Eating: Why We Eat More Than We Think* (New York: Bantam, 2010).

22 *"locate and overeat mangos":* Wansink, *Mindless Eating.*

23 *income to 10 percent:* USDA, *USDA Economic Research Service—Food Availability.*

24 *expand in size since then:* M. J. Elias, *Food in the United States, 1890–1945* (Santa Barbara, CA: Greenwood Press / ABC-CLIO, 2009).

25 *convenience meal: fast food:* USDA, *USDA Economic Research Service—Food Availability.*

26 *maximum consumer appeal:* Moss, *Salt, Sugar, Fat.*

27 *cost-benefit decisions:* C. Padoa-Schioppa and J. A. Assad, "Neurons in Orbitofrontal Cortex Encode Economic Value," *Nature* 441, no. 7090 (May 11, 2006): 223–26.

28 *how the brain computes it:* P. Glimcher, "Understanding the Hows and Whys of Decision-Making: From Expected Utility to Divisive Normalization," Cold Spring Harbor Symposia on Quantitative Biology, January 30, 2015; C. Padoa-Schioppa, "Neurobiology of Economic Choice: A Good-Based Model," *Annual Review of Neuroscience* 34 (2011): 333–59.

29 *value of specific options:* Padoa-Schioppa and Assad, "Neurons in Orbitofrontal Cortex."

30 *costs required to obtain it:* Padoa-Schioppa, "Neurobiology of Economic Choice"; A. P. Raghuraman and C. Padoa-Schioppa, "Integration of Multiple Determinants in the Neuronal Computation of Economic Values," *Journal of Neuroscience* 34, no. 35 (August 27, 2014): 11583–603; S. W. Kennerley, A. F. Dahmubed, A. H. Lara, and J. D. Wallis, "Neurons in the Frontal Lobe Encode the Value of Multiple Decision Variables," *Journal of Cognitive Neuroscience* 21, no. 6 (June 2009): 1162–78.

31 *ventromedial prefrontal cortex:* Padoa-Schioppa, "Neurobiology of Economic Choice"; T. A. Hare, W. Schultz, C. F. Camerer, J. P. O'Doherty, and A. Rangel, "Transformation of Stimulus Value Signals into Motor Commands During Simple Choice," *Proceedings of the National Academy of Sciences of the United States of*

*America* 108, no. 44 (November 1, 2011): 18120–25; A. Rangel, "Regulation of Dietary Choice by the Decision-Making Circuitry," *Nature Neuroscience* 16, no. 12 (December 2013): 1717–24.

32 *follow up on the decision:* Hare, Schultz, Camerer, O'Doherty, and Rangel, "Transformation of Stimulus"; X. Cai and C. Padoa-Schioppa, "Contributions of Orbitofrontal and Lateral Prefrontal Cortices to Economic Choice and the Good-to-Action Transformation," *Neuron* 81, no. 5 (March 5, 2014): 1140–51.

33 *compute value on the fly:* E. A. West, J. T. DesJardin, K. Gale, and L. Malkova, "Transient Inactivation of Orbitofrontal Cortex Blocks Reinforcer Devaluation in Macaques," *Journal of Neuroscience* 31, no. 42 (October 19, 2011): 15128–35; M. Gallagher, R. W. McMahan, and G. Schoenbaum, "Orbitofrontal Cortex and Representation of Incentive Value in Associative Learning," *Journal of Neuroscience* 19, no. 15 (August 1, 1999): 6610–4; A. Tsuchida, B. B. Doll, and L. K. Fellows, "Beyond Reversal: A Critical Role for Human Orbitofrontal Cortex in Flexible Learning from Probabilistic Feedback," *Journal of Neuroscience: The Official Journal of the Society for Neuroscience* 30, no. 50 (December 15, 2010): 16868–75.

34 *results from OFC damage:* Clarke, Robbins, and Roberts, "Lesions of the Medial Striatum"; J. S. Snowden, D. Neary, and D. M. A. Mann, "Frontotemporal Dementia," *British Journal of Psychiatry* 180 (February 2002): 140–43.

35 *overeating and weight gain:* J. D. Woolley, M.-L. Gorno-Tempini, W. W. Seeley, K. Rankin, S. S. Lee, B. R. Matthews, et al., "Binge Eating Is Associated with Right Orbitofrontal-Insular-Striatal Atrophy in Frontotemporal Dementia," *Neurology* 69, no. 14 (October 2, 2007): 1424–33.

36 *doesn't reach the OFC:* Ibid.

37 *can cause similar deficits:* H. F. Clarke, T. W. Robbins, and A. C. Roberts, "Lesions of the Medial Striatum in Monkeys Produce Perseverative Impairments During Reversal Learning Similar to Those Produced by Lesions of the Orbitofrontal Cortex," *Journal of Neuroscience* 28, no. 43 (October 22, 2008): 10972–82.

38 *dopamine is chemically replaced:* Q. Y. Zhou and R. D. Palmiter, "Dopamine-Deficient Mice Are Severely Hypoactive, Adipsic, and Aphagic," *Cell* 83, no. 7 (December 29, 1995): 1197–209.

39 *work for a reward:* J. D. Salamone and M. Correa, "The Mysterious Motivational Functions of Mesolimbic Dopamine," *Neuron* 76, no. 3 (November 8, 2012): 470–85.

40 *reward is small or uncertain:* M. C. Wardle, M. T. Treadway, L. M. Mayo, D. H. Zald, and H. de Wit, "Amping Up Effort: Effects of d-Amphetamine on Human Effort-Based Decision-Making," *Journal of Neuroscience* 31, no. 46 (November 16, 2011): 16597–602.

41 *marshmallows in fifteen minutes:* W. Mischel and E. B. Ebbesen, "Attention in Delay

of Gratification," *Journal of Personality and Social Psychology* 16, no. 2 (1970): 329–37.

42   *shortchanging their future selves:* Mischel and Ebbesen, "Attention in Delay of Gratification"; W. Mischel, E. B. Ebbesen, and A. Raskoff Zeiss, "Cognitive and Attentional Mechanisms in Delay of Gratification," *Journal of Personality and Social Psychology* 21, no. 2 (February 1972): 204–18.

43   *slimmer thirty years later:* T. R. Schlam, N. L. Wilson, Y. Shoda, W. Mischel, and O. Ayduk, "Preschoolers' Delay of Gratification Predicts Their Body Mass 30 Years Later," *Journal of Pediatrics* 162, no. 1 (January 2013): 90–93.

44   *likely to be obese:* D. P. Jarmolowicz, J. B. C. Cherry, D. D. Reed, J. M. Bruce, J. M. Crespi, J. L. Lusk, et al., "Robust Relation Between Temporal Discounting Rates and Body Mass," *Appetite* 78 (July 2014): 63–67; L. H. Epstein, N. Jankowiak, K. D. Fletcher, K. A. Carr, C. Nederkoorn, H. Raynor, et al., "Women Who Are Motivated to Eat and Discount the Future Are More Obese," *Obesity* (Silver Spring, MD) 22, no. 6 (June 2014): 1394–99.

45   *credit card debt:* Audrain-McGovern, Rodriguez, Epstein, Cuevas, Rodgers, and Wileyto, "Does Delay Discounting"; N. M. Petry, "Delay Discounting of Money and Alcohol in Actively Using Alcoholics, Currently Abstinent Alcoholics, and Controls," *Psychopharmacology* (Berlin) 153, no. 3 (March 1, 2001): 243–50; S. F. Coffey, G. D. Gudleski, M. E. Saladin, and K. T. Brady, "Impulsivity and Rapid Discounting of Delayed Hypothetical Rewards in Cocaine-Dependent Individuals," *Experimental and Clinical Psychopharmacology* 11, no. 1 (2003): 18–25; J. MacKillop, M. T. Amlung, L. R. Few, L. A. Ray, L. H. Sweet, and M. R. Munafò, "Delayed Reward Discounting and Addictive Behavior: A Meta-Analysis," *Psychopharmacology* (Berlin) 216, no. 3 (March 4, 2011): 305–21; S. M. Alessi and N. M. Petry, "Pathological Gambling Severity Is Associated with Impulsivity in a Delay Discounting Procedure," *Behavioural Processes* 64, no. 3 (October 31, 2003): 345–54; S. Meier and C. Sprenger, "Present-Biased Preferences and Credit Card Borrowing," *American Economic Journal: Applied Economics* 2, no. 1 (January 1, 2010): 193–210.

46   *more than our future selves:* Hurtado and Hill, *Ache Life History.*

47   *contribute to addiction risk:* J. Audrain-McGovern, D. Rodriguez, L. H. Epstein, J. Cuevas, K. Rodgers, and E. P. Wileyto, "Does Delay Discounting Play an Etiological Role in Smoking or Is It a Consequence of Smoking?," *Drug and Alcohol Dependence* 103, no. 3 (August 1, 2009): 99–106.

48   *episodic future thinking:* C. M. Atance and D. K. O'Neill, "Episodic Future Thinking," *Trends in Cognitive Sciences* 5, no. 12 (December 1, 2001): 533–39.

49   *decision-making process:* J. Peters and C. Büchel, "Episodic Future Thinking Reduces Reward Delay Discounting Through an Enhancement of Prefrontal-

Mediotemporal Interactions," *Neuron* 66, no. 1 (April 15, 2010): 138–48.

50  *overweight children as well:* T. O. Daniel, C. M. Stanton, and L. H. Epstein, "The Future Is Now: Reducing Impulsivity and Energy Intake Using Episodic Future Thinking," *Psychological Science* 24, no. 11 (November 1, 2013): 2339–42; T. O. Daniel, M. Said, C. M. Stanton, and L. H. Epstein, "Episodic Future Thinking Reduces Delay Discounting and Energy Intake in Children," *Eating Behaviors* 18 (August 2015): 20–24.

## Chapter 6  舉足輕重的飽足因子

1  *"uncommonly large fat deposits":* B. Mohr, "Hypertrophie der Hypophysis cerebri und dadurch bedingter Druck auf die Hirngrundflashe, insbesondere auf die Sehverven, das Chiasma derselben und den linkseitigen Hirnschenkel," *Wochenschrift Ges Heilkunde* 6 (1840): 565–71; B. Mohr, "Neuropathology Communication from Dr. Mohr, Privat Docent in Würzburg. 1840," *Obesity Research* 1, no. 4 (July 1993): 334–35.

2  *location Mohr had described:* A. Frohlich, "Dr. Alfred Frohlich stellt einen fall von tumor der hypophyse ohne akromegalie vor," *Wien Klin Rundsch* 15 (1902): 883–86, 906–908.

3  *known as Fröhlich's syndrome:* B. M. King, "The Rise, Fall, and Resurrection of the Ventromedial Hypothalamus in the Regulation of Feeding Behavior and Body Weight," *Physiology and Behavior* 87, no. 2 (February 28, 2006): 221–44.

4  *Fröhlich's study was published:* Ibid.

5  *damage to the pituitary itself:* J. Erdheim, "Uber Hypophysenganggeschwulste und Hirncholestcatome," *Akad Wiss Wien* 113 (1904): 537–726.

6  *obesity in dogs and rats:* P. Bailey and F. Bremer, "Experimental Diabetes Insipidus," *Archives of Internal Medicine* 28, no. 6 (December 1, 1921): 773–803; P. Smith, "The Disabilities Caused by Hypophysectomy and Their Repair: The Tuberal (Hypothalamic) Syndrome in the Rat," *Journal of the American Medical Association* 88, no. 3 (January 15, 1927): 158–61; P. E. Smith, "Hypophysectomy and a Replacement Therapy in the Rat," *American Journal of Anatomy* 45, no. 2 (March 1, 1930): 205–73; A. W. Hetherington, "Obesity in the Rat Following the Injection of Chromic Acid into the Hypophysis," *Endocrinology* 26, no. 2 (February 1, 1940): 264–68.

7  *ventromedial hypothalamic nucleus (VMN):* A. Hetherington, "The Relation of Various Hypothalamic Lesions to Adiposity and Other Phenomena in the Rat," *American Journal of Physiology* 133 (1941): 326–27; A. W. Hetherington, "The Production of Hypothalamic Obesity in Rats Already Displaying Chronic Hypopituitarism," *American Journal of Physiology* 140, no. 1 (1943): 89–92.

8 *in the early 1940s:* J. R. Brobeck, J. Tepperman, and C. N. H. Long, "Experimental Hypothalamic Hyperphagia in the Albino Rat," *Yale Journal of Biology and Medicine* 15, no. 6 (July 1943): 831–53.

9 *excessive food intake:* Ibid.

10 *rats to become obese:* King, "The Rise, Fall, and Resurrection."

11 *happened to be a male:* E. R. Shell, *The Hungry Gene: The Inside Story of the Obesity Industry,* 1st trade paper ed. (New York: Grove Press, 2003), 304.

12 *spontaneous genetic mutation:* A. M. Ingalls, M. M. Dickie, and G. D. Snell, "*Obese,* a New Mutation in the House Mouse," *Journal of Heredity* 41, no. 12 (December 1950): 317–18.

13 *reminiscent of human obesity:* G. A. Bray and D. A. York, "Hypothalamic and Genetic Obesity in Experimental Animals: An Autonomic and Endocrine Hypothesis," *Physiological Reviews* 59, no. 3 (July 1, 1979): 719–809.

14 *the* obese *mouse:* L. M. Zucker and T. F. Zucker, "*Fatty,* a New Mutation in the Rat," *Journal of Heredity* 52, no. 6 (1961): 275–78.

15 *their prodigious appetites:* B. Ga, "The *Zucker-Fatty* Rat: A Review," *Federation Proceedings* 36, no. 2 (February 1977): 148–53.

16 *leaving its twin intact:* G. R. Hervey, "The Effects of Lesions in the Hypothalamus in Parabiotic Rats," *Journal of Physiology* 145, no. 2 (March 3, 1959): 336–52.

17 *developed by Gordon Kennedy:* G. C. Kennedy, "The Role of Depot Fat in the Hypothalamic Control of Food Intake in the Rat," *Proceedings of the Royal Society of London B: Biological Sciences* 140, no. 901 (January 15, 1953): 578–92.

18 *constrain appetite and adiposity:* Hervey, "The Effects of Lesions."

19 *weight remained stable:* D. L. Coleman, "Effects of Parabiosis of Obese with Diabetes and Normal Mice," *Diabetologia* 9, no. 4 (August 1973): 294–98.

20 *other twin lost fat:* R. B. Harris and R. J. Martin, "Specific Depletion of Body Fat in Parabiotic Partners of Tube-Fed Obese Rats," *American Journal of Physiology* 247, no. 2 pt. 2 (August 1984): R380–R386.

21 *non-overfed twin:* R. B. Harris and R. J. Martin, "Site of Action of Putative Lipostatic Factor: Food Intake and Peripheral Pentose Shunt Activity," *American Journal of Physiology* 259, no. 1 pt. 2 (July 1990): R45–R52.

22 *known at the time:* Harris and Martin, "Specific Depletion of Body Fat."

23 *members of control pairs:* R. B. S. Harris, "Is Leptin the Parabiotic 'Satiety' Factor? Past and Present Interpretations," *Appetite* 61, no. 1 (February 2013): 111–18.

24 *accumulation of fat:* T. Rennie, "Obesity as a Manifestation of Personality Disturbance," *Diseases of the Central Nervous System* 1 (1940): 238.

25 *in the short term:* R. Neumann, "Experimentelle Beitrage zur Lehre von dem taglichen Nahrungsbedarf des Menschen unter besonderer Berucksich tigung der notwendigen Eiweissmenge," *Arch Für Hyg* 45 (1902): 1–87.

356 The Hungry Brain

26  *World War II:* A. Keys, J. Brožek, A. Henschel, O. Mickelsen, and H. Longstreet Taylor, *The Biology of Human Starvation,* 2 vols. (Minneapolis, MN: University of Minnesota Press, 1950), 1385.

27  *four- to six-month period:* E. A. Sims, R. F. Goldman, C. M. Gluck, E. S. Horton, P. C. Kelleher, and D. W. Rowe, "Experimental Obesity in Man," *Transactions of the Association of American Physicians* 81 (1968): 153–70.

28  *most adult men require:* E. A. Sims and E. S. Horton, "Endocrine and Metabolic Adaptation to Obesity and Starvation," *American Journal of Clinical Nutrition* 21, no. 12 (December 1, 1968): 1455–70.

29  *role in the project:* Shell, *The Hungry Gene.*

30  *in the journal* Nature: Y. Zhang, R. Proenca, M. Maffei, M. Barone, L. Leopold, and J. M. Friedman, "Positional Cloning of the Mouse Obese Gene and Its Human Homologue," *Nature* 372, no. 6505 (December 1, 1994): 425–32.

31  *patent for leptin:* Shell, *The Hungry Gene.*

32  *exactly as predicted:* J. L. Halaas, K. S. Gajiwala, M. Maffei, S. L. Cohen, B. T. Chait, D. Rabinowitz, et al., "Weight-Reducing Effects of the Plasma Protein Encoded by the Obese Gene," *Science* 269, no. 5233 (July 28, 1995): 543–46; L. A. Campfield, F. J. Smith, Y. Guisez, R. Devos, and P. Burn, "Recombinant Mouse OB Protein: Evidence for a Peripheral Signal Linking Adiposity and Central Neural Networks," *Science* 269, no. 5223 (July 28, 1995): 546–49.

33  *Cambridge, in 1996:* C. T. Montague, I. S. Farooqi, J. P. Whitehead, M. A. Soos, H. Rau, N. J. Wareham, et al., "Congenital Leptin Deficiency Is Associated with Severe Early-Onset Obesity in Humans," *Nature* 387, no. 6636 (June 26, 1997): 903–908.

34  *seemingly insatiable appetites:* Shell, *The Hungry Gene.*

35  *inactivate the leptin gene:* Montague, Farooqi, Whitehead, Soos, Rau, Wareham, et al., "Congenital Leptin Deficiency."

36  *high intake of calories:* I. S. Farooqi and S. O'Rahilly, "Leptin: A Pivotal Regulator of Human Energy Homeostasis," *American Journal of Clinical Nutrition* 89, no. 3 (March 1, 2009): 980S–984S.

37  *high-reward foods:* Ibid.

38  *directly from the freezer:* Shell, *The Hungry Gene.*

39  *remarkable obsession with food:* Keys, Brožek, Henschel, Mickelsen, and Longstreet Taylor, *The Biology of Human Starvation.*

40  *slimmer body size:* R. L. Leibel and J. Hirsch, "Diminished Energy Requirements in Reduced-Obese Patients," *Metabolism* 33, no. 2 (February 1984): 164–70.

41  *experience after weight loss:* M. Rosenbaum, R. Goldsmith, D. Bloomfield, A. Magnano, L. Weimer, S. Heymsfield, et al., "Low-Dose Leptin Reverses Skeletal

Muscle, Autonomic, and Neuroendocrine Adaptations to Maintenance of Reduced Weight," *Journal of Clinical Investigation* 115, no. 12 (December 2005): 3579–86.

42    *high-reward foods:* M. Rosenbaum, M. Sy, K. Pavlovich, R. L. Leibel, and J. Hirsch, "Leptin Reverses Weight Loss–Induced Changes in Regional Neural Activity Responses to Visual Food Stimuli," *Journal of Clinical Investigation* 118, no. 7 (July 1, 2008): 2583–91; H. R. Kissileff, J. C. Thornton, M. I. Torres, K. Pavlovich, L. S. Mayer, V. Kalari, et al., "Leptin Reverses Declines in Satiation in Weight-Reduced Obese Humans," *American Journal of Clinical Nutrition* 95, no. 2 (February 2012): 309–17.

43    *a helpful analogy:* J. M. Friedman, "A War on Obesity, Not the Obese," *Science* 299, no. 5608 (February 7, 2003): 856–58.

44    *before weight loss:* Rosenbaum, Goldsmith, Bloomfield, Magnano, Weimer, Heymsfield, et al., "Low-Dose Leptin"; Rosenbaum, Sy, Pavlovich, Leibel, and Hirsch, "Leptin Reverses Weight Loss–Induced Changes"; Kissileff, Thornton, Torres, Pavlovich, Mayer, Kalari, et al., "Leptin Reverses Declines."

45    *tempting foods normalized:* I. S. Farooqi, E. Bullmore, J. Keogh, J. Gillard, S. O'Rahilly, and P. C. Fletcher, "Leptin Regulates Striatal Regions and Human Eating Behavior," *Science* 317, no. 5843 (September 7, 2007): 1355.

46    *similar to normal kids:* I. S. Farooqi, G. Matarese, G. M. Lord, J. M. Keogh, E. Lawrence, C. Agwu, et al., "Beneficial Effects of Leptin on Obesity, T Cell Hyporesponsiveness, and Neuroendocrine/Metabolic Dysfunction of Human Congenital Leptin Deficiency," *Journal of Clinical Investigation* 110, no. 8 (October 15, 2002): 1093–103.

47    *high levels of leptin:* R. V. Considine, M. K. Sinha, M. L. Heiman, A. Kriauciunas, T. W. Stephens, M. R. Nyce, et al., "Serum Immunoreactive Leptin Concentrations in Normal-weight and Obese Humans," *New England Journal of Medicine* 334, no. 5 (February 1996): 292–95.

48    *normal circulating amount:* S. B. Heymsfield, A. S. Greenberg, K. Fujioka, R. M. Dixon, R. Kushner, T. Hunt, et al., "Recombinant Leptin for Weight Loss in Obese and Lean Adults: A Randomized, Controlled, Dose-Escalation Trial," *Journal of the American Medical Association* 282, no. 16 (October 27, 1999): 1568–75.

49    *more than others:* Y. Ravussin, R. L. Leibel, and A. W. Ferrante Jr., "A Missing Link in Body Weight Homeostasis: The Catabolic Signal of the Overfed State," *Cell Metabolism* 20, no. 4 (October 7, 2014): 565–72.

50    *eating a smaller meal:* S. Carnell and J. Wardle, "Appetite and Adiposity in Children: Evidence for a Behavioral Susceptibility Theory of Obesity," *American Journal of Clinical Nutrition* 88, no. 1 (July 2008): 22–29.

51	*low-carbohydrate diets:* Group DPPR, "10-Year Follow-Up of Diabetes Incidence and Weight Loss in the Diabetes Prevention Program Outcomes Study," *Lancet* 374, no. 9702 (November 20, 2009): 1677–86; I. Shai, D. Schwarzfuchs, Y. Henkin, D. R. Shahar, S. Witkow, I. Greenberg, et al., "Weight Loss with a Low-Carbohydrate, Mediterranean, or Low-Fat Diet," *New England Journal of Medicine* 359, no. 3 (July 17, 2008): 229–41.

52	*against her hypothalamus:* "*Biggest Loser* Winner Admits She's Gained Back All the Weight," Mail Online, 2016, cited April 22, 2016, http://www.dailymail.co .uk/femail/article-3550257/I-feel-like-failure-Biggest-Loser-winner-dropped -112lbs-shares-shame-embarrassment-admitting-gained-nearly-weight-lost .html.

53	*we're all fat again:* "Former *Biggest Loser* Contestants Admit 'We Are All Fat Again!' " Mail Online, 2015, cited April 22, 2016, http://www.dailymail.co.uk /femail/article-2927207/We-fat-Former-Biggest-Loser-contestants-admit -controversial-regained-weight-endure-lasting-health-issues.html.

54	*the affluent world:* Stokes, "Using Maximum Weight"; Stokes and Preston, "Revealing the Burden of Obesity Using Weight Histories"; S. S. Du Plessis, S. Cabler, D. A. McAlister, E. Sabanegh, and A. Agarwal, "The Effect of Obesity on Sperm Disorders and Male Infertility," *Nature Reviews Urology* 7, no. 3 (March 2010): 153–61; C. J. Brewer and A. H. Balen, "The Adverse Effects of Obesity on Conception and Implantation," *Reproduction* (Cambridge, England) 140, no. 3 (September 2010): 347–64.

55	*effect in rats:* B. E. Levin and A. A. Dunn-Meynell, "Defense of Body Weight Against Chronic Caloric Restriction in Obesity-Prone and -Resistant Rats," *American Journal of Physiology—Regulatory, Integrative and Comparative Physiology* 278, no. 1 (January 2000): R231–R237.

56	*three different diets:* B. E. Levin and A. A. Dunn-Meynell, "Defense of Body Weight Depends on Dietary Composition and Palatability in Rats with Diet-Induced Obesity," *American Journal of Physiology—Regulatory, Integrative and Comparative Physiology* 282, no. 1 (January 2002): R46–R54.

57	*through a straw:* Hashim and Van Itallie, "Studies in Normal and Obese Subjects"; Campbell, Hashim and Van Itallie, "Studies of Food-Intake Regulation."

58	*expanded upon these findings:* Cabanac and Rabe, "Influence of a Monotonous Food."

59	*less weight over time:* K. H. Schmitz, D. R. Jacobs, A. S. Leon, P. J. Schreiner, and B. Sternfeld, "Physical Activity and Body Weight: Associations over Ten Years in the CARDIA Study. Coronary Artery Risk Development in Young Adults," *International Journal of Obesity and Related Metabolic Disorders* 24, no. 11 (November

2000): 1475–87; A. J. Littman, A. R. Kristal, and E. White, "Effects of Physical Activity Intensity, Frequency, and Activity Type on 10-Y Weight Change in Middle-Aged Men and Women," *International Journal of Obesity* 29, no. 5 (January 11, 2005): 524–33.

60   *rats on the same diet:* B. E. Levin and A. A. Dunn-Meynell, "Chronic Exercise Lowers the Defended Body Weight Gain and Adiposity in Diet-Induced Obese Rats," *American Journal of Physiology—Regulatory, Integrative and Comparative Physiology* 286, no. 4 (April 2004): R771–R778.

61   *face of overeating:* C. Bouchard, A. Tchernof, and A. Tremblay, "Predictors of Body Composition and Body Energy Changes in Response to Chronic Overfeeding," *International Journal of Obesity* 38, no. 2 (February 1, 2014): 236–42.

62   *hardly lose any weight:* W. C. Miller, D. M. Koceja, and E. J. Hamilton, "A Meta-Analysis of the Past 25 Years of Weight Loss Research Using Diet, Exercise or Diet Plus Exercise Intervention," *International Journal of Obesity and Related Metabolic Disorders* 21, no. 10 (October 1997): 941–47.

63   *the exercise regimen:* C. A. Slentz, B. D. Duscha, J. L. Johnson, K. Ketchum, L. B. Aiken, G. P. Samsa, et al., "Effects of the Amount of Exercise on Body Weight, Body Composition, and Measures of Central Obesity: STRRIDE—A Randomized Controlled Study," *Archives of Internal Medicine* 164, no. 1 (January 12, 2004): 31–39; N. A. King, M. Hopkins, P. Caudwell, R. J. Stubbs, and J. E. Blundell, "Individual Variability Following 12 Weeks of Supervised Exercise: Identification and Characterization of Compensation for Exercise-Induced Weight Loss," *International Journal of Obesity* 32, no. 1 (January 2008): 177–84; J. E. Donnelly, J. J. Honas, B. K. Smith, M. S. Mayo, C. A. Gibson, D. K. Sullivan, et al., "Aerobic Exercise Alone Results in Clinically Significant Weight Loss for Men and Women: Midwest Exercise Trial 2," *Obesity* (Silver Spring, MD) 21, no. 3 (March 2013): E219–E228.

64   *for twelve weeks:* King, Hopkins, Caudwell, Stubbs, and Blundell, "Individual Variability Following 12 Weeks."

65   *periods of about a year:* M. Hession, C. Rolland, U. Kulkarni, A. Wise, and J. Broom, "Systematic Review of Randomized Controlled Trials of Low-Carbohydrate vs. Low-Fat/Low-Calorie Diets in the Management of Obesity and Its Comorbidities," *Obesity Reviews* 10, no. 1 (January 1, 2009): 36–50.

66   *research backs this up:* S. M. Nickols-Richardson, M. D. Coleman, J. J. Volpe, and K. W. Hosig, "Perceived Hunger Is Lower and Weight Loss Is Greater in Overweight Premenopausal Women Consuming a Low-Carbohydrate/High-Protein vs. High-Carbohydrate/Low-Fat Diet," *Journal of the American Dietetic Association* 105, no. 9 (September 2005): 1433–37.

67　*eat fewer calories:* B. J. Brehm, S. E. Spang, B. L. Lattin, R. J. Seeley, S. R. Daniels, and D. A. D'Alessio, "The Role of Energy Expenditure in the Differential Weight Loss in Obese Women on Low-Fat and Low-Carbohydrate Diets," *Journal of Clinical Endocrinology and Metabolism* 90, no. 3 (March 1, 2005): 1475–82.

68　*influencing the lipostat system:* E. R. Ropelle, J. R. Pauli, M. F. A. Fernandes, S. A. Rocco, R. M. Marin, J. Morari, et al., "A Central Role for Neuronal AMP-Activated Protein Kinase (AMPK) and Mammalian Target of Rapamycin (mTOR) in High-Protein Diet–Induced Weight Loss," *Diabetes* 57, no. 3 (March 1, 2008): 594–605.

69　*striking this effect can be:* D. S. Weigle, P. A. Breen, C. C. Matthys, H. S. Callahan, K. E. Meeuws, V. R. Burden, et al., "A High-Protein Diet Induces Sustained Reductions in Appetite, Ad Libitum Caloric Intake, and Body Weight Despite Compensatory Changes in Diurnal Plasma Leptin and Ghrelin Concentrations," *American Journal of Clinical Nutrition* 82, no. 1 (July 2005): 41–48.

70　*often accompanies dieting:* M. S. Westerterp-Plantenga, S. G. Lemmens, and K. R. Westerterp, "Dietary Protein—Its Role in Satiety, Energetics, Weight Loss and Health," *British Journal of Nutrition* 108, supplement S2 (August 2012): S105–S112.

71　*low-carbohydrate diets:* S. Soenen, A. G. Bonomi, S. G. T. Lemmens, J. Scholte, M. A. Thijssen, F. van Berkum, et al., "Relatively High-Protein or 'Low-Carb' Energy-Restricted Diets for Body Weight Loss and Body Weight Maintenance?" *Physiology and Behavior* 107, no. 3 (October 10, 2012): 374–80.

**Chapter 7　使你飢腸轆轆的神經細胞**

1　*brain of a rat:* J. T. Clark, P. S. Kalra, W. R. Crowley, and S. P. Kalra, "Neuropeptide Y and Human Pancreatic Polypeptide Stimulate Feeding Behavior in Rats," *Endocrinology* 115, no. 1 (July 1984): 427–29.

2　*involved in hunger:* J. D. White and M. Kershaw, "Increased Hypothalamic Neuropeptide Y Expression Following Food Deprivation," *Molecular and Cellular Neuroscience* 1, no. 1 (August 1990): 41–48.

3　*reduces food intake:* M. W. Schwartz, J. L. Marks, A. J. Sipolst, D. G. Baskin, S. C. Woods, S. E. Kahn, et al., "Central Insulin Administration Reduces Neuropeptide Y mRNA Expression in the Arcuate Nucleus of Food-Deprived Lean (Fa/Fa) but Not Obese (fa/fa) Zucker Rats," *Endocrinology* 128, no. 5 (May 1, 1991): 2645–47.

4　*higher rate than lean people:* B. Mittendorfer, F. Magkos, E. Fabbrini, B. S. Mohammed, and S. Klein, "Relationship Between Body Fat Mass and Free Fatty Acid Kinetics in Men and Women," *Obesity* (Silver Spring, MD) 17, no. 10 (October 2009): 1872–77.

5   *isn't typically the case:* M.-F. Hivert, M.-F. Langlois, and A. C. Carpentier, "The Entero-Insular Axis and Adipose Tissue-Related Factors in the Prediction of Weight Gain in Humans," *International Journal of Obesity* 31, no. 5 (November 28, 2006): 731–42.

6   *Eli Lilly, had scooped him:* T. W. Stephens, M. Basinski, P. K. Bristow, J. M. Bue-Valleskey, S. G. Burgett, L. Craft, et al., "The Role of Neuropeptide Y in the Antiobesity Action of the Obese Gene Product," *Nature* 377, no. 6549 (October 12, 1995): 530–2.

7   *as visible as* Science: M. W. Schwartz, D. G. Baskin, T. R. Bukowski, J. L. Kuijper, D. Foster, G. Lasser, et al., "Specificity of Leptin Action on Elevated Blood Glucose Levels and Hypothalamic Neuropeptide Y Gene Expression in *Ob/ Ob* Mice," *Diabetes* 45, no. 4 (April 1996): 531–35.

8   *receptor for leptin:* M. W. Schwartz, R. J. Seeley, L. A. Campfield, P. Burn, and D. G. Baskin, "Identification of Targets of Leptin Action in Rat Hypothalamus," *Journal of Clinical Investigation* 98, no. 5 (September 1, 1996): 1101–106.

9   *adiposity via the brain:* R. J. Seeley, K. A. Yagaloff, S. L. Fisher, P. Burn, T. E. Thiele, G. van Dijk, et al., "Melanocortin Receptors in Leptin Effects," *Nature* 390, no. 6658 (November 27, 1997): 349.

10  *normally behaving mice:* Y. Aponte, D. Atasoy, and S. M. Sternson, "AGRP Neurons Are Sufficient to Orchestrate Feeding Behavior Rapidly and Without Training," *Nature Neuroscience* 14, no. 3 (March 2011): 351–55.

11  *until it eats:* J. N. Betley, S. Xu, Z. F. H. Cao, R. Gong, C. J. Magnus, Y. Yu, et al., "Neurons for Hunger and Thirst Transmit a Negative-Valence Teaching Signal," *Nature* 521, no. 7551 (May 14, 2015): 180–85.

12  *distinguish from normal mice:* Q. Wu, B. B. Whiddon, and R. D. Palmiter, Ablation of Neurons Expressing Agouti-Related Protein, but Not Melanin Concentrating Hormone, in Leptin-Deficient Mice Restores Metabolic Functions and Fertility," *Proceedings of the National Academy of Sciences of the United States of America* 109, no. 8 (February 21, 2012): 3155–60.

13  *roles in the system:* S. J. Guyenet and M. W. Schwartz, "Regulation of Food Intake, Energy Balance, and Body Fat Mass: Implications for the Pathogenesis and Treatment of Obesity," *Journal of Clinical Endocrinology and Metabolism* 97, no. 3 (March 2012): 745–55.

14  *mouse were a marionette:* Aponte, Atasoy, and Sternson, "AGRP neurons Are Sufficient"; Betley, Xu, Cao, Gong, Magnus, Yu, et al., "Neurons for Hunger and Thirst"; Wu, Whiddon, and Palmiter, "Ablation of Neurons"; M. E. Carter, M. E. Soden, L. S. Zweifel, and R. D. Palmiter, "Genetic Identification of a Neural Circuit That Suppresses Appetite," *Nature* 503, no. 7474 (November 7, 2013):

111–14; B. P. Shah, L. Vong, D. P. Olson, S. Koda, M. J. Krashes, C. Ye, et al., "MC4R-Expressing Glutamatergic Neurons in the Paraventricular Hypothalamus Regulate Feeding and Are Synaptically Connected to the Parabrachial Nucleus," *Proceedings of the National Academy of Sciences of the United States of America* 111, no. 36 (September 9, 2014): 13193–98.

15   *countless unique tasks:* F. A. C. Azevedo, L. R. B. Carvalho, L. T. Grinberg, J. M. Farfel, R. E. L. Ferretti, and R. E. P. Leite, et al., "Equal Numbers of Neuronal and Nonneuronal Cells Make the Human Brain an Isometrically Scaled-Up Primate Brain," *Journal of Comparative Neurology* 513, no. 5 (April 10, 2009): 532–41.

16   *happening in the brain:* C. T. De Souza, E. P. Araujo, S. Bordin, R. Ashimine, R. L. Zollner, A. C. Boschero, et al., "Consumption of a Fat-Rich Diet Activates a Proinflammatory Response and Induces Insulin Resistance in the Hypothalamus," *Endocrinology* 146, no. 10 (October 1, 2005): 4192–99.

17   *what they observed:* Ibid.

18   *resistance and weight gain:* X. Zhang, G. Zhang, H. Zhang, M. Karin, H. Bai, and D. Cai, "Hypothalamic IKKbeta/NF-kappaB and ER Stress Link Overnutrition to Energy Imbalance and Obesity," *Cell* 135, no. 1 (October 3, 2008): 61–73.

19   *activity of the leptin receptor:* C. Bjørbæk, H. J. Lavery, S. H. Bates, R. K. Olson, S. M. Davis, J. S. Flier, et al., "SOCS3 Mediates Feedback Inhibition of the Leptin Receptor via Tyr985," *Journal of Biological Chemistry* 275, no. 51 (December 22, 2000): 40649–57.

20   *a fattening diet:* Zhang, Zhang, Zhang, Karin, Bai, and Cai, "Hypothalamic IKKbeta/NF-kappaB"; H. Mori, R. Hanada, T. Hanada, D. Aki, R. Mashima, H. Nishinakamura, et al., "Socs3 Deficiency in the Brain Elevates Leptin Sensitivity and Confers Resistance to Diet-Induced Obesity," *Nature Medicine* 10, no. 7 (July 2004): 739–43.

21   *development of obesity:* J. P. Thaler, C.-X. Yi, E. A. Schur, S. J. Guyenet, B. H. Hwang, M. O. Dietrich, et al., "Obesity Is Associated with Hypothalamic Injury in Rodents and Humans," *Journal of Clinical Investigation* 122, no. 1 (January 3, 2012): 153–62.

22   *he was to be obese:* Ibid.; E. A. Schur, S. J. Melhorn, S.-K. Oh, J. M. Lacy, K. E. Berkseth, S. J. Guyenet, et al., "Radiologic Evidence That Hypothalamic Gliosis Is Associated with Obesity and Insulin Resistance in Humans," *Obesity* (Silver Spring, MD) 23, no. 11 (November 2015): 2142–48.

23   *at least in mice:* K. E. Berkseth, S. J. Guyenet, S. J. Melhorn, D. Lee, J. P. Thaler, E. A. Schur, et al., "Hypothalamic Gliosis Associated with High-Fat Diet Feeding Is Reversible in Mice: A Combined Immunohistochemical and Magnetic

Resonance Imaging Study," *Endocrinology* 155, no. 8 (August 2014): 2858–67.

24  *the gut microbiota:* P. D. Cani, J. Amar, M. A. Iglesias, M. Poggi, C. Knauf, D. Bastelica, et al., "Metabolic Endotoxemia Initiates Obesity and Insulin Resistance," *Diabetes* 56, no. 7 (July 2007): 1761–72.

25  *are less fattening:* S. C. Benoit, C. J. Kemp, C. F. Elias, W. Abplanalp, J. P. Herman, S. Migrenne, et al., "Palmitic Acid Mediates Hypothalamic Insulin Resistance by Altering PKC-? Subcellular Localization in Rodents," *Journal of Clinical Investigation* 119, no. 9 (September 1, 2009): 2577–89.

26  *pathway that has been implicated:* L. Ozcan, A. S. Ergin, A. Lu, J. Chung, S. Sarkar, D. Nie, et al., "Endoplasmic Reticulum Stress Plays a Central Role in Development of Leptin Resistance," *Cell Metabolism* 9, no. 1 (January 7, 2009): 35–51.

27  *neurons in the hypothalamus:* J. Li, Y. Tang, and D. Cai, "IKKβ/NF-κB Disrupts Adult Hypothalamic Neural Stem Cells to Mediate Neurodegenerative Mechanism of Dietary Obesity and Pre-Diabetes," *Nature Cell Biology* 14, no. 10 (October 2012): 999–1012.

28  *holidays are over:* J. A. Yanovski, S. Z. Yanovski, K. N. Sovik, T. T. Nguyen, P. M. O'Neil, and N. G. Sebring, "A Prospective Study of Holiday Weight Gain," *New England Journal of Medicine* 342, no. 12 (March 23, 2000): 861–67.

29  *contribute to leptin resistance:* Z. A. Knight, K. S. Hannan, M. L. Greenberg, and J. M. Friedman, "Hyperleptinemia Is Required for the Development of Leptin Resistance," *PLOS ONE* 5, no. 6 (2010): e11376; K. M. Gamber, L. Huo, S. Ha, J. E. Hairston, S. Greeley, and C. Bjørbæk, "Over-Expression of Leptin Receptors in Hypothalamic POMC Neurons Increases Susceptibility to Diet-Induced Obesity," *PLOS ONE* 7, no. 1 (January 20, 2012): e30485; C. L. White, A. Whittington, M. J. Barnes, Z. Wang, G. A. Bray, and C. D. Morrison, "HF Diets Increase Hypothalamic PTP1B and Induce Leptin Resistance Through Both Leptin-Dependent and-Independent Mechanisms," *American Journal of Physiology—Endocrinology and Metabolism* 296, no. 2 (February 2009): E291–E299.

30  *changes in calorie intake:* C. Chin-Chance, K. S. Polonsky, and D. A. Schoeller, "Twenty-Four-Hour Leptin Levels Respond to Cumulative Short-Term Energy Imbalance and Predict Subsequent Intake," *Journal of Clinical Endocrinology and Metabolism* 85, no. 8 (August 2000): 2685–91.

31  *set point of the lipostat:* White, Whittington, Barnes, Wang, Bray, and Morrison, "HF Diets Increase Hypothalamic PTP1B"; Y. Ravussin, C. A. LeDuc, K. Watanabe, B. R. Mueller, A. Skowronski, M. Rosenbaum, et al., "Effects of Chronic Leptin Infusion on Subsequent Body Weight and Composition in Mice: Can Body Weight Set Point Be Reset?" *Molecular Metabolism* 3, no. 4 (March 5, 2014): 432–40.

32  *calorie-dense foods:* E. A. Schur, N. M. Kleinhans, J. Goldberg, D. Buch-wald, M. W. Schwartz, and K. Maravilla, "Activation in Brain Energy Regulation and Reward Centers by Food Cues Varies with Choice of Visual Stimulus," *International Journal of Obesity* 33, no. 6 (April 14, 2009): 653–61.

33  *food cues subsides:* S. Mehta, S. J. Melhorn, A. Smeraglio, V. Tyagi, T. Grabowski, M. W. Schwartz, et al., "Regional Brain Response to Visual Food Cues Is a Marker of Satiety That Predicts Food Choice," *American Journal of Clinical Nutrition* 96, no. 5 (November 1, 2012): 989–99.

34  *refuse additional food:* H. J. Grill and R. Norgren, "Chronically Decerebrate Rats Demonstrate Satiation but Not Bait Shyness," *Science* 201, no. 4352 (July 21, 1978): 267–69.

35  *produces when we eat:* R. J. Seeley, H. J. Grill, and J. M. Kaplan, "Neurological Dissociation of Gastrointestinal and Metabolic Contributions to Meal Size Control," *Behavioral Neuroscience* 108, no. 2 (1994): 347–52; H. J. Grill and G. P. Smith, "Cholecystokinin Decreases Sucrose Intake in Chronic Decerebrate Rats," *American Journal of Physiology—Regulatory, Integrative and Comparative Physiology* 254, no. 6 (June 1, 1988): R853–R856.

36  *act on the brain directly:* Guyenet and Schwartz, "Regulation of Food Intake."

37  *what you ate:* H. J. Grill and M. R. Hayes, "Hindbrain Neurons as an Essential Hub in the Neuroanatomically Distributed Control of Energy Balance," *Cell Metabolism* 16, no. 3 (September 5, 2012): 296–309.

38  *size of subsequent meals:* J. M. Kaplan, R. J. Seeley, and H. J. Grill, "Daily Caloric Intake in Intact and Chronic Decerebrate Rats," *Behavioral Neuroscience* 107, no. 5 (October 1993): 876–81.

39  *meal-to-meal food intake:* Grill and Hayes, "Hindbrain Neurons."

40  *NTS neurons:* Carter, Soden, Zweifel, and Palmiter, "Genetic Identification"; Shah, Vong, Olson, Koda, Krashes, Ye, et al., "MC4R-Expressing Glutamatergic Neurons."

41  *long-term changes in adiposity:* Guyenet and Schwartz, "Regulation of Food Intake."

42  *brains are leptin resistant:* A. S. Bruce, L. M. Holsen, R. J. Chambers, L. E. Martin, W. M. Brooks, J. R. Zarcone, et al., "Obese Children Show Hyperactivation to Food Pictures in Brain Networks Linked to Motivation, Reward and Cognitive Control," *International Journal of Obesity* 34, no. 10 (October 2010): 1494–500.

43  *full with fewer calories:* S. H. Holt, J. C. Miller, P. Petocz, and E. Farmakalidis, "A Satiety Index of Common Foods," *European Journal of Clinical Nutrition* 49, no. 9 (September 1995): 675–90.

44  *neurons in the LH:* T. H. Park and K. D. Carr, "Neuroanatomical Patterns of Fos-Like Immunoreactivity Induced by a Palatable Meal and Meal-Paired

Environment in Saline- and Naltrexone-Treated Rats," *Brain Research* 805, nos. 1,2 (September 14, 1998): 169–80.

45  *make us feel full:* Ibid.; C. Jiang, R. Fogel, and X. Zhang, "Lateral Hypothalamus Modulates Gut-Sensitive Neurons in the Dorsal Vagal Complex," *Brain Research* 980, no. 1 (August 1, 2003): 31–47; E. M. Parise, N. Lilly, K. Kay, A. M. Dossat, R. Seth, J. M. Overton, et al., "Evidence for the Role of Hindbrain Orexin-1 Receptors in the Control of Meal Size," *American Journal of Physiology—Regulatory, Integrative and Comparative Physiology* 301, no. 6 (December 2011): R1692–R1699.

46  *high-carbohydrate foods:* B. J. Rolls, "The Role of Energy Density in the Overconsumption of Fat," *Journal of Nutrition* 130, 2S suppl. (February 2000): 268S–271S.

47  *per unit calorie:* S. D. Poppitt, D. McCormack, and R. Buffenstein, "Short-Term Effects of Macronutrient Preloads on Appetite and Energy Intake in Lean Women," *Physiology and Behavior* 64, no. 3 (June 1, 1998): 279–85.

48  *signal to the NTS:* R. Faipoux, D. Tomé, S. Gougis, N. Darcel, and G. Fromentin, "Proteins Activate Satiety-Related Neuronal Pathways in the Brainstem and Hypothalamus of Rats," *Journal of Nutrition* 138, no. 6 (June 1, 2008): 1172–78; N. Geary, "Pancreatic Glucagon Signals Postprandial Satiety," *Neuroscience and Biobehaviorial Reviews* 14, no. 3 (1990): 323–38.

49  *lower calorie intake:* T. Jönsson, Y. Granfeldt, C. Erlanson-Albertsson, B. Ahrén, and S. Lindeberg, "A Paleolithic Diet Is More Satiating Per Calorie Than a Mediterranean-Like Diet in Individuals with Ischemic Heart Disease," *Nutrition and Metabolism* 7 (November 30, 2010): 85.

50  *explaining its popularity:* S. Lindeberg, T. Jönsson, Y. Granfeldt, E. Borgstrand, J. Soffman, K. Sjöström, et al., "A Palaeolithic Diet Improves Glucose Tolerance More Than a Mediterranean-Like Diet in Individuals with Ischaemic Heart Disease," *Diabetologia* 50, no. 9 (September 2007): 1795–807; T. Jönsson, Y. Granfeldt, B. Ahrén, U.-C. Branell, G. Pålsson, A. Hansson, et al., "Beneficial Effects of a Paleolithic Diet on Cardiovascular Risk Factors in Type 2 Diabetes: A Randomized Cross-Over Pilot Study," *Cardiovascular Diabetology* 8 (2009): 35.

51  *notions about obesity:* M. Börjeson, "The Aetiology of Obesity in Children. A Study of 101 Twin Pairs," *Acta Pædiatrica* 65, no. 3 (May 1, 1976): 279–87.

52  *body weight between individuals:* H. H. Maes, M. C. Neale, and L. J. Eaves, "Genetic and Environmental Factors in Relative Body Weight and Human Adiposity," *Behavior Genetics* 27, no. 4 (July 1997): 325–51.

53  *our food intake:* J. M. de Castro, "Genetic Influences on Daily Intake and Meal Patterns of Humans," *Physiology and Behavior* 53, no. 4 (April 1993): 777–82; J. M. de Castro, "Palatability and Intake Relationships in Free-Living Humans: The Influence of Heredity," *Nutrition Research* (New York) 21, no. 7 (July 2001): 935–45.

54  *for one hundred days:* C. Bouchard, A. Tremblay, J.-P. Després, A. Nadeau, P. J. Lupien, G. Thériault, et al., "The Response to Long-Term Overfeeding in Identical Twins," *New England Journal of Medicine* 322, no. 21 (May 24, 1990): 1477–82.

55  *"non-exercise activity thermogenesis" (NEAT):* J. A. Levine, N. L. Eberhardt, and M. D. Jensen, "Role of Nonexercise Activity Thermogenesis in Resistance to Fat Gain in Humans," *Science* 283, no. 5399 (January 8, 1999): 212–14.

56  *actions in the brain:* A. A. van der Klaauw and I. S. Farooqi, "The Hunger Genes: Pathways to Obesity," *Cell* 161, no. 1 (March 26, 2015): 119–32.

57  *melanocortins in the brain:* Ibid.

58  *adiposity between people:* A. E. Locke, B. Kahali, S. I. Berndt, A. E. Justice, T. H. Pers, F. R. Day, et al., "Genetic Studies of Body Mass Index Yield New Insights for Obesity Biology," *Nature* 518, no. 7538 (February 12, 2015): 197–206.

**Chapter 8　生理時鐘**

1  *one of two groups:* M.-P. St-Onge, A. L. Roberts, J. Chen, M. Kelleman, M. O'Keeffe, A. RoyChoudhury, et al., "Short Sleep Duration Increases Energy Intakes but Does Not Change Energy Expenditure in Normal-Weight Individuals," *American Journal of Clinical Nutrition* 94, no. 2 (August 2011): 410–16.

2  *unknown brain disorder:* L. C. Triarhou, "The Percipient Observations of Constantin von Economo on Encephalitis Lethargica and Sleep Disruption and Their Lasting Impact on Contemporary Sleep Research," *Brain Research Bulletin* 69, no. 3 (April 14, 2006): 244–58.

3  *the area he identified:* C. B. Saper, T. E. Scammell, and J. Lu, "Hypothalamic Regulation of Sleep and Circadian Rhythms," *Nature* 437, no. 7063 (October 27, 2005): 1257–63.

4  *from the outside world:* Ibid.

5  *"flip-flop switch":* Ibid.

6  *adenosine is that signal:* Ibid.

7  *when we exert ourselves:* M. Dworak, P. Diel, S. Voss, W. Hollmann, and H. K. Strüder, "Intense Exercise Increases Adenosine Concentrations in Rat Brain: Implications for a Homeostatic Sleep Drive," *Neuroscience* 150, no. 4 (December 19, 2007): 789–95.

8  *scourges of aging:* L. Xie, H. Kang, Q. Xu, M. J. Chen, Y. Liao, M. Thiyagarajan, et al., "Sleep Drives Metabolite Clearance from the Adult Brain," *Science* 342, no. 6156 (October 18, 2013): 373–77.

9  *per night, for two weeks:* H. P. A. van Dongen, G. Maislin, J. M. Mullington, and D. F. Dinges, "The Cumulative Cost of Additional Wakefulness: Dose-

Response Effects on Neurobehavioral Functions and Sleep Physiology from Chronic Sleep Restriction and Total Sleep Deprivation," *Sleep* 26, no. 2 (March 15, 2003): 117–26.

10 *familial fatal insomnia:* P. Montagna, P. Gambetti, P. Cortelli, E. Lugaresi, "Familial and Sporadic Fatal Insomnia," *Lancet Neurology* 2, no. 3 (March 2003): 167–76.

11 *sleep deprivation can kill:* A. Rechtschaffen, M. A. Gilliland, B. M. Bergmann, and J. B. Winter, "Physiological Correlates of Prolonged Sleep Deprivation in Rats," *Science* 221, no. 4606 (July 8, 1983): 182–84.

12 *pizza and doughnuts:* M. P. St-Onge, A. McReynolds, Z. B. Trivedi, A. L. Roberts, M. Sy, and J. Hirsch, "Sleep Restriction Leads to Increased Activation of Brain Regions Sensitive to Food Stimuli," *American Journal of Clinical Nutrition* 95, no. 4 (April 2012): 818–24; M. P. St-Onge, S. Wolfe, M. Sy, A. Shechter, and J. Hirsch, "Sleep Restriction Increases the Neuronal Response to Unhealthy Food in Normal-Weight Individuals," *International Journal of Obesity* 38, no. 3 (March 2014): 411–16.

13 *without even realizing it:* C. Benedict, S. J. Brooks, O. G. O'Daly, M. S. Almèn, A. Morell, K. Åberg, et al., "Acute Sleep Deprivation Enhances the Brain's Response to Hedonic Food Stimuli: An fMRI Study," *Journal of Clinical Endocrinology and Metabolism* 97, no. 3 (March 2012): E443–E447.

14 *100 Calories per day:* A. Shechter, R. Rising, J. B. Albu, and M. P. St-Onge, "Experimental Sleep Curtailment Causes Wake-Dependent Increases in 24-H Energy Expenditure as Measured by Whole-Room Indirect Calorimetry," *American Journal of Clinical Nutrition* 98, no. 6 (December 1, 2013): 1433–39.

15 *nine hours per night:* S. R. Patel and F. B. Hu, "Short Sleep Duration and Weight Gain: A Systematic Review," *Obesity* 16, no. 3 (2008): 643–53.

16 *22 percent in 1985:* E. S. Ford, T. J. Cunningham, and J. B. Croft, "Trends in Self-Reported Sleep Duration among US Adults from 1985 to 2012," *Sleep* 38, no. 5 (May 2015): 829–32.

17 *trends among adolescents:* K. M. Keyes, J. Maslowsky, A. Hamilton, and J. Schulenberg, "The Great Sleep Recession: Changes in Sleep Duration among US Adolescents, 1991–2012," *Pediatrics* 135, no. 3 (March 2015): 460–68.

18 *likely to die overall:* F. P. Cappuccio, D. Cooper, L. D'Elia, P. Strazzullo, and M. A. Miller, "Sleep Duration Predicts Cardiovascular Outcomes: A Systematic Review and Meta-Analysis of Prospective Studies," *European Heart Journal* 32, no. 12 (June 2011): 1484–92; F. P. Cappuccio, L. D'Elia, P. Strazzullo, and M. A. Miller, "Sleep Duration and All-Cause Mortality: A Systematic Review and Meta-Analysis of Prospective Studies," *Sleep* 33, no. 5 (May 2010): 585–92; N. T. Ayas, D. P. White, W. K. Al-Delaimy, J. E. Manson, M. J. Stampfer, F. E. Speizer, et al.,

"A Prospective Study of Self-Reported Sleep Duration and Incident Diabetes in Women," *Diabetes Care* 26, no. 2 (February 1, 2003): 380–84.

19 *it has declined slightly:* Ford, Cunningham, and Croft, "Trends in Self-Reported Sleep Duration."

20 *such as sleep apnea:* P. E. Peppard, T. Young, J. H. Barnet, M. Palta, E. W. Hagen, and K. M. Hla, "Increased Prevalence of Sleep-Disordered Breathing in Adults," *American Journal of Epidemiology* 177, no. 9 (May 1, 2013): 1006–14.

21 *decision-making behavior:* V. Venkatraman, S. A. Huettel, L. Y. M. Chuah, J. W. Payne, M. W. L. Chee, "Sleep Deprivation Biases the Neural Mechanisms Underlying Economic Preferences," *Journal of Neuroscience* 31, no. 10 (March 9, 2011): 3712–18.

22 *night preceding the experiment:* D. Pardi, M. Buman, J. Black, G. Lammers, and J. Zeitzer, "Eating Decisions Based on Alertness Levels After a Single Night of Sleep Manipulation," In review.

23 *drive food reward:* S. M. Greer, A. N. Goldstein, and M. P. Walker, "The Impact of Sleep Deprivation on Food Desire in the Human Brain," *Nature Communications* 4 (August 6, 2013): 2259.

24 *French-Italian Maritime Alps:* M. Siffre, *Expériences Hors du Temps* (Paris, France: Fayard, 1972).

25 *every one of your cells:* Saper, Scammell, and Lu, "Hypothalamic Regulation of Sleep"; E. Bianconi, A. Piovesan, F. Facchin, A. Beraudi, R. Casadei, F. Frabetti, et al., "An Estimation of the Number of Cells in the Human Body," *Annals of Human Biology* 40, no. 6 (December 2013): 463–71.

26 *suprachiasmatic nucleus (SCN):* Saper, Scammell, and Lu, "Hypothalamic Regulation of Sleep."

27 *abundant at midday:* G. C. Brainard, J. P. Hanifin, J. M. Greeson, B. Byrne, G. Glickman, and E. Gerner, et al., "Action Spectrum for Melatonin Regulation in Humans: Evidence for a Novel Circadian Photoreceptor," *Journal of Neuroscience* 21, no. 16 (August 15, 2001): 6405–12.

28 *metabolism, and eating:* Saper, Scammell, and Lu, "Hypothalamic Regulation of Sleep."

29 *should be increasing:* I. M. McIntyre, T. R. Norman, G. D. Burrows, and S. M. Armstrong, "Human Melatonin Suppression by Light Is Intensity Dependent," *Journal of Pineal Research* 6, no. 2 (April 1, 1989): 149–56; A.-M. Chang, D. Aeschbach, J. F. Duffy, and C. A. Czeisler, "Evening Use of Light-Emitting eReaders Negatively Affects Sleep, Circadian Timing, and Next-Morning Alertness," *Proceedings of the National Academy of Sciences of the United States of America* 112, no. 4 (January 27, 2015): 1232–37.

30 *understand that it's nighttime:* L. Kayumov, R. F. Casper, R. J. Hawa, B. Perelman, S. A. Chung, S. Sokalsky, et al., "Blocking Low-wavelength Light Presents Nocturnal

Melatonin Suppression With No Adverse Effects on Performance During Simulated Shift Work," *Journal of Clinical Endocrinology and Metabolism* 90, no. 5 (May 2005): 2755–61.

31  *cancer, and cardiovascular disease:* A. Pan, E. S. Schernhammer, Q. Sun, and F. B. Hu, "Rotating Night Shift Work and Risk of Type 2 Diabetes: Two Prospective Cohort Studies in Women," *PLOS Medicine* 8, no. 12 (December 6, 2011): e1001141; L. G. van Amelsvoort, E. G. Schouten, and F. J. Kok, "Duration of Shiftwork Related to Body Mass Index and Waist to Hip Ratio," *International Journal of Obesity and Related Metabolic Disorders* 23, no. 9 (September 1999): 973–78; E. S. Schernhammer, F. Laden, F. E. Speizer, W. C. Willett, D. J. Hunter, I. Kawachi, et al., "Rotating Night Shifts and Risk of Breast Cancer in Women Participating in the Nurses' Health Study," *Journal of the National Cancer Institute* 93, no. 20 (October 17, 2001): 1563–68; M. V. Vyas, A. X. Garg, A. V. Iansavichus, J. Costella, A. Donner, L. E. Laugsand, et al., "Shift Work and Vascular Events: Systematic Review and Meta-Analysis," *BMJ* 345 (July 26, 2012): e4800.

32  *same fattening diet:* D. M. Arble, J. Bass, A. D. Laposky, M. H. Vitaterna, and F. W. Turek, "Circadian Timing of Food Intake Contributes to Weight Gain," *Obesity* (Silver Spring, MD) 17, no. 11 (November 2009): 2100–102.

33  *Arble and Turek's findings:* M. Hatori, C. Vollmers, A. Zarrinpar, L. DiTacchio, E. A. Bushong, S. Gill, et al., "Time-Restricted Feeding Without Reducing Caloric Intake Prevents Metabolic Diseases in Mice Fed a High-Fat Diet," *Cell Metabolism* 15, no. 6 (June 6, 2012): 848–60; H. Sherman, Y. Genzer, R. Cohen, N. Chapnik, Z. Madar, and O. Froy, "Timed High-Fat Diet Resets Circadian Metabolism and Prevents Obesity," *FASEB Journal* 26, no. 8 (August 1, 2012): 3493–502; L. K. Fonken, J. L. Workman, J. C. Walton, Z. M. Weil, J. S. Morris, A. Haim, et al., "Light at Night Increases Body Mass by Shifting the Time of Food Intake," *Proceedings of the National Academy of Sciences of the United States of America* 107, no. 43 (October 26, 2010): 18664–69; I. N. Karatsoreos, S. Bhagat, E. B. Bloss, J. H. Morrison, and B. S. McEwen, "Disruption of Circadian Clocks Has Ramifications for Metabolism, Brain, and Behavior," *Proceedings of the National Academy of Sciences of the United States of America* 108, no. 4 (January 25, 2011): 1657–62.

34  *heavier than average:* S. L. Colles, J. B. Dixon, and P. E. O'Brien, "Night Eating Syndrome and Nocturnal Snacking: Association with Obesity, Binge Eating and Psychological Distress," *International Journal of Obesity* 31, no. 11 (June 19, 2007): 1722–30.

**Chapter 9　飛馳的現代生活步調**

1　*insomnia, and irritability:* American Psychological Association, *Stress in America* (2007).

2　*sometimes even predation:* Marlowe, *The Hadza*; N. A. Chagnon and E. O. Wilson, *Yanomamö: The Last Days of Eden* (San Diego: Jovanovich, 1992).

3　*stress in their lives:* APA, *Stress in America.*

4　*food intake, and weight loss:* D. D. Krahn, B. A. Gosnell, M. Grace, and A. S. Levine, "CRF Antagonist Partially Reverses CRF- and Stress-Induced Effects on Feeding," *Brain Research Bulletin* 17, no. 3 (September 1986): 285–89.

5　*confirmed by other studies:* T. C. Adam and E. S. Epel, "Stress, Eating and the Reward System," *Physiology and Behavior* 91, no. 4 (July 24, 2007): 449–58.

6　*threat response system:* H. Klüver and P. C. Bucy, "Preliminary Analysis of Functions of the Temporal Lobes in Monkeys," *Archives of Neurology and Psychiatry* 42, no. 6 (1939): 979–1000.

7　*sustain severe injuries:* M. Davis and P. J. Whalen, "The Amygdala: Vigilance and Emotion," *Molecular Psychiatry* 6, no. 1 (January 2001): 13–34.

8　*adjacent brain tissue:* Ibid.

9　*threat response system:* Ibid.; Y. M. Ulrich-Lai and J. P. Herman, "Neural Regulation of Endocrine and Autonomic Stress Responses," *Nature Reviews Neuroscience* 10, no. 6 (June 2009): 397–409; J. LeDoux, *Anxious: Using the Brain to Understand and Treat Fear and Anxiety,* 1st ed. (New York: Viking, 2015), 480.

10　*we commonly call "stress":* LeDoux, *Anxious.*

11　*signs of a threat:* Ibid.

12　*consequences of the situation:* Davis and Whalen, "The Amygdala"; LeDoux, *Anxious.*

13　*takes to resolve it:* Davis and Whalen, "The Amygdala."

14　*closing your eyes:* Ibid.; LeDoux, *Anxious.*

15　*your sympathetic nervous system:* Davis and Whalen, "The Amygdala"; Ulrich-Lai and Herman, "Neural Regulation"; LeDoux, *Anxious.*

16　*hypothalamic-pituitary-adrenal axis (HPA axis):* Ibid.

17　*stress hormone cortisol:* Ulrich-Lai and Herman, "Neural Regulation"; LeDoux, *Anxious.*

18　*pay the bills:* K. E. Habib, K. P. Weld, K. C. Rice, J. Pushkas, M. Champoux, S. Listwak, et al., "Oral Administration of a Corticotropin-Releasing Hormone Receptor Antagonist Significantly Attenuates Behavioral, Neuroendocrine, and Autonomic Responses to Stress in Primates," *Proceedings of the National Academy of Sciences of the United States of America* 97, no. 11 (May 23, 2000): 6079–84.

19   *effectively in the future:* E. A. Phelps and J. E. LeDoux, "Contributions of the Amygdala to Emotion Processing: From Animal Models to Human Behavior," *Neuron* 48, no. 2 (October 20, 2005): 175–87.

20   *believe we can control:* A. Breier, M. Albus, D. Pickar, T. P. Zahn, O. M. Wolkowitz, and S. M. Paul, "Controllable and Uncontrollable Stress in Humans: Alterations in Mood and Neuroendocrine and Psychophysiological Function," *American Journal of Psychiatry* 144, no. 11 (November 1987): 1419–25.

21   *monkeys maintain weight:* V. Michopoulos, M. Higgins, D. Toufexis, and M. E. Wilson, "Social Subordination Produces Distinct Stress-Related Phenotypes in Female Rhesus Monkeys," *Psychoneuroendocrinology* 37, no. 7 (July 2012): 1071–85.

22   *behavior changes dramatically:* V. Michopoulos, D. Toufexis, and M. E. Wilson, "Social Stress Interacts with Diet History to Promote Emotional Feeding in Females," *Psychoneuroendocrinology* 37, no. 9 (September 2012): 1479–90.

23   *monkeys stop overeating:* C. J. Moore, Z. P. Johnson, M. Higgins, D. Toufexis, and M. E. Wilson, "Antagonism of Corticotrophin-Releasing Factor Type 1 Receptors Attenuates Caloric Intake of Free Feeding Subordinate Female Rhesus Monkeys in a Rich Dietary Environment," *Journal of Neuroendocrinology* 27, no. 1 (January 2015): 33–43.

24   *had abdominal obesity:* H. Cushing, "The Basophil Adenomas of the Pituitary Body and Their Clinical Manifestations. Pituitary Basophilism," *Bulletin of the Johns Hopkins Hospital* L (1932): 137–95.

25   *because of such tumors:* L. K. Nieman and I. Ilias, "Evaluation and Treatment of Cushing's Syndrome," *American Journal of Medicine* 118, no. 12 (December 2005): 1340–46.

26   *each group's food intake:* P. A. Tataranni, D. E. Larson, S. Snitker, J. B. Young, J. P. Flatt, and E. Ravussin, "Effects of Glucocorticoids on Energy Metabolism and Food Intake in Humans," *American Journal of Physiology* 271, no. 2 pt. 1 (August 1996): E317–E325.

27   *rodent equivalent of cortisol:* K. E. Zakrzewska, I. Cusin, A. Sainsbury, F. Rohner-Jeanrenaud, and B. Jeanrenaud, "Glucocorticoids as Counterregulatory Hormones of Leptin: Toward an Understanding of Leptin Resistance," *Diabetes* 46, no. 4 (April 1, 1997): 717–19.

28   *hunger-promoting substance NPY:* R. Ishida-Takahashi, S. Uotani, T. Abe, M. Degawa-Yamauchi, T. Fukushima, N. Fujita, et al., "Rapid Inhibition of Leptin Signaling by Glucocorticoids In Vitro and In Vivo," *Journal of Biological Chemistry* 279, no. 19 (May 7, 2004): 19658–64; A. M. Strack, R. J. Sebastian, M. W. Schwartz, and M. F. Dallman, "Glucocorticoids and Insulin: Reciprocal Signals for Energy Balance," *American Journal of Physiology* 268, no.

1 pt. 2 (January 1995): R142–R149.

29 *reminiscent of Cushing's:* E. J. Brunner, T. Chandola, and M. G. Marmot, "Prospective Effect of Job Strain on General and Central Obesity in the Whitehall II Study," *American Journal of Epidemiology* 165, no. 7 (April 1, 2007): 828–37; J. P. Block, Y. He, A. M. Zaslavsky, L. Ding, and J. Z. Ayanian, "Psychosocial Stress and Change in Weight Among US Adults," *American Journal of Epidemiology* (January 1, 2009), doi: 10.1093/aje/kwp104; A. Kouvonen, M. Kivimäki, S. J. Cox, T. Cox, and J. Vahtera, "Relationship Between Work Stress and Body Mass Index Among 45,810 Female and Male Employees," *Psychosomatic Medicine* 67, no. 4 (August 2005): 577–83; T. Chandola, E. Brunner, and M. Marmot, "Chronic Stress at Work and the Metabolic Syndrome: Prospective Study," *BMJ* 332, no. 7540 (March 2, 2006): 521–25.

30 *much cortisol at all:* E. Epel, R. Lapidus, B. McEwen, and K. Brownell, "Stress May Add Bite to Appetite in Women: A Laboratory Study of Stress-Induced Cortisol and Eating Behavior," *Psychoneuroendocrinology* 26, no. 1 (January 2001): 37–49; E. Newman, D. B. O'Connor, and M. Conner, "Daily Hassles and Eating Behaviour: The Role of Cortisol Reactivity Status," *Psychoneuroendocrinology* 32, no. 2 (February 2007): 125–32.

31 *cortisol-raising effect:* Breier, Albus, Pickar, Zahn, Wolkowitz, and Paul, "Controllable and Uncontrollable Stress."

32 *types of food we eat:* APA, *Stress in America*; D. A. Zellner, S. Loaiza, Z. Gonzalez, J. Pita, J. Morales, D. Pecora, et al., "Food Selection Changes Under Stress," *Physiology and Behavior* 87, no. 4 (April 15, 2006): 789–93; G. Oliver, J. Wardle, and E. L. Gibson, "Stress and Food Choice: A Laboratory Study," *Psychosomatic Medicine* 62, no. 6 (December 2000): 853–65.

33 *got only plain water:* A. M. Strack, S. F. Akana, C. J. Horsley, and M. F. Dallman, "A Hypercaloric Load Induces Thermogenesis but Inhibits Stress Responses in the SNS and HPA System," *American Journal of Physiology* 272, no. 3 pt. 2 (March 1997): R840–R848.

34 *does the same thing:* S. E. la Fleur, H. Houshyar, M. Roy, and M. F. Dallman, "Choice of Lard, but Not Total Lard Calories, Damps Adrenocorticotropin Responses to Restraint," *Endocrinology* 146, no. 5 (May 2005): 2193–99.

35 *following restraint stress:* Y. M. Ulrich-Lai, M. M. Ostrander, I. M. Thomas, B. A. Packard, A. R. Furay, C. M. Dolgas, et al., "Daily Limited Access to Sweetened Drink Attenuates Hypothalamic-Pituitary-Adrenocortical Axis Stress Responses," *Endocrinology* 148, no. 4 (April 1, 2007): 1823–34.

36 sweet taste itself *was responsible:* Y. M. Ulrich-Lai, A. M. Christiansen, M. M. Ostrander, A. A. Jones, K. R. Jones, D. C. Choi, et al., "Pleasurable Behaviors Reduce Stress via Brain Reward Pathways," *Proceedings of the National Academy of*

*Sciences of the United States of America* 107, no. 47 (November 23, 2010): 20529–34.

37    *tasty food: sex:* Ibid.

38    *stress-related information:* Ibid.

**Chapter 10    住在大腦的肥胖駭客**

1    *much less effort:* V. L. Gloy, M. Briel, D. L. Bhatt, S. R. Kashyap, P. R. Schauer, G. Mingrone, et al., "Bariatric Surgery versus Non-Surgical Treatment for Obesity: A Systematic Review and Meta-Analysis of Randomised Controlled Trials," *BMJ* 347 (October 22, 2013): f5934.

2    *they did before surgery:* K. A. Carswell, R. P. Vincent, A. P. Belgaumkar, R. A. Sherwood, S. A. Amiel, A. G. Patel, et al., "The Effect of Bariatric Surgery on Intestinal Absorption and Transit Time," *Obesity Surgery* 24, no. 5 (December 30, 2013): 796–805; E. A. Odstrcil, J. G. Martinez, C. A. S. Ana, B. Xue, R. E. Schneider, K. J. Steffer, et al., "The Contribution of Malabsorption to the Reduction in Net Energy Absorption after Long-Limb Roux-en-Y Gastric Bypass," *American Journal of Clinical Nutrition* 92, no. 4 (October 1, 2010): 704–13.

3    *vegetables and fruit:* C. N. Ochner, Y. Kwok, E. Conceição, S. P. Pantazatos, L. M. Puma, S. Carnell, et al., "Selective Reduction in Neural Responses to High Calorie Foods Following Gastric Bypass Surgery," *Annals of Surgery* 253, no. 3 (March 2011): 502–507; A. D. Miras, R. N. Jackson, S. N. Jackson, A. P. Goldstone, T. Olbers, T. Hackenberg, et al., "Gastric Bypass Surgery for Obesity Decreases the Reward Value of a Sweet-Fat Stimulus as Assessed in a Progressive Ratio Task," *American Journal of Clinical Nutrition* 96, no. 3 (September 1, 2012): 467–73; C. W. le Roux, M. Bueter, N. Theis, M. Werling, H. Ashrafian, C. Löwenstein, et al., "Gastric Bypass Reduces Fat Intake and Preference," *American Journal of Physiology—Regulatory, Integrative and Comparative Physiology* 301, no. 4 (October 1, 2011): R1057–R1066; H. A. Kenler, R. E. Brolin, and R. P. Cody, "Changes in Eating Behavior After Horizontal Gastroplasty and Roux-en-Y Gastric Bypass," *American Journal of Clinical Nutrition* 52, no. 1 (July 1, 1990): 87–92.

4    *undergone the same procedures:* le Roux, Bueter, Theis, Werling, Ashrafian, Löwenstein, et al., "Gastric Bypass"; H. Zheng, A. C. Shin, N. R. Lenard, R. L. Townsend, L. M. Patterson, D. L. Sigalet, et al., "Meal Patterns, Satiety, and Food Choice in a Rat Model of Roux-en-Y Gastric Bypass Surgery," *American Journal of Physiology—Regulatory, Integrative and Comparative Physiology* 297, no. 5 (November 1, 2009): R1273–R1282; H. E. Wilson-Pérez, A. P. Chambers, D. A. Sandoval, M. A. Stefater, S. C. Woods, S. C. Benoit, et al., "The Effect of Vertical Sleeve Gastrectomy on Food Choice in Rats," *International Journal of Obesity* 37, no. 2 (February 2013): 288–95.

**Chapter 11　戰勝飢餓大腦**

1　*nearly 10 percent:* Hall, Sacks, Chandramohan, Chow, Wang, Gortmaker, et al., "Quantification of the Effect of Energy Imbalance."

2　*intake in real life:* B. Elbel, R. Kersh, V. L. Brescoll, and L. B. Dixon, "Calorie Labeling and Food Choices: A First Look at the Effects on Low-Income People in New York City," *Health Affairs* (Millwood) 28, no. 6 (November 1, 2009): w1110–w1121; B. Elbel, J. Gyamfi, and R. Kersh, "Child and Adolescent Fast-Food Choice and the Influence of Calorie Labeling: A Natural Experiment," *International Journal of Obesity* 35, no. 4 (April 2011): 493–500; J. Cantor, A. Torres, C. Abrams, and B. Elbel, "Five Years Later: Awareness of New York City's Calorie Labels Declined, with No Changes in Calories Purchased," *Health Affairs* (Millwood) 34, no. 11 (November 1, 2015): 1893–900.

3　*we did in 1963:* B. Forey, J. Hamling, J. Hamling, A. Thornton, and P. Lee, "Chapter 28: USA" in *International Smoking Statistics: A Collection of Historical Data from 30 Economically Developed Countries*, 2nd ed. (Oxford, UK: Oxford University Press, 2012).

4　*fattest countries in the world:* T. Rosenberg, "How One of the Most Obese Countries on Earth Took on the Soda Giants," *Guardian,* November 3, 2015, cited November 9, 2015, http://www.theguardian.com/news/2015/nov/03/obese-soda-sugar-tax-mexico.

5　*years after being implemented:* D. Agren, "Mexico's Congress Accused of Caving to Soda Pop Industry in Tax Cut Plan," *Guardian,* October 19, 2015, cited November 4, 2015, http://www.theguardian.com/global-development/2015/oct/19/mexico-soda-tax-cut-pop-fizzy-drinks.

6　*Coca-Cola Mexico:* Rosenberg, "How One of the Most Obese Countries."

7　*$10 billion per year:* Associated Press, "Farm Subsidies Not in Sync with Food Pyramid," msnbc.com, cited November 9, 2015, http://www.nbcnews.com/id/8904252/ns/health-fitness/t/farm-subsidies-not-sync-food-pyramid/.

8　*two football fields:* Sections 92.0379A(j), B(j) & C(j) and 94.0379D(i) in City of Detroit, Official Zoning Ordinance.

9　*calorie-dense items:* Dembek, Harris, and Schwartz, "Where Children and Adolescents."

10　*government step in:* S. Speers, J. Harris, A. Goren, M. B. Schwartz, and K. D. Brownell, *Public Perceptions of Food Marketing to Youth: Results of the Rudd Center Public Opinion Poll, May 2008* (Rudd Center for Food Policy and Obesity, 2009).

11　*Coca-Cola, and General Mills:* E. D. Kolish, M. Enright, and B. Oberdorff, *The Children's Food & Beverage Advertising Initiative in Action: A Report on Compliance and Progress During 2013* (Children's Food & Beverage Advertising Initiative, 2014).

12    *comply with them reasonably well:* Ibid.

13    *arenas are unrestricted:* J. L. Harris, M. B. Schwartz, C. Shehan, M. Hyary, J. Appel, K. Haraghey, et al., *Snack F.A.C.T.S 2015: Evaluating Snack Food Nutrition and Marketing to Youth* (Rudd Center for Food Policy and Obesity, 2015).

14    *interest of public health:* Wansink, *Mindless Eating.*

15    *boycotts and international regulation:* M. Nestle, *Food Politics: How the Food Industry Influences Nutrition and Health,* revised and expanded edition (Berkeley: University of California Press, 2007), 510.

16    *"Monster Thickburger":* "Hardee's Serves Up 1,420-Calorie Burger," MSNBC, November 17, 2004, http://www.nbcnews.com/id/6498304/ns/business-us_business /t/hardees-serves—calorie-burger/.

17    *colossal hamburger:* "Hardee's Hails Burger as 'Monument to Decadence,'" *USA Today,* November 15, 2004, http://usatoday30.usatoday.com/money/industries/food /2004-11-15-hardees_x.htm.

18    *result of improper nutrition:* Stokes, "Using Maximum Weight"; A. Must and R. S. Strauss, "Risks and Consequences of Childhood and Adolescent Obesity," *International Journal of Obesity and Related Metabolic Disorders* 23, suppl. 2 (March 1999): S2–S11; A. Berrington de Gonzalez, P. Hartge, J. R. Cerhan, A. J. Flint, L. Hannan, R. J. MacInnis, et al., "Body-Mass Index and Mortality Among 1.46 Million White Adults," *New England Journal of Medicine* 363, no. 23 (2010): 2211–19.

19    *digestive system unabsorbed:* R. D. Mattes, P. M. Kris-Etherton, and G. D. Foster, "Impact of Peanuts and Tree Nuts on Body Weight and Healthy Weight Loss in Adults," *Journal of Nutrition* 138, no. 9 (September 2008): 1741S–1745S.

20    *does vary by individual:* King, Hopkins, Caudwell, Stubbs, and Blundell, "Individual Variability Following 12 Weeks"; D. M. Thomas, C. Bouchard, T. Church, C. Slentz, W. E. Kraus, L. M. Redman, et al., "Why Do Individuals Not Lose More Weight from an Exercise Intervention at a Defined Dose? An Energy Balance Analysis," *Obesity Reviews* 13, no. 10 (October 2012): 835–47.

21    *lifting weights:* "2008 Physical Activity Guidelines for Americans," US Department of Health and Human Services, 2008, http://health.gov/paguidelines/pdf /paguide.pdf.

22    *can also improve health:* P. Grossman, L. Niemann, S. Schmidt, and H. Walach, "Mindfulness-Based Stress Reduction and Health Benefits: A Meta-Analysis," *Journal of Psychosomatic Research* 57, no. 1 (July 2004): 35–43; J. Daubenmier, J. Kristeller, F. M. Hecht, N. Maninger, M. Kuwata, K. Jhaveri, et al., "Mindfulness Intervention for Stress Eating to Reduce Cortisol and Abdominal Fat Among Overweight and Obese Women: An Exploratory Randomized Controlled Study," *Journal of Obesity* 2011 (2011): 651936.

# 住在大腦的肥胖駭客

飢餓大腦全解讀──看破大腦的算計，擺脫大吃大喝的衝動

The Hungry Brain: Outsmarting the Instincts That Make Us Overeat

| | | |
|---|---|---|
| 作　　　者 | 史蒂芬・J・基文納特（Stephan J. Guyenet , Ph.D.） |
| 繪　　　者 | Shizuka N. Aoki |
| 譯　　　者 | 王念慈 |
| 主　　　編 | 林玟萱 |

| | |
|---|---|
| 總 編 輯 | 陳旭華（ymal@ms14.hinet.net） |
| 副總編輯 | 李映慧 |

| | |
|---|---|
| 社　　　長 | 郭重興 |
| 發行人兼出版總監 | 曾大福 |
| 出　　　版 | 大牌出版／遠足文化事業股份有限公司 |
| 發　　　行 | 遠足文化事業股份有限公司 |
| 地　　　址 | 23141 新北市新店區民權路 108-2 號 9 樓 |
| 電　　　話 | +886- 2- 2218-1417 |
| 傳　　　真 | +886- 2- 8667-1851 |

| | |
|---|---|
| 印務經理 | 黃禮賢 |
| 封面設計 | 許紘維 |
| 排　　版 | 新鑫電腦排版工作室 |
| 印　　製 | 成陽印刷股份有限公司 |
| 法律顧問 | 華洋法律事務所　蘇文生律師 |

| | |
|---|---|
| 定　　　價 | 460 元 |
| 初　　　版 | 2019 年 11 月 |
| 有著作權 | 侵害必究（缺頁或破損請寄回更換） |

本書僅代表作者言論，不代表本公司／出版集團之立場

國家圖書館出版品預行編目資料

　　住在大腦的肥胖駭客：飢餓大腦全解讀──看破大腦的算計，擺脫
　　大吃大喝的衝動／史蒂芬・J・基文納特 著；王念慈 譯 . --
　　初版 . -- 新北市：大牌出版；遠足文化發行, 2019.11
　　　　面；　公分
　　譯自：The Hungry Brain: Outsmarting the Instincts That Make Us Overeat
　　ISBN 978-986-7645-94-4（平裝）

415.9982　　　　　　　　　　　　　　　　　108017016